オリゴ糖の製法開発と
食品への応用

Development of Production Methods of Oligosaccharides and their Applications for Foodstuffs

《普及版／Popular Edition》

監修 早川幸男，中久喜輝夫

シーエムシー出版

まえがき

　オリゴ糖類の開発研究は 1970 年代から始まり，ある種のオリゴ糖が生体への有用性が認められると言われるようになってからも，既に 30 年にも及んでいる。この間，多くの特徴あるオリゴ糖類が開発され，それなりの市場を展開している現状である。

　本書は，現在までに開発された多くのオリゴ糖類のそれぞれについて，守秘部分を除いて，できるだけ詳細に製法の特徴が紹介されているものであり，これからのオリゴ糖類を開発するにあたって，極めて示唆に富んだ内容になっているとともに，機能特性についても簡潔に纏められている。

　今後も新規オリゴ糖類の開発は，新しい酵素等を活用して，さらに広く展開されると思われるが，新規物質の開発が単なる開発遊技に終わらぬことを願うものである。

　新規物質の開発には，既存物質との間に有用性の格差はどの程度あるのか，開発費用からくる価格の問題や価格に見合う有効性があるのかなど，多くの課題がある。開発してみなければ分からないと言われるが，開発には常に大きな期待とリスクを伴っている。

　新しいものを開発することは，科学技術を志すものにとって大きな指標であり，この上ない喜びでもあるが，開発したものの利用価値が学術的なものなのか，企業的にも価値があるものなのかを，勇気を持って判断し，取捨選択することも必要である。

　本書に収載されているオリゴ糖も二十数種類に及ぶが，食品材料として，あるいは健康補助食品として，さらには医薬品材料として，どの程度活用されているかを考えた場合，厳しく見ると，現状では全てのオリゴ糖が優れた企業的利用価値があるもの，と評価できるものであろうか，とも言える。

　しかし，オリゴ糖の持つ機能性の研究は，生体への有用性を中心に，これからさらに進展するものと思われるので，よりすぐれた機能特性が見出される可能性が既往のオリゴ糖類にも期待できる。したがって，本書に紹介されている製法と機能評価を精査し，可能な限りターゲットを絞り，新しいオリゴ糖開発への挑戦に意欲を持たれるとすれば，本書執筆の諸賢にとって，この上ないプレゼントになるものと思われる。

　2012 年 3 月　吉日

早川幸男

普及版の刊行にあたって

　本書は2012年に『オリゴ糖の製法開発と食品への応用』として刊行されました。普及版の刊行にあたり，内容は当時のままであり加筆・訂正などの手は加えておりませんので，ご了承ください。

　2018年10月

シーエムシー出版　編集部

執筆者一覧 （執筆順）

早 川 幸 男	㈳菓子・食品新素材技術センター　名誉理事・研究所長	
中久喜 輝 夫	㈳菓子・食品新素材技術センター　理事長	
中 西 泰 介	昭和産業㈱　生産技術部　糖質技術部長	
三 國 克 彦	塩水港精糖㈱　糖質研究所　所長	
和 田 幸 樹	日本食品化工㈱　研究所	
中 川 佳 紀	日本食品化工㈱　研究所	
西 田 毅 弘	㈱林原　L'プラザ	
竹 森 浩 義	㈱林原　糖質事業本部　食品素材営業部	
藤 本 佳 則	日本食品化工㈱　技術営業部　課長補佐	
久保田 倫 夫	㈱林原生物化学研究所　開発センター　取締役	
齊 藤 典 行	㈱林原　糖質事業本部　食品素材事業部　食品素材営業部　課長	
上 野 慶 一	㈱明治フードマテリア　新素材事業部	
永 井 幸 枝	三井製糖㈱　商品開発部	
宮 坂 清 昭	三井製糖㈱　商品開発部	
伊 藤 哲 也	塩水港精糖㈱　生産・開発グループ　糖質研究所　研究室長	
藤 田 孝 輝	塩水港精糖㈱　生産・開発グループ　技術部　取締役	
堀 内 賢 一	日本甜菜製糖㈱　総合研究所　第2グループ　研究員	
金 井 晴 彦	ヤクルト薬品工業㈱　技術部　技術課　課長	
長 南 治	㈱ヤクルト本社　研究管理部　研究企画課　課長	
関 信 夫	森永乳業㈱　食品基盤研究所　主任研究員	
佐分利 亘	北海道大学　大学院農学研究院　生物化学研究室　助教	
松 井 博 和	北海道大学　大学院農学研究院　生物化学研究室　教授	
藤 川 茂 昭	サントリーウエルネス㈱　健康科学センター　課長代理	
大野木 宏	タカラバイオ㈱　機能性食品部　課長	
柴 田 歌菜子	焼津水産化学工業㈱　商品開発センター　機能食品開発部　主任	
南 条 文 雄	三井農林㈱　食品総合研究所　所長	
舟 根 和 美	㈽農業・食品産業技術総合研究機構　食品総合研究所　応用微生物研究領域　上席研究員　発酵細菌ユニット長	
松 原 保 仁	香川県産業技術センター　食品研究所　主任研究員	
釜 阪 寛	江崎グリコ㈱　健康科学研究所　マネージャー	
魚 津 伸 夫	㈱ファンケル　総合研究所　健康食品研究所　機能研究グループ　グループマネージャー	

執筆者の所属表記は，2012年当時のものを使用しております。

目　次

序章　オリゴ糖の基礎知識　　中久喜輝夫

1　オリゴ糖開発の背景 ……………………… 1
2　オリゴ糖の種類 …………………………… 1
3　オリゴ糖の製造法 ………………………… 3
4　オリゴ糖の機能特性と利用 ……………… 5
4.1　オリゴ糖の機能特性 ………………… 5
4.2　オリゴ糖の安全性 …………………… 7
4.3　オリゴ糖の用途 ……………………… 7
5　結語 ………………………………………… 9

【第1編　澱粉関連オリゴ糖の製法と機能特性】

第1章　マルトオリゴ糖　　中久喜輝夫

1　マルトース ………………………………… 11
　1.1　概要 …………………………………… 11
　1.2　製造方法 ……………………………… 12
　1.3　諸性質 ………………………………… 13
　1.4　安全性 ………………………………… 14
　1.5　用途 …………………………………… 14
2　マルトトリオース（G3）………………… 15
　2.1　概要 …………………………………… 15
　2.2　製造方法 ……………………………… 16
　2.3　諸性質 ………………………………… 18
　2.4　安全性 ………………………………… 18
　2.5　用途 …………………………………… 18
3　マルトテトラオース（G4）……………… 19
　3.1　概要 …………………………………… 19
　3.2　製造方法 ……………………………… 19
　3.3　諸性質 ………………………………… 20
　3.4　安全性 ………………………………… 21
　3.5　用途 …………………………………… 21
4　マルトペンタース（G5）
　　～マルトヘプタオース（G7）………… 22
　4.1　概要 …………………………………… 22
　4.2　製造方法 ……………………………… 23
　4.3　諸性質 ………………………………… 23
　4.4　安全性 ………………………………… 24
　4.5　用途 …………………………………… 24

第2章　イソマルトオリゴ糖　　中西泰介

1　はじめに ………………………………… 27
2　製造方法と製品組成 …………………… 27
　2.1　製法 …………………………………… 27
　2.2　製品の糖組成 ………………………… 28
3　製品特性と組成 ………………………… 28
　3.1　甘味特性 ……………………………… 28

I

3.2 保湿性 ……………… 29	4.1 味質調整機能 ……………… 30
3.3 耐熱性，耐酸性 ……… 29	4.2 タンパク質変性抑制機能 ………… 32
3.4 メイラード反応 ………… 29	4.3 煮崩れ低減機能 …………… 32
3.5 発酵性 ……………… 30	5 安全性 ………………… 35
4 食品用途への応用例 ……… 30	6 おわりに ……………… 35

第3章　シクロデキストリン

1 α-シクロデキストリン … **三國克彦** … 37	4 シクロデキストリン誘導体 …………… 55
1.1 はじめに ……………… 37	4.1 分岐シクロデキストリン
1.2 製造方法 ……………… 38	……………… **三國克彦** … 55
1.3 生理機能および利用特性 … 40	4.1.1 はじめに ……………… 55
2 β-シクロデキストリン … **和田幸樹** … 43	4.1.2 製造方法 ……………… 55
2.1 はじめに ……………… 43	4.1.3 機能特性 ……………… 58
2.2 製造法 ……………… 43	4.1.4 まとめ ……………… 60
2.3 基本物性 ……………… 44	4.2 HP-β-シクロデキストリン
2.4 関連法規等 ……………… 44	……………… **和田幸樹** … 62
2.5 利用例 ……………… 45	4.2.1 ヒドロキシプロピル化
2.6 まとめ ……………… 48	シクロデキストリンとは ……… 62
3 γ-シクロデキストリン … **中川佳紀** … 49	4.2.2 HP-β-CD の製造法 ………… 62
3.1 概要 ……………… 49	4.2.3 HP-β-CD の物性 ………… 63
3.2 製造方法 ……………… 50	4.2.4 HP-β-CD の安全性 ………… 64
3.3 生理機能と作用機序 ……… 51	4.2.5 HP-β-CD の利用例 ………… 64
3.4 安全性評価 ……………… 52	4.2.6 おわりに ……………… 67
3.5 用途展開や実用化 ………… 52	

第4章　トレハロース　　　西田毅弘

1 概要 ……………… 68	5.2 ガラス転移温度 ……………… 72
2 製造方法 ……………… 69	5.3 氷結晶成長抑制作用 …………… 72
3 生理機能と作用機序の最新知見 ……… 70	5.4 澱粉の老化抑制 …………… 73
4 安全性評価 ……………… 71	5.5 タンパク質の変性抑制 ………… 73
5 用途展開や実用化 ………… 72	5.6 脂質の変敗抑制 …………… 73
5.1 水和特性 ……………… 72	5.7 テクスチャー保持 ………… 74

第5章 マルトシルトレハロース（ハローデックス®）の製法と機能特性
竹森浩義

1 はじめに …………………………… 77
2 マルトシルトレハロースの構造 ……… 77
3 製造方法 …………………………… 77
4 基本物性 …………………………… 79
5 機能特性 …………………………… 81
6 おわりに …………………………… 84

第6章 ニゲロオリゴ糖 **藤本佳則**

1 概要 ………………………………… 85
2 製造方法 …………………………… 85
3 安全性評価 ………………………… 86
4 用途展開や実用化 ………………… 86
　4.1 果汁感増強効果 ……………… 87
4.2 天然色素退色抑制効果 ………… 88
4.3 旨味保持・増強効果 …………… 89
4.4 その他の利用特性 ……………… 89
5 おわりに …………………………… 89

第7章 ゲンチオオリゴ糖 **藤本佳則**

1 概要 ………………………………… 91
2 製造方法 …………………………… 91
3 味質特性と生理機能 ……………… 92
　3.1 味質特性 ……………………… 92
　3.2 ヒト腸内フローラへの影響 …… 93
4 安全性評価 ………………………… 93
5 用途展開や実用化 ………………… 93
　5.1 苦味付与効果 ………………… 94
　5.2 果汁感増強効果 ……………… 94
　5.3 その他の利用特性 …………… 95
6 おわりに …………………………… 96

第8章 コージオリゴ糖 **久保田倫夫**

1 コージオリゴ糖 …………………… 98
2 コージビオース …………………… 98
3 コージビオースホスホリラーゼ …… 98
4 酵素生産 …………………………… 100
5 コージオリゴ糖生産 ……………… 101
6 セラギノース ……………………… 101
7 分析 ………………………………… 101
8 用途 ………………………………… 102

第9章 環状四糖・五糖 **久保田倫夫**

1 環状四糖 …………………………… 103
　1.1 CNN ………………………… 103
1.2 CMM ………………………… 106
2 環状五糖 …………………………… 109

2.1　CG5 ……………………………………… 109

【第2編　ショ糖関連オリゴ糖の製法と機能特性】

第10章　グリコシルスクロース（カップリングシュガー®）　　　齊藤典行

1　概要 ………………………………… 111
2　製造方法 …………………………… 111
3　基本物性と機能特性 ……………… 112
4　安全性評価 ………………………… 113

5　食品への応用 ……………………… 115
　5.1　和菓子類 ……………………… 115
　5.2　洋菓子類 ……………………… 115

第11章　フラクトオリゴ糖　　　上野慶一

1　概要 ………………………………… 116
2　製造方法 …………………………… 116
3　生理機能と作用機序の最新知見 ……… 117
　3.1　ビフィズス菌増殖効果 ………… 117
　3.2　整腸作用 ……………………… 117
　3.3　難消化性 ……………………… 118
　3.4　ミネラル吸収促進作用 ………… 119

　3.5　難う蝕性 ……………………… 119
　3.6　便臭軽減作用 ………………… 120
4　安全性評価 ………………………… 120
　4.1　食経験 ………………………… 120
　4.2　毒性試験 ……………………… 120
　4.3　下痢に対する最大無作用量 …… 120
5　用途展開や実用化 ………………… 120

第12章　イソマルチュロース（パラチノース®）　　　永井幸枝，宮坂清昭

1　概要 ………………………………… 122
2　製造方法 …………………………… 122
3　安全性評価 ………………………… 123

4　生理機能と作用機序 ……………… 124
5　用途展開及び実用化 ……………… 126

第13章　ラクトスクロース　　　伊藤哲也，藤田孝輝

1　はじめに …………………………… 129
2　LSの工業的生産方法 ……………… 130
3　LSの安全性 ……………………… 130
4　LSの諸物性 ……………………… 130
5　LSの消化性 ……………………… 131

6　腸内細菌による資化性 …………… 131
7　整腸効果 …………………………… 132
8　ミネラルの吸収促進効果 ………… 132
9　乳糖不耐症の症状の軽減 ………… 134
10　脂肪蓄積抑制効果 ……………… 134

11　免疫調節作用 ················· 134		11.3　インフルエンザウイルス感染予防効果
11.1　アレルギー症状の緩和効果 ······· 134		························· 134
11.2　腸管における感染防御効果 ······ 134		12　おわりに ·················· 135

第14章　ラフィノース　　　堀内賢一

1　概要 ···················· 137	3.2　アトピー性皮膚炎の改善効果 ······· 139
2　製造方法 ················· 137	3.3　保存性向上効果 ·············· 140
3　生理的機能と作用機序 ········· 139	4　安全性評価 ················ 140
3.1　腸内菌叢の改善と整腸作用 ······· 139	5　用途展開と実用化 ············ 141

【第3編　乳糖関連オリゴ糖の製法と機能特性】

第15章　ガラクトオリゴ糖

1　β-結合オリゴ糖	2.3　α-GOS の安全性 ············· 153
··········· 金井晴彦, 長南　治 ··· 143	2.4　α-GOS の諸物性 ············· 154
1.1　概要 ·················· 143	2.5　α-GOS の消化性 ············· 154
1.2　製造方法 ················ 145	2.6　腸内細菌による資化性 ········· 154
1.3　生理機能と作用機序の最新知見 ···· 145	2.7　ヒト腸内フローラおよび糞便性状に及
1.4　安全性評価 ··············· 148	ぼす影響 ················· 155
1.5　用途開発や実用化 ··········· 149	2.8　α-GOS の最大無作用量 ········· 155
2　α-結合ガラクトオリゴ糖	2.9　カンジダ菌の定着予防・除去効果 ··· 155
··········· 伊藤哲也, 藤田孝輝 ··· 152	2.10　関節炎に対する発症予防効果 ······· 156
2.1　はじめに ················ 152	2.11　アレルギー性喘息の抑制効果 ······· 156
2.2　α-GOS の大量調製法 ·········· 152	2.12　おわりに ················ 157

第16章　ラクチュロース　　　関　信夫

1　概要 ···················· 159	3.1　整腸作用 ················· 161
2　製造方法 ················· 159	3.2　ミネラル吸収促進 ············ 162
2.1　製品規格 ················ 160	3.3　骨強度向上 ··············· 162
2.2　耐熱性・耐酸性・加工特性 ······· 160	3.4　脂肪蓄積防止作用 ············ 162
3　生理機能と作用機序の最新知見 ······· 161	3.5　作用機序 ················· 162

4 安全性評価 ·················· 163	5.1 育児用調製粉乳への利用 ·········· 163
4.1 急性毒性試験 ··············· 163	5.2 特定保健用食品としての利用 ······· 163
4.2 最大無作用量 ··············· 163	5.3 健康食品としての利用 ·········· 163
5 用途展開や実用化 ·············· 163	5.4 医薬品としての利用 ·············· 164

第17章 エピラクトース　　佐分利　亘, 松井博和

1 CE ····················· 165	······················ 169
2 CE を用いたエピラクトースの合成 ···· 166	5 骨粗鬆症モデルラットへのエピラクトース
3 エピラクトースの消化性とビフィズス菌増	によるミネラル吸収促進効果 ·········· 170
殖活性 ····················· 168	6 まとめ ···················· 170
4 エピラクトースによるミネラル吸収の促進	

【第4編　その他のオリゴ糖の製法と機能特性】

第18章 キシロオリゴ糖　　藤川茂昭

1 はじめに ·················· 173	2.3 酵素分解 ················· 175
2 キシロオリゴ糖の製造 ············ 173	3 キシロオリゴ糖の物性 ············ 176
2.1 原料 ··················· 173	4 キシロオリゴ糖の生理活性 ·········· 176
2.2 前処理 ·················· 174	5 特定保健用食品とキシロオリゴ糖 ····· 179

第19章 アガロオリゴ糖　　大野木　宏

1 概要 ····················· 181	3.3 アガロオリゴ糖の皮膚への作用 ···· 184
2 製造方法 ··················· 182	3.4 アガロオリゴ糖の抗炎症作用の機序
3 生理機能と作用機序 ············· 182	······················ 185
3.1 アガロオリゴ糖の抗炎症作用 ······ 182	4 安全性評価 ················· 186
3.2 アガロオリゴ糖の関節への作用 ···· 183	5 用途 ····················· 186

第20章 キチンオリゴ糖　　柴田歌菜子

1 概要 ····················· 187	3 特性 ····················· 188
2 製造方法 ··················· 187	3.1 利用上の特性 ··············· 188

3.2 難消化性 …………………… 189	4.2 その他の生理作用 …………… 191
3.3 腸内細菌利用性 ……………… 189	5 安全性 …………………………… 192
3.4 腸管吸収性 …………………… 189	6 応用 ……………………………… 192
4 生理機能 ………………………… 189	7 今後の展望 ……………………… 193
4.1 免疫賦活作用・抗腫瘍作用 ……… 189	

第21章 キトサンオリゴ糖　　柴田歌菜子

1 概要 ……………………………… 194	4.2 抗腫瘍作用 …………………… 196
2 製造方法 ………………………… 194	4.3 免疫賦活作用 ………………… 196
3 特性 ……………………………… 195	4.4 植物への作用 ………………… 197
3.1 利用上の特性 ………………… 195	4.5 その他の生理作用 …………… 197
3.2 難消化性 …………………… 195	5 安全性 …………………………… 197
3.3 腸内細菌利用性 ……………… 196	6 応用 ……………………………… 198
4 生理機能 ………………………… 196	7 今後の展望 ……………………… 198
4.1 抗菌作用 …………………… 196	

第22章 シクロフラクタン　　南条文雄

1 はじめに ………………………… 200	6.2 血中脂質改善作用 …………… 203
2 構造 ……………………………… 200	6.3 体脂肪蓄積抑制作用 ………… 203
3 製法 ……………………………… 201	7 食品への応用 …………………… 203
4 性質 ……………………………… 201	7.1 苦渋味抑制作用 ……………… 203
5 安全性 …………………………… 202	7.2 鉄臭抑制作用 ………………… 203
6 シクロフラクタンの生体調節機能 …… 202	7.3 褐変抑制作用 ………………… 204
6.1 腸管 IgA 抗体産生促進作用 ……… 202	8 おわりに ………………………… 204

第23章 シクロデキストラン　　舟根和美

1 シクロデキストランの構造 ………… 205	3.1 シクロデキストランの包接能 ……… 207
2 シクロデキストランの製造法 ……… 205	3.2 シクロデキストランの抗プラーク作用
3 シクロデキストランの性質と機能 …… 207	………………………………… 208

第24章　アルギン酸オリゴ糖　　　松原保仁

1　アルギン酸 ……………………… 211
2　アルギン酸リアーゼ …………… 212
3　アルギン酸オリゴ糖の製造方法 ……… 212
4　アルギン酸オリゴ糖の植物成長促進作用
　………………………………………… 213
5　アルギン酸オリゴ糖の機能性と食品への利
　用について ……………………………… 215

第25章　リン酸化オリゴ糖カルシウム　　　釜阪　寛

1　リン酸化オリゴ糖カルシウムの調製方法
　………………………………………… 218
2　POs-Ca の安全性 ……………………… 220
3　カルシウム素材としての POs-Ca ……… 220
　3.1　POs-Ca の生体利用性 …………… 220
　3.2　POs-Ca 由来カルシウムの腸管吸収性
　………………………………………… 222
4　POs-Ca のオーラルケア用途への利用 ‥ 222
　4.1　POs-Ca の再石灰化効果 ………… 223
　4.2　SPring-8 におけるエナメル質の再結晶
　　　化の検証 ……………………………… 224
5　おわりに ……………………………… 226

第26章　ダイフラクトースアンハイドライドⅢ（DFA Ⅲ）　　　魚津伸夫

1　概要 …………………………………… 228
2　製造方法と特徴 ……………………… 228
3　機能性 ………………………………… 232
　3.1　カルシウム …………………………… 233
　3.2　鉄 ………………………………………… 234
　3.3　その他 ………………………………… 235
4　安全性 ………………………………… 235
5　実用化 ………………………………… 236

序章　オリゴ糖の基礎知識

中久喜輝夫*

1　オリゴ糖開発の背景

わが国における食品用オリゴ糖の開発研究は1970年代の初頭にスタートし，1980年代に入ってグリコシルスクロース，フラクトオリゴ糖，マルトオリゴ糖，及びシクロデキストリンをはじめとした種々のオリゴ糖が世界に先駆けて市場に出回るようになった。このように，世界に先駆けてオリゴ糖の生産が可能になった背景には，1970年代以降，発酵及び醸造等の伝統的技術に基づく新しい微生物起源の糖質関連酵素が見出されたこと，さらに，その利用技術とカチオン交換樹脂を用いた液体カラムクロマトグラフィーや膜分離によるオリゴ糖の分離・精製技術が進展してきた事などがある[1,2]。

一方，文部省の先導的研究プロジェクト「食品機能の系統的解析と展開」の推進（1984～1986）により，初めて食品の生体調節機能（第三次機能）が提唱された。その流れの中で，オリゴ糖にも栄養や美味しさに関与する機能以外に，第三次機能が備わっている事が明らかにされ，その市場も増大の一途を辿った[3~5]。

2　オリゴ糖の種類[1~3]

オリゴ糖（oligosaccharide）のオリゴ（oligo）は，ギリシア語のoligos（少ないという意味）に由来し，古くは少糖類や寡糖類と呼ばれた事もあるが，現在，日本国内では慣例上，生理機能特性の有無如何にかかわらず，単糖が2個から10個つながった糖を意味する。

構成糖（単糖）の重合度から分類したオリゴ糖の位置付けを表1に示す。Thoma[6]によって提案されたメガロ糖（megalosaccharide）は重合度が11～100，多糖類は重合度が100以上として分類される。megaはギリシア語のmegas（大きいという意味）に由来する。

オリゴ糖の種類を原料別に分類すると，澱粉を原料とするもの，ショ糖（スクロース）を原料とするもの，乳糖（ラクトース）を原料とするもの，及びその他の多糖類等を原料とするものに

表1　オリゴ糖の重合度による位置付け

分類名	単糖		オリゴ糖		メガロ糖		多糖
重合度（DP）	1	<	2～10	<	11～100	≦	100～

---

*　Teruo Nakakuki　㈳菓子・食品新素材技術センター　理事長

オリゴ糖の製法開発と食品への応用

表2 オリゴ糖の種類

澱粉関連オリゴ糖
マルトオリゴ糖；マルトース（G2），マルトトリオース（G3），マルトテトラオース（G4），マルトペンタオース（G5），マルトヘキサオース（G6）など。
イソマルトオリゴ糖（分岐オリゴ糖）；イソマルトース，イソマルトトリオース，パノースなど。
シクロデキストリン（CD）：α-CD，β-CD，γ-CD，ヒドロキシプロピルβ-CD メチルCD，グルコシルCD，マルトシルCD ガラクトシルCD，マンノシルCD，環状四糖・五糖など。
その他：ゲンチオオリゴ糖，ニゲロオリゴ糖，トレハロース，マルトシルトレハロース コージオリゴ糖，リン酸化オリゴ糖，マルチトール，マルトトリイトールなど。
ショ糖（スクロース）関連オリゴ糖
グリコシルスクロース，テアンデロース，フラクトオリゴ糖，パラチノース，ラフィノース，ラクトスクロース，スタキオース，トレハルロース，キシルスクロースなど。
乳糖（ラクトース）関連オリゴ糖
ガラクトオリゴ糖，ラクトスクロース，ラクチュロース，ラクチトール，ラクトビオン酸，ミルクオリゴ糖（ラクト-N-テトラオース，フコシルラクトース等），エピラクトースなど。
その他のオリゴ糖
キシロオリゴ糖，アガロオリゴ糖，キチンオリゴ糖，キトサンオリゴ糖，マンノオリゴ糖，シクロフルクタン，シクロデキストラン，アルギン酸オリゴ糖，シアル酸オリゴ糖 ラクト-N-ビオースⅠ・Ⅱ，N-アセチルラクトサミン，無水ジフルクトース セロビオース，ツラノース，グルコシルプシコースなど。

分けられる（表2）[3]。

　澱粉を原料とするオリゴ糖としては，グルコース（ブドウ糖）がα-1,4 グルコシド結合で2～10 個結合したマルトオリゴ糖，グルコースがα-1,6 グルコシド結合で結合したイソマルトオリゴ糖，マルトースにグルコースがα-1,6 グルコシド結合でつながったパノースなどの分岐オリゴ糖，グルコースが6～8 個，α-1,4 グルコシド結合で環状に結合したシクロデキストリン（サイクロデキストリンともいう。Cyclodextrin，CD と略す），及び2-ヒドロキシプロピルβ-CD やメチルCD などのCD 誘導体，また，CD にグルコース，マルトース，ガラクトース及びマンノースがα-1,6 グルコシド結合でつながった分岐CD が開発されている。また，新しい環状オリゴ糖として，環状四糖（ニゲロシルニゲロース＆マルトシルマルトース）や環状五糖（シクロマルトペンタオース）が見出されている。

　また，グルコースがβ-1,6 グルコシド結合でつながったゲンチオオリゴ糖，グルコースが2 個α-1,3 グルコシド結合でつながったニゲロース，ニゲロースの還元性末端グルコースにグルコースやマルトースがα-1,4 グルコシド結合でつながったニゲロシルグルコースやニゲロシルマルトース，また，グルコースが2 個α，α-1,1 グルコシド結合でつながったトレハロース，マルトースとトレハロースがα-1,4 グルコシド結合でつながったマルトシルトレハロース，グルコースが2 個α-1,2 グルコシド結合でつながったコージビオース，グルコースの3 位および6 位の炭素にリン酸基が結合したリン酸化オリゴ糖，さらに糖アルコールの分野ではマルチトールやマルトトリイトールが開発されている。

　ショ糖（スクロース）関連オリゴ糖としては，スクロースのグルコースにグルコースが数個，

序章　オリゴ糖の基礎知識

α-1,4 グルコシド結合でつながったグリコシルスクロース，スクロースのグルコースにグルコースが 1 個，α-1,6 グルコシド結合でつながったテアンデロース，スクロースのフラクトース（果糖）にフラクトースが数個，β-2,1 グリコシド結合でつながったフラクトオリゴ糖，グルコースとフラクトースがα-1,6 グリコシド結合でつながったパラチノース（イソマルチュロース），スクロースのグルコースにガラクトースがβ-1,4 グリコシド結合でつながったラクトスクロース，及びスクロースのグルコースにガラクトースがα-1,6 グリコシド結合でつながったラフィノースやスタキオースがある。また，キシルスクロースやトレハルロースもスクロースから得られる[3~5]。

乳糖（ラクトース）関連オリゴ糖としては，ラクトースのガラクトースにガラクトースがβ-1,4，あるいはβ-1,6 グリコシド結合で数個つながったガラクトオリゴ糖，スクロースとラクトースを原料として生産されるラクトスクロース，ラクトースのアルカリ異性化反応によって得られるラクチュロース，ラクトースの還元処理によって得られるラクチトール，また，ラクトースの酸化処理によって得られるラクトビオン酸やラクトースにエピメラーゼを作用させて得られるエピラクトースなどがある。また，ガラクトースを原料として，α-ガラクトシダーゼの縮合反応を利用してガラクトースが 2～3 個，α-1,6 グリコシド結合，またはα-1,3 グリコシド結合でつながったガラクトオリゴ糖が開発されている。さらに，ヒト乳中には，ラクト-N-ビオース，フコシルラクトースなど，種々のミルクオリゴ糖が見出されている。

その他，寒天，キチン，キトサン，キシラン，マンナン，イヌリン，デキストラン，アルギン酸等の多糖類，及びシアル酸等を原料として，アガロオリゴ糖，キチンオリゴ糖，キトサンオリゴ糖，マンノオリゴ糖，シクロフラクタン（シクロイヌロオリゴ糖），シクロデキストラン，アルギン酸オリゴ糖，及びシアル酸オリゴ糖が開発されている[3]。

3　オリゴ糖の製造法[3~5]

オリゴ糖の製造方法としては，一般に微生物が生産する特殊な酵素の加水分解反応，及び糖転移反応や縮合反応，さらに最近では異性化反応が有効に利用されるようになった。

澱粉関連オリゴ糖の中で，マルトースの生産には大豆あるいは麦芽起源のβ-アミラーゼがバクテリア起源の枝切り酵素（プルラナーゼやイソアミラーゼ）との併用で用いられる。また，マルトースよりも重合度の大きいマルトオリゴ糖を生産する場合には，マルトトリオース生成アミラーゼやマルトテトラオース生成アミラーゼなど特殊なマルトオリゴ糖生成アミラーゼが枝切り酵素との併用で利用される。澱粉原料としては，コーンスターチ，馬鈴薯澱粉，甘藷澱粉，及びタピオカ澱粉などが利用されるが，一般には安価で，精製度の高いコーンスターチが利用されている。しかし，シクロデキストリンの生産の場合には，油脂含量の少ない馬鈴薯澱粉などが有効に利用される。

ガラクトースやラクトースを原料とするガラクトオリゴ糖の生産にはα-ガラクトシダーゼと

β-ガラクトシダーゼ，イソマルトオリゴ糖やパラチノース及びテアンデロースの生産にはα-グルコシルトランスフェラーゼ，シクロデキストリンやグリコシルスクロースの生産にはシクロデキストリン・グルカノトランスフェラーゼ（CGTase），また，フラクトオリゴ糖やラクトスクロース及びキシルスクロースの生産にはβ-フラクトフラノシダーゼの糖転移反応，さらにゲンチオオリゴ糖の生産の場合にはβ-グルコシダーゼの糖転移・縮合反応が利用される。

　トレハロースの場合，新しい微生物起源の二種類の酵素，すなわち，マルトオリゴシルトレハロース・シンターゼ（MTSase）とマルトオリゴシルトレハロース・トレハロヒドロラーゼ（MTHase）を用いて，直接澱粉加水分解物から効率的に生産する方法が開発されている。

　その他，多糖を原料とするものは加水分解酵素（オリゴ糖生成酵素）やα-グルコシルトランスフェラーゼやCGTaseなどの糖転移酵素が有効に利用されている。また，最近では，微生物起源の2-エピメラーゼが見出され，エピメリゼーションを利用した異性化方法も用いられるようになった。さらに，マルチトール，ラクチトールやパラチニットなどの糖アルコール類は，マルトース，ラクトースやパラチノースなどを原料として，ほとんどが化学的な還元処理によって製造されている。

　食品用オリゴ糖の生産に利用される微生物起源の酵素（β-アミラーゼは植物起源を含む）を，表3に示す[3]。

　食品加工分野において使用される酵素は，平成7年（1995年）の食品衛生法改正において，天然添加物も添加物指定制度のもとにおかれることになったが，この法律改正時点ですでに存在していた天然の添加物は，「既存添加物名簿」に収載され，添加物指定されることなく引き続き使用できることになった[7]。既存添加物名簿の収載数は489品目あり，そのうち酵素は76品目ある。食品用オリゴ糖生産用の酵素は，ほとんどが既存添加物名簿に収載されているものである。

　原材料に酵素を作用させてオリゴ糖製品を生産する一般的工程を図1に示す。

　もっとも簡単なプロセスは，原材料に酵素を作用させ，得られた反応液を精製・濃縮してシラップ（水飴）の荷姿で得られるものである。また，特定のオリゴ糖の高純度化を図るために，カチオン樹脂カラムクロマトグラフィーや膜分画を用いて高純度品を得，その後，精製・濃縮して得られる高純度オリゴ糖シラップ製品がある。さらに，高純度品を原料として結晶化し，分蜜・

表3　オリゴ糖の生産に利用される微生物起源の酵素

マルトオリゴ糖生成アミラーゼ（α-アミラーゼ），β-アミラーゼ，α-グルコシルトランスフェラーゼ（α-グルコシダーゼ），α-ガラクトシダーゼ，α-マンノシダーゼ，α-フコシダーゼ，β-ガラクトシダーゼ，β-グルコシダーゼ，β-フラクトフラノシダーゼ，β-N-アセチルグルコサミニダーゼ（キチナーゼ），キシロシダーゼ，セルラーゼ，グルコアミラーゼ，シクロデキストリン・グルカノトランスフェラーゼ（CGTase），マルトオリゴシルトレハロース・シンターゼ（MTSase），マルトオリゴシルトレハロース・トレハロヒドロラーゼ（MTHase），シクロイソマルトオリゴサッカライド・グルカノトランスフェラーゼ（CITase），トレハラーゼ，N-アセチルヘキソサミニダーゼ，アガラーゼ，キトサナーゼ，マンナーゼ（β-マンノシダーゼ），キシラナーゼ，2-エピメラーゼなど。

注）β-アミラーゼの場合，麦芽起源酵素を含む。

序章 オリゴ糖の基礎知識

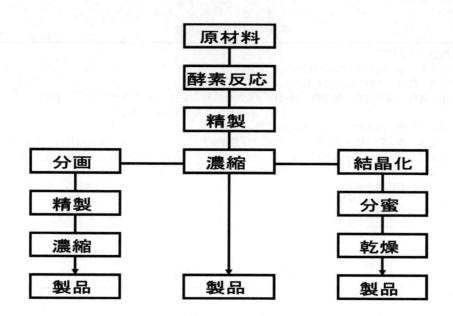

図1 オリゴ糖製品の一般的製造工程

乾燥工程を経て結晶オリゴ糖製品が得られる。製造工程が複雑になるにつれて，また，オリゴ糖の純度がアップするにつれて製品の付加価値は高くなる。

オリゴ糖製品の品質に関しては，生成するオリゴ糖の構成糖および構造が明らかにされている他，各種オリゴ糖の含量も高速液体クロマトグラフを用いて，迅速かつ正確に分析可能である。また，充分な品質管理の下で生産されており，常に安定した製品が得られるシステムが確立されている。

4 オリゴ糖の機能特性と利用

4.1 オリゴ糖の機能特性[8～10]

オリゴ糖の機能特性を一次，二次，三次およびその他の機能特性に分けると，表4のようになる。

一次機能はオリゴ糖の消化性および難消化性に関与する栄養機能である。栄養表示基準制度の施行（平成8年5月24日）により，オリゴ糖のエネルギー換算係数（表5）が定められた。本制度の導入により，食品の表示は栄養成分とその含有量およびエネルギーの表示が可能になった。

オリゴ糖の場合，2kcal/gのエネルギー換算係数が用いられるものは，ガラクトオリゴ糖，キシロオリゴ糖，ゲンチオオリゴ糖，フラクトオリゴ糖，ラクチュロース，パラチニット，マルチトール，ラクチトール，ラクトスクロース，α-CD，β-CD及びマルトシルCDなどである。また，3kcal/gの換算係数が用いられるオリゴ糖は，イソマルトオリゴ糖，パラチノースオリゴ糖，テアンデオリゴ糖及び大豆オリゴ糖などである。難消化性で低カロリーのオリゴ糖は，一般に低う

オリゴ糖の製法開発と食品への応用

表4　オリゴ糖の機能特性

一次機能（栄養特性）
　エネルギー値，消化性，難消化性など。
二次機能（物理化学的特性，嗜好特性）
　甘味，苦味，水分活性，保湿性，浸透圧，着色性，熱安定性，pH安定性，粘性，皮膜性，ボディ感，
　包接性，タンパク質の保護・安定化作用，澱粉質食品の老化防止効果など。
三次機能（生物学的特性，生体調節機能）
　整腸作用，非・低・抗う蝕作用，血糖値上昇抑制作用，コレステロール上昇抑制作用，ミネラル吸収
　促進作用，インスリン分泌非刺激性，静菌作用，免疫賦活作用，抗酸化作用，肝機能改善作用，肥満
　抑制作用，アトピー性皮膚炎改善作用，アポトーシス作用，ヒト腸内環境改善作用，大腸がん・潰瘍
　性大腸炎抑制作用など。
その他
　酵素阻害剤，酵素特異的基質，エリシター活性，タンパク質のリフォールディングなど。

表5　各種単糖類およびオリゴ糖のエネルギー値

エネルギー換算係数 kcal/g	糖　質
0（≦0.4）	エリスリトール，ポリデキストロース，食物繊維（発酵率25％未満）
1（0.5〜1.4）	食物繊維（発酵率25〜75％）
2（1.5〜2.4）	単　糖：ソルボース，マンニトール 二　糖：ガラクトピラノシル（β-1,3-）グルコピラノース 　　　　ガラクトピラノシル（β-1,6-）グルコピラノース 　　　　キシロビオース，ゲンチオビオース，ラクチュロース，イソマルチトール， 　　　　パラチニット，マルチトール，ラクチトール 三　糖：ラクトスクロース，4（6）ガラクトシルラクトース 　　　　キシロトリオース，ケストース，ラフィノース， 　　　　ゲンチオトリオース，マルトトリイトール 四　糖：スタキオース，ニストース，ゲンチオテトラオース 四糖以上：フルクトシルニストース，α-CD，β-CD，マルトシルβ-CD 混合物：ガラクトオリゴ糖，キシロオリゴ糖，ゲンチオオリゴ糖，フルクトオリゴ糖
3（2.5〜3.4）	単　糖：ソルビトール，キシリトール 混合物：テアンデオリゴ糖，イソマルトオリゴ糖，パラチノースオリゴ糖，大豆オリゴ糖
4（3.5≦）	単　糖：ブドウ糖，果糖，ガラクトース 二　糖：イソマルトース，ショ糖，トレハロース，乳糖，パラチノース，マルトース，トレハルロース 三　糖：イソマルトトリオース，マルトトリオース，パノース 　　　　グルコシルスクロース 四　糖：マルトシルスクロース，マルトテトラオース 混合物：グリコシルスクロース

蝕性やミネラル吸収促進効果があることが明らかにされている。そして，イソマルトース，パノース及びトレハロースを含めて，エネルギー換算係数表に掲載されていないオリゴ糖類は全て4kcal/gの換算係数が用いられる。

序章　オリゴ糖の基礎知識

二次機能は，オリゴ糖の物理化学的特性とそれに基づく嗜好特性に関わる分野であり，オリゴ糖の甘味度，味質，粘性・ボディ感，保湿・吸湿性，水分活性，浸透圧，包接性，着色性，熱やpHに対する安定性，皮膜効果，タンパク質の保護・安定化及び澱粉質食品の老化防止効果など食品の美味しさと日持ち効果に関係する諸特性がある。

オリゴ糖のショ糖に対する相対甘味度の場合，マルトオリゴ糖の例に見られるように，一般に構成糖の重合度が大きくなるにつれて甘味度は低くなる事が明らかにされている。例えば，ブドウ糖はショ糖の約70％の相対甘味度であるが，マルトースの場合は約45％，マルトトリオースで約30％と言うように次第に甘味度は低下し，マルトヘプタオース以上の重合度になると甘味はほとんど感じられなくなる。

また，三次機能としては，生体調節機能などの生物学的特性に関わる分野であり，整腸作用，う蝕抑制作用，血糖あるいはコレステロールの上昇抑制作用，ミネラル吸収促進作用，免疫賦活作用などがある。その他，オリゴ糖は臨床診断の分野で，血清アミラーゼの特異的基質として利用される他，酵素阻害剤として利用される。さらに，植物が生体防御のために生産する抗菌性物質（ファイトアレキシン）の誘導物質（エリシター）もオリゴ糖の一種であることが明らかにされている。

4.2　オリゴ糖の安全性

オリゴ糖の原料はほとんどが日常摂取している食品素材を原料としており，それから得られるオリゴ糖も従来より食品として摂取してきた食品に含まれるものがほとんどであり，安全性が極めて高い事が明らかにされている。

日常的に少量しか摂取されていないオリゴ糖に関しては，急性毒性試験，変異原性毒性試験，及び慢性毒性試験など，種々の毒性試験を実施して安全性を確認した上で食品あるいは食品添加物として利用されている。また，糖アルコールを含む難消化性のオリゴ糖に関しては，最大無作用量の評価試験を行い，食品に供する場合の注意喚起がなされている。

食品添加物であるシクロデキストリンの場合，FAO/WHO合同食品添加物専門委員会（JECFA）での評価により，β-CDに関しては，ADI値（一日あたりの許容摂取量，5mg/day/kg・体重）が設定されている。また，アメリカでは，α-CDとγ-CDがGRAS認可されている他，β-CDについては食品香料キャリアーとしてのGRAS認可がなされている。EUに関しては，α-CDとγ-CDは新規食品素材として扱われ，β-CDは食品1kgあたり，1gまでの使用が認められている。

食品用途以外に化粧品や医薬品の分野で用いられているオリゴ糖もあるが，それらはそれぞれの法律に基づく安全性の評価がなされた上で使用される事になる。

4.3　オリゴ糖の用途[8~11]

オリゴ糖の用途に関しては，一般に食品に付与したい機能特性と食品に用いる場合の加工適性

7

の観点から評価されて用いられる。

　澱粉関連オリゴ糖の分野で，マルトオリゴ糖はブドウ糖や異性化液糖と比較して，低甘味であること，水分の吸湿・放湿に対する安定性が高いこと，加熱加工に対して低着色性であること，皮膜形成能が高いこと，消化吸収性が高いこと，及び澱粉の老化防止効果やタンパク質の変性防止効果を有することなどを有効に利用して種々の食品に用いられる。また，イソマルトースやパノースを含む分岐オリゴ糖は，分岐オリゴ糖の特徴である食品の味質改善効果，水分保持効果，整腸作用，あるいは低・抗う蝕性などを生かした食品に用いられている[3~5]。

　ニゲロオリゴ糖は日本の伝統的な食品である日本酒やみりんに含まれる味覚糖質の一つであることが明らかにされ，飲料のコク味付けや味質改善用糖質として種々の食品に利用されている。特異的な利用としては，ニゲロオリゴ糖が食品に含まれるアントシアニン系の色素の退色抑制効果があることが見出されており，飲料の色素安定化剤として利用されている。その一例として，イチゴアントシアニンの一種であるカリステフィンは二糖類であるニゲロースとスタック構造を形成し，構造が安定化されることが明らかにされている。また，ニゲロオリゴ糖には免疫賦活効果があることが動物試験で明らかにされるとともに，ヒト介入試験でニゲロオリゴ糖を含む食品を摂取することにより，健常高齢者の健康関連QOL（生活の質）の向上が図られることが報告されている。

　トレハロースの場合，澱粉を原料にして酵素法により製造されるが，非還元性の化学構造を有しており，糖アルコールと同じように熱や酸に対して安定であり，食品加工の加熱工程における分解・着色がほとんどないという特徴を有している。また，トレハロースの結晶は結晶水を二分子有し，水が存在する環境において水の構造を安定化することが知られている。その結果，食品に添加することにより，食品の水分活性を低下させる特異な機能を有する。そのため，食品の保湿性の維持，及び保存性や日持ちの向上が図られる他，冷凍・冷蔵による離水発生に対する防止効果を示す。その他，澱粉の老化防止効果や脂質変敗抑制効果，さらにタンパク質の安定化作用を示すことなどが明らかにされている。これらの諸特性を利用して，パン，麺類，菓子，練り製品，米飯，および飲料など種々様々な食品に利用されている。

　シクロデキストリン（CD）の用途は最初は医薬品や工業用途に限定されていたが，1980年代に入り，日本国内で食品用途が開拓された。CDはその化学構造上，一つの分子に親水性（外側）と疎水性（内側）を併せ持つことになり，そのことによってCDは，分子の内側に脂溶性の物質を取り込む作用があり，揮発性物質の安定化，乳化性・気泡性の向上，物質の溶解度・風味・吸湿性・色調などの物理化学的諸性質の改善，光学異性体の分割・分離，およびコレステロールの包接・除去などの分野で利用されている。

　特異な利用としては，β-CDを野菜のナスの浅漬けに用いる例がある。漬物液にβ-CDを0.3~0.7％添加することにより，ナスの紫の色素であるナスニンの溶出を抑えることができる。

　ブドウ糖やマルトースが結合した分岐CDは，CDと比較して水や溶媒に対する溶解度が格段に上昇することが知られている。たとえば，マルトシルβ-CDの場合，水に対する溶解度は

序章　オリゴ糖の基礎知識

β-CD の 100 倍になる他，エタノールやグリセリンにもよく溶解するようになる。さらに，分岐 CD は包接化合物の溶解性も上昇させることから，難水溶性物質の可溶化や乳性飲料の安定化などに利用されている[5]。

CD の誘導体であるヒドロキシβ-CD（HPβ-CD）は，水やアルコールへの溶解性が高く，さらに高い保湿性を有するため，医薬・化粧品の分野で利用されている。

以上のような性質を利用して，分岐 CD も含めて，CD はワサビ，ニンニクなどの香料・香辛料の安定化，天然色素の安定化，調味料や茶の粉末化基剤，さらに食品の臭いのマスキングや除去の多分野で利用されている。

また，環状四糖（ニゲロシルニゲロース）には，ラットを用いた動物試験の結果，脂肪低減作用，ミネラル吸収促進作用および大腸発ガン抑制作用があることが見出されている。さらに，最近，ゲンチオビオースにはトマトの成熟に関与する「オリゴサッカリン」としての機能があることも報告されている。

ショ糖関連オリゴ糖は，主にプレバイティクスとしての整腸作用や便性改善効果及び低う蝕性，インスリン分泌非刺激性あるいはミネラル吸収促進作用などの生理機能特性を利用して，飲料・菓子類をはじめ，パン類など様々な食品に利用されている。乳糖関連オリゴ糖及び多糖類を原料として生産されるキシロオリゴ糖なども，ショ糖関連オリゴ糖と同様な機能特性を利用して，ほぼ同様な分野で利用されている[3~5]。

今後，それら機能性オリゴ糖の生理機能特性が動物試験及びヒト介入試験において科学的に評価・実証され，さらに特定保健用食品として認可されて人々の健康の維持・増進に大いに貢献できる事を期待したい。

5　結語

オリゴ糖はわれわれ人間にとって重要なエネルギー源であると同時に，食品に美味しさや日持ち効果の付与，さらに，われわれの健康の維持・増進に影響を及ぼす重要な機能性糖質であることが明らかにされてきた[12, 13]。

オリゴ糖の三次機能としての生理機能特性に関しては，今後，科学的なデータの蓄積が待たれるところであるが，将来，オリゴ糖が機能性食品として，また工業用途の分野における高機能性素材の原料としてよりいっそう活用される事を期待したい。

尚，各種オリゴ糖の製法，諸性質，安全性，及び利用の詳細については各論を参照されたい。

9

文　　献

1) T. Nakakuki : Development of functional oligosaccharides in Japan, *Trends Glycosci. Glycotechnol.*, **15**, 57-64（2003）
2) T. Nakakuki : Present status and future prospects of functional oligosaccharide development in Japan, *J. Appl. Glycosci.*, **52**, 267-271（2005）
3) 中久喜輝夫：酵素を用いた糖質の生成 , FFI ジャーナル, **178**, 19-28（1998）
4) 北畑寿美雄, 藤田孝輝：機能性オリゴ糖開発の現況, ジャパンフードサイエンス, **34**, 28-35（1995）
5) 橋本　仁, 藤田孝輝：新規糖質の利用の現状と将来, FFI ジャーナル, **178**, 29-41（1998）
6) J. A. Thoma, in Starch : Chemistry and Technology I, p. 177, Academic Press（1965）
7) 日本酵素産業小史, pp. 116-118, 日本酵素協会（2009）
8) 中久喜輝夫：オリゴ糖の機能と利用, 応用糖質科学, **42**, 275-283（1995）
9) T. Nakakuki : Studies on the development of starch-related, functional oligosaccharides, *J. Appl. Glycosci.*, **49**, 35-44（2002）
10) 早川幸男, 小林昭一監修, ㈳菓子・食品新素材技術センター食品新素材事業部幹事会編集, 「良くわかる食品新素材」, ㈱食品化学新聞社, 東京, pp. 11-132（2010）
11) 中久喜輝夫：オリゴ糖が果たす食品産業における役割, フードケミカル, **8**, 51-56（2009）
12) 北畑寿美雄：日本における機能性オリゴ糖研究の現状, FFI ジャーナル, **211**, 827-829（2006）
13) 中久喜輝夫：オリゴ糖開発研究の現状と将来, 応用糖質科学, **1**, 281-285（2011）

【第1編　澱粉関連オリゴ糖の製法と機能特性】

第1章　マルトオリゴ糖

中久喜輝夫*

　澱粉から製造される澱粉糖には，水飴，ブドウ糖（グルコース），マルトースを含むオリゴ糖，異性化液糖，及びブドウ糖やマルトースを化学的に還元処理して得られる糖アルコールなどがある。澱粉を酵素的に分解して水飴を作ることは，麦芽を用いて麦芽糖を作るなど古くから行われてきたが，ブドウ糖の製造も含めて工業的には当初，酸糖化法によって生産されていた。

　しかし，近年，微生物の生産する種々のアミラーゼが発見されたことにより，ほとんどが酵素法に切り換えられるに至った。

　以上のような背景の中で，1970年代以降，相次いで発見された酵素に，澱粉あるいはアミロースに作用してマルトトリオース（G3），マルトテトラオース（G4），マルトペンタオース（G5），及びマルトヘキサオース（G6）などを特異的に生成する微生物起源の各種マルトオリゴ糖生成アミラーゼがある[1]。これらの新しいアミラーゼを有効に利用して，マルトトリオースやマルトテトラオースなどを主成分として含むマルトオリゴ糖シラップや試薬グレードのマルトオリゴ糖の調製も容易になってきた。

　マルトオリゴ糖という名称は，麦芽（malt，マルト）を用いて得られた麦芽糖の主成分であるマルトース（maltose）と同じ結合，すなわち，ブドウ糖を構成糖としてα-1,4グルコシド結合からなる，ブドウ糖重合度2～10のオリゴ糖という意味である[2]。

　ここではマルトオリゴ糖のうち，マルトース～マルトヘプタオースを主成分として含む糖質の製造方法，諸性質，安全性，及び用途について紹介する。

1　マルトース

1.1　概要

　マルトースは麦芽水飴の主成分として，古くから日本人に親しまれてきた糖質である。植物界や動物体内での中間生成物として広く分布しており，清酒や味醂，あるいは澱粉糖化製品にも含有しており，人間が伝統的に食品として摂取してきた澱粉糖である。

　マルトースの化学構造式を図1に示す。ブドウ糖（グルコース）とブドウ糖がα-1,4グルコシド結合でつながった二糖類である。還元性末端ブドウ糖のアノマー型の違いにより，α-マルトースとβ-マルトースの二種類があり，それぞれ物理化学的特性が異なることが明らかにされている[3]。

---

　*　Teruo Nakakuki　㈳菓子・食品新素材技術センター　理事長

オリゴ糖の製法開発と食品への応用

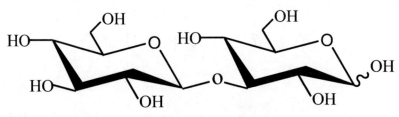

図1　マルトースの化学構造

1.2　製造方法[3]

マルトース生産用の原料としては，コーンスターチ，馬鈴薯澱粉，甘藷澱粉，及びタピオカ澱粉などいずれでも良いが，通常，もっとも生産量が大きく，かつ精製度が高いコーンスターチが利用されている。

まず，澱粉スラリー（30～35％，w/w）を水酸化カルシウム溶液でpH6.0～6.2に調整した後，耐熱性α-アミラーゼを添加する。耐熱性α-アミラーゼとしては，ノボザイムズジャパン㈱の「ターマミル」や大和化成工業㈱の「クライスターゼT5」が用いられている。その後，ハイドロヒーター（ジェットクッカーまたはスチームインジェクターともいう）に通液（105～108℃，5～10分）して澱粉粒を完全糊化した後，さらにスタティックミキサーを内蔵するカラムを用いて，およそ1～2時間，95～100℃に保ち，分解率（DE, Dextrose Equivalent）4～5の均一な液化液を得る。次いで，55～60℃に冷却するとともに，β-アミラーゼを添加して40～50時間糖化反応を行う。

一般に，マルトース純度50～60％の酵素水飴の生産の場合，麦芽，小麦あるいはカビ（*Aspergillus oryzae*）起源の酵素が用いられる。マルトース純度80％以上になると，大豆起源のβ-アミラーゼと枝切り酵素であるプルラナーゼやイソアミラーゼとの併用で糖化反応を行う。通常，反応タンクの大きさは，150～200m³であり，生産方式はバッチ式ではあるが，タンクを数基並列した状態で，連続的に糖化仕込みと抜き出しを行うバッチ式連続糖化反応であり，製造コストの低減が図られた方式となっている。

糖化反応終了後，糖化酵素や枝切り酵素の失活と夾雑タンパク質の変性を兼ねて，タンク内の温度を90℃近くまで上昇させる。一定時間処理した後，ケイソウ土をコーティングしたオリバーフィルターで濾過処理をする。その後，活性炭による脱色工程，イオン交換樹脂による脱イオン工程，さらに最終精製工程である膜処理工程を経る。さらに，所定の濃度に濃縮して酵素水飴あるいはマルトースシラップとして製品化する。

結晶マルトースの生産の場合は，上記のようにして製造されたハイマルトースシラップを原料として，カチオン交換樹脂カラムクロマトグラフィーによるクロマト分画，あるいは膜分画により，マルトース純度97％以上の高純度マルトースシラップを生産し，それを原料として結晶化法により結晶を析出させ，分蜜後，乾燥して結晶マルトースを生産する。以上の製造工程のフローを図2に示す。

以上のようにして製造したマルトース製品の種類を表1に示す。マルトース含量45～60％（w

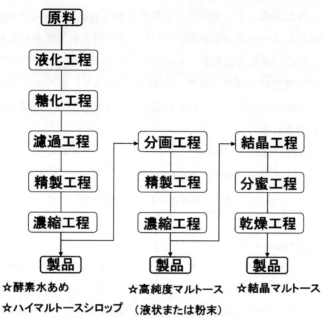

図2 マルトース製品の製造フロー

表1 各種マルトースの標準糖組成

	グルコース	マルトース	その他の糖（≧DP3）
酵素水飴	5～10	45～60	40～50
ハイマルトースシラップ	0～5	65～84	15～30
高純度マルトース			
食品用（粉末または液状）	0～5	85～95	3～10
医薬用（結晶品）	0	99％以上	1％以下

/w）の酵素水飴，65～84％のハイマルトースシラップ，85～95％の高純度マルトース，及び，純度99％以上の結晶マルトースがある。

　純度90％前後の高純度マルトースの場合，液状と粉末の二つの商品形態がある。粉末品は，高純度マルトース溶液を濃縮し，種となる結晶を入れて結晶化させ，さらにマセキット状態にした後，乾燥させ，その後，切削方式によって粉末化したものである。純度99％以上の結晶マルトースは，純度97％以上の高純度マルトース溶液を原料として，比較的高温で種結晶を添加した後，温度を徐々に低下させながら過飽和度を保ち，結晶を析出させる。その後，遠心分離機により分蜜して結晶を得た後，乾燥して結晶マルトースとして製品化する。

1.3　諸性質[3]

　マルトースには，還元性末端のグルコースのアノマー型の違いにより，α-アノマーとβ-アノマーがあることが知られており，結晶化条件を変更することにより，それぞれの結晶品を得る事

オリゴ糖の製法開発と食品への応用

ができる。一般に，冷却方式により過飽和度を保ちながら結晶化させるとβ型の結晶マルトース
が得られ，高温で結晶化させるとα型の結晶マルトースが得られる事が知られている。以下に，
マルトース製品の一般的な諸性質を示す。

①　マルトースの甘味度はショ糖（砂糖）の約40％であり，まろやかな甘味を呈し，味質に
　　優れる。それらの性質を利用して，食品の低甘味化を図ったり，味質のボディ感を付与する
　　場合に有効に利用される。
②　20℃における溶解度はα-無水結晶マルトースがもっとも高く，メタノールへの溶解度は
　　β-無水結晶がもっとも高い（表2）。

表2　結晶マルトースの溶解度

結晶マルトース	g/100ml 水（20℃）	％（w/w）
α-無水結晶マルトース	175	64
α（75%）-無水結晶マルトース	≧100	≧50
β-含水結晶マルトース	39	27
アモルファス無水結晶マルトース	≧160	≧62
（α-42%，β-58%）		

メタノールへの溶解度（20℃）；β-無水＞β-含水＞α，β-錯体＞α-無水

③　マルトースは二糖類であり，結晶マルトース水溶液の粘度はショ糖水溶液の粘度に近い。
　　ハイマルトースシラップの場合，マルトースの含量が低いものほど，シラップに含まれる高
　　分子糖の含量が相対的に増加するため，溶液の粘度は増大する。
④　結晶マルトースは，β-含水結晶マルトース，α-無水マルトース，及びα，β-錯体結晶マ
　　ルトースともに相対湿度85％以下では多少の吸湿性はあるが，比較的安定である。しかし，
　　他の糖質が混入すると吸湿性は増大する。

1.4　安全性[3]

　マルトースは麦芽水飴の主成分の糖（麦芽糖）であり，古来より日本人が甘味剤として日常的
に摂取してきた糖質である。咀嚼中に澱粉が唾液α-アミラーゼにより分解された時に生じる糖
質でもあり，極めて安全性の高い澱粉糖である。

1.5　用途[3]

　マルトースの用途を一覧表にして表3に示す。菓子類をはじめとした食品用途が増大している。
酵素や抗生物質の生産培地用途，マルチトール生産用途，さらに近年はマルトースシラップの糖
組成が麦芽水飴に似ていることから，発泡酒生産用の糖質，及び新ジャンルビール用途に大量利
用されるようになった。
　現在，日本国内においては，年間，水飴及び粉飴が約75万トン生産されているが，このうち
酵素糖化法によるものが約66万トン，酸糖化法によるものが約9万トン生産されている。酵素

第1章　マルトオリゴ糖

糖化法で生産される水飴のうち，マルトースシラップは46万トンとなっている。

表3　マルトースの用途

食品用	菓子類，食パン，菓子パン，ハードキャンディ，ジャム，各種飲料，ゼリー，クリーム，ママレード，アン，団子，魚肉練り製品，味醂，発泡酒，新ジャンルビールほか。
工業用	生産用培地（プロテアーゼ，抗生物質，ジフテリアワクチンほか）酵素安定剤（プロテアーゼ，β-ガラクトシダーゼほか）
医薬用	静脈注射用補糖液
誘導体原料	マルチトール・マルチュロース・マルトビオン酸生産用ほか。

2　マルトトリオース（G3）

2.1　概要

　1970年以降，澱粉またはアミロースに作用してマルトトリオース（G3），マルトテトラオース（G4），マルトペンタオース（G5），及びマルトヘキサオース（G6）を主成分として生産する新しいアミラーゼが相次いで見出された[1]。これら，一連のアミラーゼの中には，アミロースに対してエキソ型に作用して反応初期から特異的に特定のオリゴ糖を生成する酵素と，反応初期にはエンド型で作用し，反応後期になるにつれて規則的な加水分解へと移行しながら所定のオリゴ糖を顕著に蓄積する酵素がある。また，これらの中には，G3生成アミラーゼ，G4生成アミラーゼ及びG6生成アミラーゼなど，エキソ型の作用様式を示すにも関わらず，α-アノマーのオリゴ糖を生成する新しいアミラーゼが含まれることが明らかにされてきた。

　この一連の新しいアミラーゼは，アミロースを基質とした詳細な反応形式や生成物のアノマー解析により，エキソ-α-アミラーゼとして新しく分類することが提案された[4,5]。

　表4に，1970年以降発見されたマルトオリゴ糖生成アミラーゼとその主な生成物，並びにその微生物起源を示す[1]。

表4　各種マルトオリゴ糖生成アミラーゼ

アミラーゼ	生成物	酵素起源微生物
マルトトリオヒドロラーゼ	マルトトリオース	*Streptomyces griseus*
		Bacillus subtilis
		Microbacterium imperiale
マルトテトラオヒドロラーゼ	マルトテトラオース	*Pseudomonas stutzeri*
		Pseudomonas saccharophila
		Bacillus circulans
マルトペンタオース生成酵素	マルトペンタオース	*Bacillus licheniformis*
		Bacillus circulans
		Bacillus cereus
		Psudomonas sp.
マルトヘキサオヒドロラーゼ	マルトヘキサオース	*Klebsiella pneumoniae*
		Bacillus subtilis
		Bacillus circulans F2，G6

オリゴ糖の製法開発と食品への応用

1971 年，Robyt と Ackerman は，土壌中からスクリーニングした *Pseudomonas stutzeri* の培養液中に存在するアミラーゼが可溶性澱粉に作用させるとマルトテトラオースのみを生成することを見出した。このアミラーゼを精製し，作用機構を調べたところ，アミロースの非還元末端に作用してマルトテトラオースを生成することが明らかになり，本酵素はβ-アミラーゼ，グルコアミラーゼに続く三番目エキソアミラーゼである事を報告した[6]。

この Robyt らの研究がきっかけとなり，翌年の 1972 年，貝沼らは，*Aerobacter aerogenes* (*Klebsiella pneumoniae*) からマルトヘキサオースを特異的に生成するアミラーゼを見出した。その後，Saito によってマルトペンタオース生成アミラーゼ（1973 年），若生らによってマルトトリオース生成アミラーゼ（1978 年），高崎によってマルトヘキサオース（1982 年），Taniguchi らによってマルトヘキサオース生成アミラーゼ（1982 年），桶本らによってマルトペンタオース生成アミラーゼ（1984 年），吉儀らによってマルトペンタオース生成アミラーゼ（1984 年）など，相次いでマルトオリゴ糖生成アミラーゼの発見が報告された[1]（表 4 参照）。

これらのマルトオリゴ糖生成アミラーゼの中には，エンド型で作用するα-アミラーゼとして見出された酵素もあるが，アミロースに作用してエキソ型で作用する酵素があり，分類上不明な点があった。その後，詳細な作用形式や生成物のアノマー型の解析により，全てのオリゴ糖生成アミラーゼはα-アミラーゼに属することが明らかにされた[5]。

これらのアミラーゼで特徴的なことは，エンド型の反応様式を有するアミラーゼの場合，反応後期になるにつれて生成物特異性が高くなり，特定のオリゴ糖を顕著に蓄積することである。また，エキソ型の反応様式を示すアミラーゼの場合，反応初期には基質であるアミロースの非還元末端側からエキソワイズに作用し，特定のオリゴ糖を顕著に生成するが，反応後期になると，生成したオリゴ糖そのものに作用して分解反応が進む。こうして，マルトオリゴ糖生成アミラーゼを用いて特定のマルトオリゴ糖を得ようとしても高純度でオリゴ糖を得る事が困難になる。

以上のマルトオリゴ糖生成アミラーゼの中で，生成物特異性の高いアミラーゼ，すなわち反応後期においても比較的高純度でオリゴ糖が得られる酵素は，*Pusedomonas stutzeri* 起源のマルトテトラオース生成アミラーゼと *Microbacterium imperiale* 起源のマルトトリオース生成アミラーゼである。

現在，工業的に生産されるマルトトリオース以上のグルコース重合度を有するマルトオリゴ糖シラップとしては，マルトトリオースシラップ，マルトテトラオースシラップ，及びマルトヘキサオース＆マルトヘプタオース含有シラップの市場がもっとも大きな市場となっている。

2.2　製造方法[2]

原料とする澱粉は，マルトースと同様に，コーンスターチ，馬鈴薯澱粉，甘藷澱粉，タピオカ澱粉などいずれでも良いが，通常，安価で精製度の高いコーンスターチを用いる。

コーンスターチを 30〜35 %（w/w. %）の濃度に調製した後，水酸化カルシウム溶液で pH を 6.0 に調整する。その後，耐熱性α-アミラーゼを添加して，良く混合した後，ハイドロヒータ

第1章　マルトオリゴ糖

ーを用いて，105〜110℃で澱粉を液化する。さらに，100℃前後に保たれたホールディングタンクを用いて均一に液化する。その後，55〜60℃に冷却して糖化タンクに仕込むと同時に，マルトトリオース生成アミラーゼと枝切り酵素（プルラナーゼまたはイソアミラーゼ）を併用して約50時間，糖化反応を行う。

　マルトトリオース生成アミラーゼは，表1に示されるように，数種類の微生物が生産することが知られているが，工業的に利用されている酵素は，唯一 *Microbacterium imperiale* の酵素が生産する酵素であり，天野エンザイム㈱より市販されている。

　製品のマルトトリオース含量は，通常，50〜55％であるが，マルトトリオース生成アミラーゼとイソアミラーゼなどの枝切り酵素を十分量使用すると，60〜65％含量のマルトトリオースを含有する糖化液が得られる。

　市販品としては，表5に見られるように，日本食品化工㈱，昭和産業㈱，及びサンエイ糖化㈱等が製造・販売している。三菱化学フーズ㈱及び三和澱粉工業㈱が販売している商品「オリゴトース」は，ハイマルトースシラップを原料として，カチオン交換樹脂液体カラムクロマトグラフィーにより，高純度マルトースを生産する過程で副産物として生産されるものであり，およそ45％のマルトトリオース含量であり，酵素法で生産したマルトトリオースシラップに比較してマルトース含量が多いのが特徴である。

表5　市販品マルトトリオースシラップと製造・販売会社

商品名	製造会社（販売会社）
フジオリゴ＃360	日本食品化工㈱
オリゴトース	三菱化学フーズ㈱，三和澱粉工業㈱
オリゴMT50	昭和産業㈱
ピュアトース	サンエイ糖化工業㈱

　また，それらの一般的な規格を，表6に示す。粉末品は，噴霧乾燥法により製造された製品である。

表6　マルトトリオースシラップの規格

性状	液状	粉末
固形分	72％（w/w）以上	95％（w/w）以上
pH	4.0〜5.5	
灰分	0.05％以下	
着色度*	0.15以下	
濁度**	0.05以下	
包装形態，荷姿	25kg缶入り，ローリー，15kg紙袋	

* 　30%（w/w）水溶液，10cmセル，波長420-720nmの吸光度差
** 　30%（w/w）水溶液，10cmセル，波長720nmの吸光度

オリゴ糖の製法開発と食品への応用

2.3 諸性質[2, 7)]

マルトトリオースシラップの一般的な特性を，以下に示す。

① ショ糖に対して30〜35の相対甘味度を示す，味質もまろやかな甘味を呈する。

② 良好な消化性を示し，エネルギー値は通常の水あめと同じで，無水固形物当たり 3.86kcal/g（16.14kJ）である。

③ ブドウ糖やショ糖に比較して分子量が大きいため，同じ固形分濃度では凍結温度が高く，凍りやすく溶けにくい性質を有する。

④ マルトトリオースは水の分子を安定化するとともに，相対湿度が50 ％を超えると，マルトオリゴ糖の中ではマルトトリオースがもっとも高い吸湿性を示す。

⑤ 水の分子を安定化する特性を有し，かつ保水性が高いため，澱粉質食品の老化防止機能を有する。

⑥ 一定の糖濃度条件では，ブドウ糖，ショ糖，異性化液糖と比較して熱に安定であり，タンパク質やアミノ酸の存在下で加熱による着色が少ない。

⑦ マルトトリオース以上の重合度を有するオリゴ糖は難結晶性である。しかし，還元性末端を糖アルコールにするとマルトトリイトールのように結晶化するものもある。

2.4 安全性

マルトトリオースは古来よりヒトが摂取してきた麦芽糖や水あめ等の澱粉加水分解物に含まれており，安全性が極めて高い糖質ということがいえる。

2.5 用途[3)]

マルトトリオースシラップの用途を表7に示す。

表7　マルトトリオースシラップの用途

特性	利用分野
良好な消化・吸収性，低浸透圧	カロリー補給食，スポーツドリンク，療養食など。
味質の改善効果（低甘味化，こく味付け，ボディ感の付与など）	各種清涼飲料，焼酎，ウイスキー，タレ，ソース，ケチャップ，ドレッシング，ゼリー，餡，カスタードクリーム，バタークリーム，ジャムなど。
凍結温度の調節	冷菓，アイスクリーム，グレーズ剤，冷凍食品など。
艶出し効果と皮膜性	米菓，佃煮，煮豆，水産珍味，海苔加工など。
澱粉の老化防止，保湿性の付与	食パン，菓子パン，各種澱粉質食品，和洋菓子など。
粉末化基材	粉末飲料，粉末スープ，粉末調味料，コーヒーホワイトナー，粉末香料など。
タンパク質の変性防止	練り製品，冷凍保存食品，冷凍パン生地など。

第1章 マルトオリゴ糖

3 マルトテトラオース（G4）

3.1 概要

先に述べたように，RobytとAckermanは土壌中のオリゴ糖生産菌をスクリーニングしたところ，*Pseudomonas*属菌の生産するアミラーゼが澱粉に作用してマルトテトラオース（G4）を特異的に生成することを見出した。これが，マルトオリゴ糖生成アミラーゼ発見の端緒となり，その後，日本国内で新しいアミラーゼの発見が相次いだ[1]。

その後，マルトテトラオース生成アミラーゼは*Bacillus*属にも見出されているが，工業的に利用されているのは，*Pseudomonas*属由来のマルトテトラオース生成アミラーゼである。

マルトテトラオースの化学構造は，図3においてn＝2の場合の構造である。

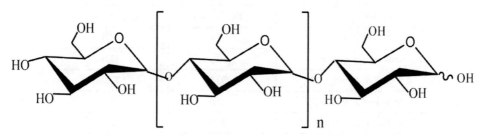

図3　マルトトリオース（G3）～マルトヘプタオース（G7）の化学構造
n＝1；マルトトリオース（G3），n＝2；マルトテトラオース（G4），
n＝3；マルトペンタオース（G5），n＝4；マルトヘキサオース（G6），
n＝5；マルトヘプタオース（G7）

3.2 製造方法

マルトテトラオース生成アミラーゼは*Pusedomonas stuzeri*を液体培養して得られる。本菌は土壌中からスクリーニングにより見出されたものであるが，オリジナルの菌は酵素の生産性が低く，工業的に使用するためには酵素の生産性を高める必要があった。そのため，微生物の化学的変異処理により酵素生産性の改良が進められた結果，酵素の生産性がおよそ100倍以上改良した変異体が得られた。微生物及び酵素の安全性に関し，様々な安全性試験が実施された結果，微生物の安全性を確認するとともに，本酵素については食品添加物として認可され，マルトテトラオース生産用酵素として利用されている。本酵素は菌対外酵素であり，本変異体を用いて液体培養後，ケイソウ土濾過，次いで膜濃縮して粗酵素液が得られる。マルトテトラオース含有シラップは，現在，㈱林原と日本食品化工㈱が，自家生産した酵素を用いて製造している[8,9]。

原料としての澱粉は，日本国内の馬鈴薯澱粉や甘藷澱粉，また，海外から輸入のコーンから生産されるコーンスターチ，タピオカから生産されるタピオカスターチなどいずれでも使用できるが，通常は高品質であり，安価なコーンスターチが用いられる。

まず，濃度30～35％（w/w）の澱粉乳液を調製した後，水酸化カルシウム溶液を用いて，pH6.0に調整する。次いで，マルトトリオースを生産する場合と同様に液化を進め，冷却したのち，

オリゴ糖の製法開発と食品への応用

マルトテトラオース生成アミラーゼとプルラナーゼやイソアミラーゼなどの枝切り酵素を添加して，50～55℃で約50時間糖化反応を行う。糖化反応中は，pHの変化と反応液中の糖組成を追跡する。糖化反応の終了は，マルトテトラオースの含量が，およそ50～55％に達した時点とする。高純度品は，糖化反応における仕込み濃度を通常より低くし，さらに枝切り酵素の添加量を増やす事によって製造されるが，生産性の減少と製造コストの上昇が解決するべき課題である。

　糖化反応が終了したら，マルトースシラップと同様にして，仕上げ濃縮した後，25kg詰め缶として出荷される。

　工業的な製品としては㈱林原と日本食品化工㈱が，マルトテトラオース含量約50％（w/w）含有および約70％（w/w）のシラップを製造販売している[8,9]。その糖組成を表8に示す。

表8　マルトテトラオースシラップの標準糖組成

糖質	通常品	高純度品
グルコース	1.0%（w/w）	2.0%（w/w）
マルトース	7.8	8.5
マルトトリオース	10.2	11.0
マルトテトラオース	50.5	72.0
マルトペンタオース	2.5	1.0
その他の糖（DP ≧ 6）	28.0	5.5

3.3　諸性質[1,9]

①　マルトテトラオースは，マルトースの2倍の重合度を有しており，ブドウ糖やマルトースなどと比較して，甘味度が低く，同じ濃度では低浸透圧であり，凍結温度が高い。

②　加熱による着色性もブドウ糖やマルトースに比較して低く，高分子のデキストリンと比較しても水やアルコール溶液への溶解性に優れ，水溶液に溶解した場合に，デキストリンの場合に見られるような白濁が生じない。いわば，ブドウ糖やマルトースなどの低分子糖とデキストリンなどの高分子糖の中間の性質を有する糖質でもある。

③　澱粉質食品の老化防止効果やハードキャンディのなき防止効果などが明らかにされている。

④　特異な性質としては，タンパク質の変性防止効果[10]（表9），及びヒト腸内環境の改善効果[11]（図4）などが明らかにされている。

表9　マルトオリゴ糖のタンパク質変性防止効果

糖質	E 値
ソルビトール	5.4（100）
マルチトール	6.2（115）
マルトトリオースシラップ（G3，50％）	9.2（170）
マルトテトラオースシラップ（G4，50％）	27.3（510）

E値：タンパク質の変性防止効果の指標で，値が高いほど変性防止効果が高い。
　　　コイ筋原中の Ca-ATPase 活性安定化の度合いを示している。

第1章　マルトオリゴ糖

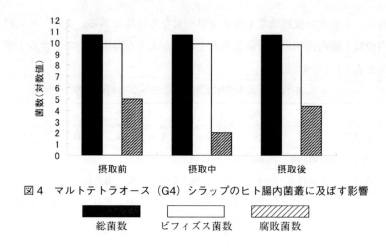

図4　マルトテトラオース（G4）シラップのヒト腸内菌叢に及ぼす影響
■ 総菌数　　□ ビフィズス菌数　　▨ 腐敗菌数

⑤　難結晶性であり，ショ糖の結晶析出防止効果がある。

表9は凍結乾燥中のタンパク質の変性防止効果を示す。凍結乾燥中の筋原線維タンパク質の変性に対する糖類の防止効果は糖のモル濃度に依存していることが明らかにされている。また，一般に糖分子中のOH基の数が多いほど変性防止効果は強い傾向にある。タンパク質の立体構造の安定化は水の構造によって大きな影響を受けることが知られており，糖分子のエクアトリアル水酸基（e-OH）の数が多いほど水の構造を安定化する作用が大きい事が知られている。凍結乾燥中のタンパク質変性防止効果もオリゴ糖の水の構造の安定化作用が起因しているものと推察される。

表9に示すように，糖アルコールであるソルビトールやマルチトールと比較して，マルトトリオースシラップやマルトテトラオースシラップはそれぞれ2倍から5倍のタンパク質変性防止効果があることが理解できる。

図4にマルトテトラオースシラップのヒト腸内フローラに及ぼす影響を示す。マルトテトラオースシラップ（G4；50%含有）の粉末品を一日30gずつ，ボランティア7名の男子に10日間投与したところ，糞便pH及び腸内フローラを構成する優勢菌のバランスや菌数に変化はなかったが，腸内腐敗菌である*Clostridium perfringens*の生育を特異的に抑制した結果が得られている。

3.4　安全性

マルトテトラオースはマルトースやマルトトリオースと同じように，古くから食してきた麦芽水飴の一成分であり，歴史的に長い間，食経験のある糖質であり，極めて安全性の高い澱粉糖である。

3.5　用途

マルトテトラオースの利用は，マルトトリオースの利用分野とほぼ類似しているが，マルトトリオースに比較して甘味度がやや低いこと，液状品および粉末品の吸湿性が低いこと，さらに溶

液の粘度が高く，より高い皮膜効果を有する事が異なる特性である。また，タンパク質変性防止効果が高い事やヒト腸内菌相の改善効果を有する事が大きな特徴である。マルトテトラオースシラップの用途を表10に示す[8,9]。

表10　マルトテトラオースシラップの利用分野

特性	利用分野
泣き防止	ハードキャンディ，キャラメル，チョコレートなど。
褐変・着色の防止	餡，クリーム類，ジャムなど。
艶出しと皮膜効果	米菓，佃煮，水産珍味，煮豆，海苔加工など。
コク味付け ボディ感の付与	各種飲料，焼酎，ウイスキー，タレ，ソース，醤油，ケチャップ，ジャム，ドレッシング，フラワーペースト，カスタードクリーム，ベビーフード，バタークリームなど。
凍結温度の調節	アイスクリーム，冷菓，冷凍食品，グレーズ剤など。
日持ち向上効果	畜産練り製品，和洋生菓子，食パンなど。
粉末化基剤	粉末飲料，粉末スープ，粉末調味料，粉末香料など。
生理機能特性	療養食，ベビーフード，経腸栄養剤など。

4　マルトペンタース（G5）〜マルトヘプタオース（G7）

4.1　概要

マルトペンタオース（G5），マルトヘキサオース（G6），及びマルトヘプタオース（G7）を生成するアミラーゼはいずれもα-アミラーゼの一種である[5]。

斉藤によって見出された *B. licheniformis* が生産する耐熱性のα-アミラーゼ，その後，吉儀ら，及び小林・桶本らによって報告されている G5 生成アミラーゼはいずれも澱粉またはアミロースに作用して反応初期には G5 を顕著に生成するが，反応後半になると G5 そのものが分解され，その結果，G5 がせいぜい40％程度しか蓄積しない。

マルトヘキサオース（G6）を特異的に生成するアミラーゼは，*Aerobacter aerogenes*（*K. pneumoniae*）が生産する細胞壁結合型の酵素として報告（1972年，貝沼ら）され，その後，中久喜らによって菌対外に生産する変異株が取得された。また，高崎，谷口，堀越らによって数種類の微生物が生産することが報告された[1]。これらの酵素は全て反応初期に所定のオリゴ糖を顕著に生成するが，反応後期には生成物そのものに作用して分解するため，G6 は G5 生成アミラーゼと同じように，35〜40％程度しか蓄積しない事が明らかにされている[12]。

また，マルトヘプタオース（G7）を特異的に生成する酵素は見出されておらず，環状オリゴ糖の分野で，ブドウ糖が7個つながったβ-シクロデキストリン（β-CD）を生成するシクロデキストリン合成酵素が知られているのみであった。従って高純度マルトヘプタオースの生産には，最初，β-CD を酸で分解し，調製する方法がとられていた。しかし，その方法ではコスト高にな

第1章　マルトオリゴ糖

るため，α-アミラーゼが有効に利用され，カチオン交換樹脂カラムクロマトグラフィーとの組み合わせで高純度マルトヘプタオースの製造が行われるようになった。

　可溶性澱粉に作用して，マルトヘキサオースやマルトヘプタオースを比較的多く生成するα-アミラーゼとしては，麦芽のα-アミラーゼが知られている[13]。ここでは，マルトペンタオース生成アミラーゼを用いたマルトペンタオース含有シラップ及びマルトヘキサオース&マルトヘプタオース含有シラップの製造方法について述べる。

4.2　製造方法

4.2.1　マルトペンタオースシラップの生産

　先に述べたマルトース〜マルトテトラオースシラップの製造方法と同じような工程で，用いる酵素としてバクテリア起源の酵素，例えば，*Bacillus licheniformis* 起源の対熱性α-アミラーゼなどを枝切り酵素との併用で糖化反応を行い，マルトペンタオースが約40%程度になったところで，反応を停止する。その後，通常の方法で精製・濃縮工程を経て，シラップとして缶詰される。荷姿は，通常のシラップ商品と同じである。マルトペンタオースシラップは，唯一㈱林原より，「ペントラップ」という商品名で販売されている。

　本商品の標準糖組成は，グルコース 6.7%，マルトース 12.4%，マルトトリオース 21.4%，マルトテトラオース 7.3%，マルトペンタオース 38.8%，その他 13.4%となっている[8]。

4.2.2　マルトヘキサオース&マルトヘプタオースの生産

　マルトヘキサオース（G6）及びマルトヘプタオース（G7）を主成分として含有するシラップの生産は，麦芽起源のα-アミラーゼを有効に利用して工業的に生産されている。すなわち，コーンスターチを通常の方法で液化処理した後，麦芽起源のα-アミラーゼと枝切り酵素を併用して作用させ，G6 及び G7 の生成量がおよそ 40%に達したところで糖化反応を停止させ，その後，通常の方法で精製・濃縮し，シラップとして製品化される。

　本商品は，唯一日本食品化工㈱が製造しており，「フジオリゴ G67」という商品名で販売されている。その標準糖組成は，グルコース 4.4%，マルトース 13.4%，マルトトリオース 7.9%，マルトテトラオース 7.6%，マルトペンタオース 7.6%，マルトヘキサオースとマルトヘプタオースの合計含量 40.0%，その他 19.1%となっている[2]。

4.3　諸性質

　マルトペンタオース，及びマルトヘキサオースとマルトヘプタオースを主成分とするシラップは，いずれもショ糖の甘味度の4分の1から，5分の1の低甘味を示し，保湿性に優れ，加熱に対して低着色性を示し，かつ澱粉の老化防止作用や凍結温度の調節作用があることが明らかにされている。また，比較的溶液の粘度が高く，結晶析出がないこと，及び皮膜効果を有している。さらに，グルコースなどの低分子糖に比較して浸透圧が低く，消化吸収性に優れる。以上の諸性質は，マルトペンタオースシラップ，及びマルトヘキサオースとマルトヘプタオースを主成分と

オリゴ糖の製法開発と食品への応用

するシラップに共通の性質である。両者の特性の違いは，粘度や甘味度に多少の差が見られる程度であり，食品に利用する場合には，それぞれ加工適性が評価されて利用される事になる[6,7]。

4.4 安全性

マルトペンタオースシラップ，及びマルトヘキサオース＆マルトヘプタオース含有シラップはいずれも古来よりヒトが摂取してきた麦芽水飴や酵素水飴の中の一成分であり，安全性の極めて高い糖質である。

4.5 用途[2]

4.5.1 食品用途

マルトペンタオース（G5）及びマルトヘキサオース（G6）＆マルトヘプタオース（G7）を主成分とするシラップの用途はマルトトリオース（G3）やマルトテトラオース（G4）を主成分とするシラップの利用分野と同じ分野で利用されるが，マルトトリオースシラップやマルトテトラオースシラップとの違いは，甘味度や溶液の粘度，さらに水分の吸・放出特性にあり，それぞれの特徴を生かした利用も多い。一般的な利用分野を表11に示す。より低甘味化や増粘効果を図ったり，低浸透圧が要求される食品に利用される。また，吸湿性の低い粉末化基材としても有効に利用される。

表11　G5，G6及びG7の利用分野

用途	利用分野
低甘味・低浸透圧	各種餡類，ジャム，ゼリー，カロリー補給剤
粉末化基材	粉末飲料，粉末スープ，粉末調味料
澱粉老化防止	団子，おはぎ，冷凍和菓子，柏餅
増粘効果，ボディ感の付与，艶出し	タレ，ソース，ケチャップ，ドレッシング
タンパク質変性防止	冷凍パン生地，乾燥食品など。
日持ち効果	和洋菓子，食パンなど。
皮膜効果，艶出し	米菓，水産珍味，佃煮，海苔加工品
凍結温度の調節	アイスクリーム，シャーベット，グレーズ剤
泣き防止効果	ハードキャンディ，キャラメル
臨床診断薬	血清α-アミラーゼ測定用基質

4.5.2 診断薬分野[14,15]

臨床診断薬の分野では，当初，血清中のα-アミラーゼ測定用基質として可溶性澱粉や色素を結合したブルースターチが利用されていたが，マルトオリゴ糖の調製が安価に高品質で製造可能になり，マルトヘプタオースやマルトペンタオースが使用されるようになった[12]。

最近では，より微量で，かつ迅速に自動分析装置で測定できるようにマルトペンタオースの誘

24

第1章　マルトオリゴ糖

導体である，*p*-パラニトロフェニル-α-マルトペンタオシド（PNPG5），PNPG5の非還元性末端
グルコースにベンジル基を付与した*p*-ニトロフェニル-ベンジル-α-マルトペンタオシド（BG5P），
また，同じようにガラクトースを付与した*p*-ニトロフェニル-β-ガラクトシル-α-マルトペンタ
オシド（LG5P）などが自動分析用基質として利用されるようになった。

　図5にメタノール有機溶媒中での*p*-ニトロフェニル-β-ガラクトシル-α-マルトペンタオシド
の合成方法を示す。まず，基質であるマルトペンタオース（G5）を溶解した15mM酢酸緩衝液
（pH6.0）とメタノールを等量混合した溶液中でマルトテトラオース生成アミラーゼを反応させる
と，G5にマルトテトラオース生成アミラーゼが作用して生成したマルトテトラオースが*p*-ニト
ロフェニルグルコシド（G-PNP）に転移してG5-PNPが生成する。次いで，50mM緩衝液
（pH7.0）中でG5-PNPとラクトース（Gal-G）を基質としてβ-ガラクトシダーゼを作用させると
GalがG5-PNPに転移してGal-G5-PNPが効率的に得られる。

　一般に，血清中のアミラーゼにはすい臓由来と唾液由来のアミラーゼが混入している。すい臓
疾患により，すい臓由来のα-アミラーゼ活性が高まる事が知られている。そのため，血清中のα
-アミラーゼ活性がすい臓に由来するのか，または唾液に由来するのかの確認が必要である。幸
いにして，両アミラーゼのマルトオリゴ糖誘導体への作用機構が異なり，その差を基に混入の割
合を算出する事が出来る。LG5Pはその分別定量用基質としても利用されている[13]。

G-G-G-G-G + 酵素　⇄　G-G-G-G-酵素 ＋G
G4生成アミラーゼ

G-G-G-G-酵素＋G-PNP　⇄　G-G-G-G-G-PNP＋酵素
G4生成アミラーゼ

G-G-G-G-G-PNP +Gal-G　⇄　Gal-G-G-G-G-G-PNP + G
β-ガラクトシダーゼ

図5　*p*-ニトロフェニル-β-ガラクトシル-α-マルトペンタオシドの酵素合成
G：グルコース，G-PNP：*p*-ニトロフェニル-α-グルコシド，
Gal-G：ラクトース，LG5P：Gal-G-G-G-G-G-PNP

文　　献

1) アミラーゼ―生物工学へのアプローチ―，中村道徳監修，大西正健，坂野好幸，谷口肇編，
pp. 99-131, 学会出版センター（1986）

2) 中久喜輝夫，第1章　オリゴ糖類総論，良くわかる食品新素材，早川幸男・小林昭一監修，
㈳菓子・食品新素材技術センター食品新素材事業部幹事会編集，pp. 11-21, ㈱食品化学新
聞社（2010）

3) 中久喜輝夫，4.5 マルトース，澱粉科学の事典，不破英次，小巻利章，檜作進，貝沼圭二編集，pp. 455-459，㈱朝倉書店（2003）

4) Y. Sakano, Y. Kashiwagi and T. Kobayashi: Purification and properties of an exo-α-amylase from *Pseudomonas stutzeri. Agric. Biol. Chem.*, **46**, 25-34（1968）

5) T. Nakakuki: Studies on the Development of Starch-Related Functional Oligosaccharides, *J. Appl. Glycosci.*, **49**, 35-44（2002）

6) J. F. Robyt and R. J. Ackerman：Isolation, Purification and Characterization of a Maltotetraose-Producing Amylase from *Pseudomonas stutzeri. Arch. Biochem. Biophys.*, **145**, 105-114（1971）

7) K. Katsuta, Akiko Nishimura and M. Miura: Effects of saccharides on stabilities of rice starch gels. 2, *Oligosaccharides.*, **6**, 399-408（1992）

8) ㈱林原商事，糖質ガイド

9) 日本食品化工㈱パンフレット，「日食フジオリゴ」

10) 松本行司，中野俊作，中久喜輝夫：オリゴ糖による凍結乾燥中の筋原線維タンパク質の変性防止効果，澱粉科学，**40**，29-33（1993）

11) 菅原正義，竹内政保，中久喜輝夫，光岡知足：マルトテトラオース（G4）含有シラップのヒト腸内フローラに及ぼす影響，日本栄養・食糧学会誌，**42**,123-127（1989）

12) 中久喜輝夫，II-8　G_3，G_4，G_5，G_6 生成アミラーゼ，澱粉・関連糖質酵素実験法，中村道徳・貝沼圭二編，pp. 174-204，学会出版センター（1989）

13) 金谷憲一，安部邦子，千葉誠哉，下村得治：マルトオリゴ糖（おもに G_6，G_7，G_8）の調製および分離，澱粉科学，**24**，42-44（1977）

14) S. Satomura, Y. Sakata, K. Omichi and T. Ikenaka: α-Amylase assay with use of a benzyl derivative of *p*-nitrophenyl α-maltopentaoside, BG5P, *Clin. Chim. Acta.*, **174**, 315-324（1988）

15) 特許第 3055931 号

第2章　イソマルトオリゴ糖

中西泰介*

1　はじめに

　澱粉を原料として酸や酵素で部分的に加水分解していくと，グルコースがつながった種々の分解物が生じてくる。この内，グルコースがα-1,4-グルコシド結合のみでつながったオリゴ糖をマルトオリゴ糖（直鎖オリゴ糖）と呼んでいる[1]。これに対しイソマルトオリゴ糖（分岐オリゴ糖）[2]は，α-1,4-結合以外の構造，即ちα-1,2-結合，α-1,3-結合，α-1,6-結合という別の結合様式を1箇所以上含む糖質となっている。

　α-1,6-結合のみからなる糖としては，イソマルトース，イソマルトトリオース，イソマルトテトラオースなどがあり，α-1,6-結合とα-1,4-結合をもつものにはパノース，α-1,3-結合をもつものにはニゲロース，α-1,2-結合をもつものにはコージビオースなどがある。このようなオリゴ糖は日常飲食されている清酒，みりん，味噌などの伝統的発酵食品中に存在しており，単に甘味を有するだけではなく，うま味やこく味の形成に寄与することが知られている。

　上記のオリゴ糖を主成分とする商品は澱粉から酵素転移反応を用いて工業的に生産されており，その商品や構成糖の一般的な呼称として便宜的に「イソマルトオリゴ糖」もしくは「分岐オリゴ糖」が使われている。

　本稿では，実際に食品あるいは食品素材として市販されているイソマルトオリゴ糖に言及するので，α-1,4-結合以外の結合を構造内に含むオリゴ糖の総称として，「イソマルトオリゴ糖」を用いることとする。

2　製造方法と製品組成

2.1　製法

　イソマルトオリゴ糖は工業的には澱粉を原料として酵素を用いて製造されている。製造方法としては，澱粉を液化酵素（α-アミラーゼ）により部分的に加水分解（液化）した後，β-アミラーゼとα-グルコシダーゼの2種の酵素を作用させる（糖化）。β-アミラーゼは澱粉からマルトースを生成し，このマルトースにα-グルコシダーゼが作用して転移反応を起こしイソマルトオリゴ糖を生成する。イソマルトオリゴ糖製品には，糖化が終了した後，ろ過，活性炭による脱色，イオン交換樹脂による脱塩，濃縮などの工程を経て製品化するものと，さらにカラムクロマトに

　＊　Taisuke Nakanishi　昭和産業㈱　生産技術部　糖質技術部長

より分画し，脱塩，濃縮を経て製品化されるものがある。

2.2　製品の糖組成

　イソマルトオリゴ糖製品は，製造時の酵素反応条件やクロマト分画により，製品中のオリゴ糖組成を変えることができる。現在当社で製造販売しているイソマルトオリゴ糖製品には，「イソマルト500」，「イソマルト900」，「マルミノース」などがあり，各々の糖組成例を表1に示す。また，イソマルトオリゴ糖製品の主成分の構造式を図1に示す。尚，分析方法については様々な方法があるが，イソマルトオリゴ糖標準物質を検量線に用いてポリマー型のアミノカラムでイソマルトオリゴ糖を定量する方法[3]等がある。

3　製品特性と組成

3.1　甘味特性[4]

　イソマルトオリゴ糖製品において，ショ糖の甘味度を100％とした相対甘味度は「イソマルト500」が約50％，「イソマルト900」が約40％，「マルミノース」が約25％となる。味質は「まろやかな甘味を有し」「こく」がある。

表1　イソマルトオリゴ糖製品の糖組成例

重合度	糖名	糖組成（重量％）		
		イソマルト500	イソマルト900	マルミノース
1	グルコース	38.2	2.2	1.4
2	マルトース	4.8	7.4	22.2
	イソマルトース	17.3	27.8	3.4
	その他	8.0	9.4	4.0
3	マルトトリオース	1.5	2.1	5.7
	パノース	8.3	11.7	27.4
	イソマルトトリオース	5.1	9.6	0.1
	その他	2.2	5.4	11.0
4	分岐オリゴ糖	9.3	15.7	15.5
5以上	分岐オリゴ糖	5.3	8.7	9.3
合計		100.0	100.0	100.0
イソマルトオリゴ糖（固形分あたり）		55.5	88.3	70.7

下線部はイソマルトオリゴ糖成分

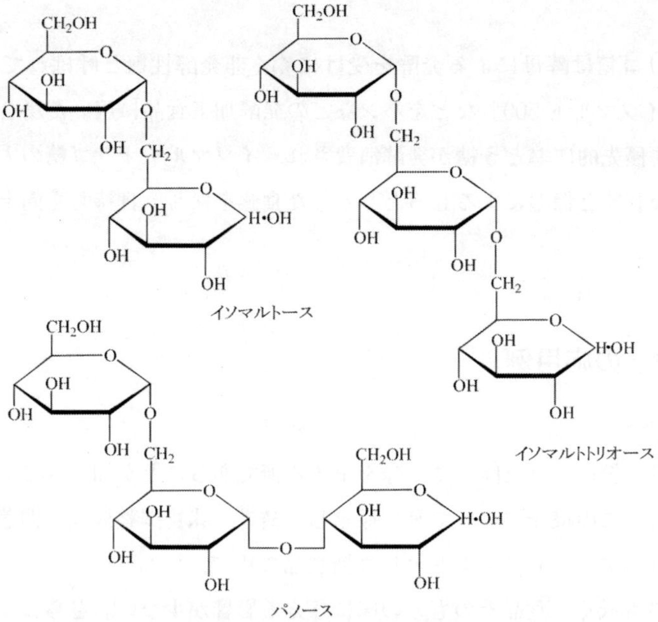

第2章　イソマルトオリゴ糖

イソマルトース

イソマルトトリオース

パノース

図1　イソマルトオリゴ糖の構造式

3.2　保湿性[4]

　菓子などの食品の水分保持は，製品の品質や保存性の優劣を左右する重要な要素となっている。特に，和洋菓子，ベーカリー製品，練り餡などの中間水分食品（水分20～40％）では，水分保持は製品の品質維持に極めて重要である。「イソマルト500」は，ショ糖やマルトースと比較して優れた水分保持力を有している。

3.3　耐熱性，耐酸性[4]

　最も一般的な甘味料であるショ糖は高温や酸性下での食品加工条件では安定性に問題があるのに対し，α-グルコシド結合で構成されているイソマルトオリゴ糖は耐熱性，耐酸性に優れている。例えばショ糖は180℃では約50％が，またpH 3以下では120℃，15分程度で完全に加水分解されるのに対し，イソマルトオリゴ糖は180℃加熱でも分解されず，またpH 3，120℃，15分の加熱処理でも分解は認められない。

3.4　メイラード反応[4]

　イソマルトオリゴ糖は還元糖であることから，タンパク質やアミノ酸とともに加熱すると，メイラード反応により着色（褐変）しやすい。酸性側では着色の程度は小さいが，pHが高くなるに従い着色の度合いは非還元糖であるショ糖と比較して大きくなる。着色しやすい性質は食品加工特性としては欠点でもあるが，食品に好ましい焼色をつける目的として利用することもできる。

3.5 発酵性[4]

イソマルトオリゴ糖は酵母による発酵を受けにくく非発酵性糖と呼ばれている。ぶどう糖を50%程度含む「イソマルト500」などをパンなどの発酵加工食品に用いた場合，酵母に資化されにくいため，まず優先的にぶどう糖が発酵消費され，イソマルトオリゴ糖の大部分が残ることにより，まろやかな甘味と保湿によるしっとりとした食感を保ち，日持ちを向上させることができる。

4 食品用途への応用例

4.1 味質調整機能[5]

イソマルトオリゴ糖は，うま味やこく味を呈する糖であることが知られており，広く加工食品に利用されている。この機能について長年探求した結果，味質調整機能が顕著に強い「マルミノース」の開発に至った[6]。イソマルトオリゴ糖製品の中で，「マルミノース」はショ糖に対する甘味度が1/4と最も低く，食品そのものの味に与える影響が少ない。さらに，豆乳，黒酢飲料，ペプチド飲料などの特有な青臭みや刺激的な風味を有する食品に添加することで，味を調整し，飲みやすくすることが可能となる。また，高甘味度甘味料との相性も良く，味質の調整も可能となる。図2に「マルミノース」添加豆乳の揮発成分をGC-MSで分析した例を示す。ショ糖との比較より，脂質カルボニル化合物の揮発性を抑制していることが示されている。また，図3に「マルミノース」添加黒酢飲料の揮発酢酸量をGCで分析した例を示す。酢酸の揮発量が低下しており，このような作用が味質調整に関与していることが分かってきた。

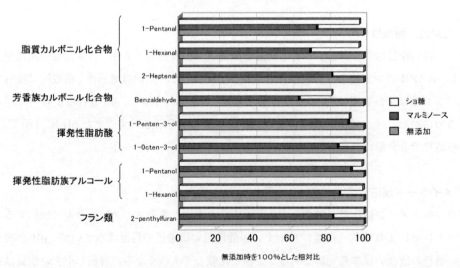

図2 イソマルトオリゴ糖添加豆乳のGC-MS分析例
市販豆乳に対してイソマルトオリゴ糖（マルミノース）を5%添加したサンプルを調製し，ヘッドスペースGC-MSにより分析した。

第2章 イソマルトオリゴ糖

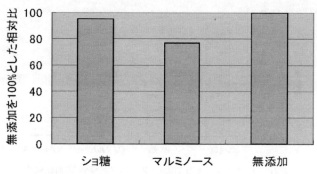

図3 イソマルトオリゴ糖添加黒酢飲料のGC分析例
市販黒酢飲料に対してイソマルトオリゴ糖（マルミノース）を5%添加したサンプルを調製し，ヘッドスペースGCにより酢酸量を分析した。

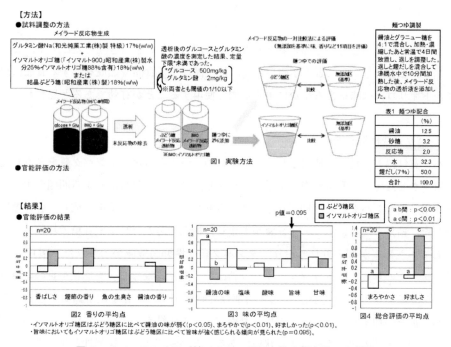

図4 イソマルトオリゴ糖メイラード反応物の麺つゆへの効果

　前述したようにイソマルトオリゴ糖の構造と味質調整機能との関与が考えられる一方で，イソマルトオリゴ糖のメイラード反応物による味質調整機能も研究されている[7]。麺つゆを用いて試験したところ，イソマルトオリゴ糖のメイラード反応物は，グルコースに比べ，図4に示したように，全体の味のバランスを整え，熟成させたような味に近づける効果がある事も示唆された。更に，旨味も強く感じられる傾向があり，これらの点が評価の高さに寄与していると考えられた。イソマルトオリゴ糖のメイラード反応物は，無添加，および，ぶどう糖のメイラード反応物より酢酸等の酸類の揮発を抑えており，香ばしい匂いに寄与していると考えられるピラジン類やフラン化合物の揮発は抑えていないこともわかった。すなわち，イソマルトオリゴ糖のメイラード反

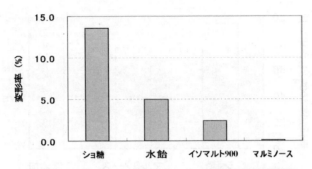

図5 イソマルトオリゴ糖のタンパク質変性抑制試験例
各糖質18％を含むタンパクゲルを調製した後，−30℃にて1日間冷凍。冷凍前と解凍後のゲル直径の差異より変形率を求め，タンパク質変性率とした。

$$変形率 = \frac{(冷凍後の直径 - 冷凍前の直径)}{冷凍後の直径} \times 100$$

応物は，酸類の刺激的な匂いを抑えるとともに，香ばしい匂いを引き立てたことで，まろやかさやおいしさに影響を与えたことが示唆された。加熱調理する食品や熟成を要する食品において，イソマルトオリゴ糖は味をまろやかにする目的で使用することが有効であると思われる。

4.2 タンパク質変性抑制機能[5]

タンパク質は幅広く食品に使用されている素材の一つであるが，タンパク質を含有した食品を冷凍・解凍させた場合，形状が崩れやすくなったり，スポンジ化したりする問題が生じる。全卵と牛乳を用いたタンパク質変性抑制効果を調べるためにモデル試験系を作成し，各種糖質の効果を試験した。結果を図5に示す。イソマルトオリゴ糖添加区のゲルはショ糖添加区や水飴添加区と比較して，変形率が抑えられており，タンパク質変性抑制機能が示された。図6（a）に示す自然解凍後ゲルの写真からイソマルトオリゴ糖はショ糖と比較してゲル形状を良好に維持していることが分かる。また，図6（b）に示す冷凍保存時のゲルの走査型電子顕微鏡写真からイソマルトオリゴ糖を添加することによって均一で緻密なゲル組織が形成されていることが確認された。一方，ショ糖添加区のゲル組織は粗な状態であることが確認され，保形性と組織構造との相関が示唆された。

以上をまとめると，イソマルトオリゴ糖のタンパク質変性抑制によりゲル組織が緻密となり，その結果，ゲル保形性を維持すると考えられた。イソマルトオリゴ糖の各種冷凍食品への用途が期待される。

4.3 煮崩れ低減機能[5]

イソマルトオリゴ糖成分の煮崩れ低減機能を評価するため，モデル試験系を作成し，各種糖質の効果を確認した。結果を図7（a）に示す。糖質の添加により溶出量の減少がみられた。マルトオリゴ糖の2糖類から5糖類では差は認められなかった。3糖類で比較すると，イソマルトオ

第2章 イソマルトオリゴ糖

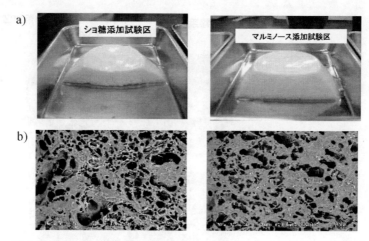

図6 イソマルトオリゴ糖（マルミノース）のタンパク質変性抑制試験例
a)：自然解凍後のゲル外観を示した。
b)：−30℃にて保存したタンパク質ゲルより3mm角の小片を調製し，走査型電子顕微鏡で観察した。

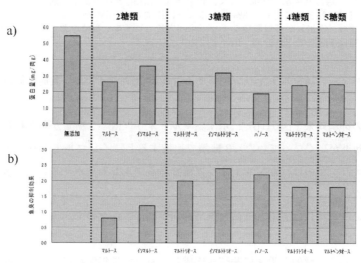

図7 サバ肉を用いたモデル試験

サバ肉片0.5gに対して，糖質を0.06g，食塩0.02g添加し，全量を1.23gとなるように水で調整した。
沸騰層中に5分間浸漬して，試験サンプルを調整した。
a) 浸漬後，煮崩れた肉片を回収し，そのタンパク質濃度をローリー法により測定し，15点の平均値を算出した。
b) 缶詰の魚臭の強さを専門パネラー5名にて評価した。
　　評価サンプル15点を混合し，無添加との比較により魚臭の強度を下記の基準で評価して平均値を算出した。
　　同じ（0点），僅かに少ない（1点），やや少ない（2点），少ない（3点）

オリゴ糖の製法開発と食品への応用

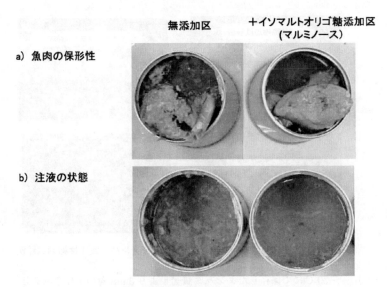

図8　サバ水煮缶詰試験—サンプルの形態
缶詰の調製は工業的な手法に倣って作成した。頭部，尾，内臓を除去したサバを4℃の10%の食塩水に10min浸漬した。浸漬後，6号缶の大きさ（直径74mm＊高さ59mm）に入る大きさに切断し，168±5gの重量で肉詰めした。0.4%食塩水を注液として，内容重量が215gとなるように調製した。糖質は内容総量に対して2%となるように添加した。5Mバキュームシーマで巻締，洗缶後，蒸気殺菌シャワー冷却方式でレトルト殺菌をおこなった。殺菌は113℃で120分間，Fo＝13.2とした。

リゴ糖であるパノースはマルトオリゴ糖であるマルトトリオースより煮崩れ低減効果が高いと考えられた。

また，魚臭の抑制効果を図7（b）に示す。マルトオリゴ糖の2糖類から5糖類の比較において，3糖類が最も効果が高くなっていた。3糖類で比較すると，イソマルトトリオースやパノース等のイソマルトオリゴ糖のほうがマルトオリゴ糖であるマルトトリオースよりも魚臭抑制効果は高いと考えられた。

イソマルトオリゴ糖には煮崩れ低減と魚臭抑制が期待されたので，魚缶詰への応用試験を実施した。

サバ水煮の缶詰を工業的な手法に基づき作成し，室温で半年保存後のサンプルの形態を観察した。図8に示すようにイソマルトオリゴ糖を添加することで魚肉の煮崩れを低減できることがわかった。また，糖添加により浸漬液の油浮きや魚臭も減少していることが観察された。イソマルトオリゴ糖の添加により，煮崩れが低減され魚組織からのタンパク質や油溶出を抑え，その結果，加熱劣化臭も少なくなり，魚臭低減につながったものと考えられた。

煮物は加熱条件や原料の品質により煮崩れの差異が生じてしまい，一定品質の惣菜を作る際には操作が煩雑となる。イソマルトオリゴ糖添加は肉じゃがなどの煮物類惣菜においても煮崩れや肉の縮みを抑制し，惣菜の歩留りや見た目を向上できた。

第2章　イソマルトオリゴ糖

5　安全性[8, 9]

　イソマルトオリゴ糖は，清酒，味噌，醤油などの発酵食品や蜂蜜などに微量含まれており，従来からの食経験が十分にある安全な糖質と考えられる。イソマルトオリゴ糖の急性毒性試験における LD_{50}（半数致死量）は44g/体重 kg 以上で，ショ糖の LD50 は 29.8g/kg あるいはマルトースの LD_{50} は 26.7g/kg 以上と比較しても極めて安全性の高い糖質であることが示されている。変異原性試験，ラットを用いた慢性毒性試験（イソマルトオリゴ糖摂取量 2.7〜5.0g/kg 体重/日，12ヵ月）でも，異常値や毒性は全く認められなかった。また，イソマルトオリゴ糖の最大無作用量は体重kg当たり 1.5 g 以上で，糖アルコールや難消化性オリゴ糖の 0.1〜0.4g に比べて下痢を起こしにくいことより，安全性が高く安心して使用できる糖質と言える。

6　おわりに

　本章ではイソマルトオリゴ糖の食品用途への応用例について説明した。このような機能を利用した食品開発にご活用いただければ幸いである。また，「イソマルト 900」を用いて免疫関連動物試験を実施したところ，腸間免疫改善効果，内因性感染抑制効果，アレルギー改善効果も示されている[10]。これら機能のメカニズムもさらに明らかにし，健康で豊かな食生活に寄与できる食品素材を提供していきたいと考えている。

文　　献

1)　Nakakuki, T：Maltooligosaccharides, OLIGOSACCHARIDES, *Gordon and Breach Science Publishers* 1-24（1993）
2)　Yatake, T：Anomalously Linked Oligosaccharides, OLIGOSACCHARIDES, *Gordon and Breach Science Publishers*, 79-89（1993）
3)　Nakanishi, T *et al*：An improved method for the quntitatives analysis of commercial isomalto-oligosaccharides products using the calibration curve of standard reagents, *J Appl Glycosci*, 53, 215-222（2006）
4)　㈳菓子総合技術センター：菓子用素材の適性利用技術シリーズ，No. 7 「分岐オリゴ糖」22-32（1987）
5)　中西泰介：イソマルトオリゴ糖の物性改善機能と生理機能について，食品工業，7. 30 号，47-56（2006）
6)　中西泰介ら：日本缶詰協会第 53 回技術大会（2004）
7)　山田浩平ら：日本官能評価学会 2010 年大会（2010）
8)　Kohmoto, T *et al*：Effect of Isomalto-oligosaccharides on Human Fecal Flora,

Bifidobacteria Microflora, **7**, 61-69（1988）

9) Kohmoto, T *et al*：Dose-response Test of Isomaltooligosaccharides for Increasing Fecal Bifidobacteria, *Agric. Biol. Chem.*, **85**, 2157-5159（1991）

10) Mizubuchi, H *et al*：Isomalto-oligosaccharides polarize Th1-like responses in intestinal and systemic immunity in mice. *J Nutr*, **135**, 2857-2861（2005）

第3章　シクロデキストリン

1　α-シクロデキストリン

三國克彦*

1.1　はじめに

　シクロデキストリン（CD）は，グルコースがα-1,4グルコシド結合によって環状に繋がったオリゴ糖である。2級水酸基側が1級水酸基側よりやや環系が大きくなっており，その構造はバケツの底を抜いたような形状である。グルコース単位6個からなるものはα-CD（分子量972.85）と呼び（図1），7個からなるものはβ-CD（分子量1135.00），8個からなるものはγ-CD（分子量1297.14）とそれぞれ呼ばれている。CDの環の内側は疎水性を示し外側は親水性を示すために，CDは疎水性の化合物を空洞に取り込む大きな特徴を持っている。CDがある化合物（ゲスト分子）を空洞内に取り込む現象を「包接」と呼んでいる（図2）。α-CD，β-CDおよびγ-CDの空洞内径はそれぞれ0.45～0.6nm，0.6～0.8nmおよび0.8～0.95nmであり，これら空洞内に包接される化合物や官能基は異なる。包接される代表的な化合物や官能基として，α-CDにはアルキル基，β-CDにはベンゼン，γ-CDにはナフタレンが包接されることが知られている。CDは水に溶解し，25℃でのα-CD，β-CDおよびγ-CDの水への溶解度は，それぞれ14.5g/100mL，1.8g/100mL，23.2g/100mLである。ある特定の化合物を認識する分子が，水に溶解するのは非常にまれである。水中での包接は平衡状態にあるのが一般的で，会合（包接）と解離が起こる（図2）。複合体沈澱形成する場合，平衡が傾き複合体沈澱形成に向かう。これらの現象は，ゲスト分子とCDとの組み合わせによって異なる。またCDは，直鎖のデキストリンと比較して，

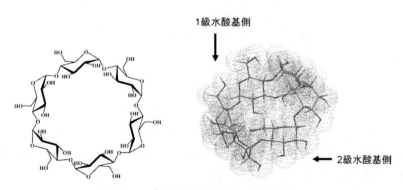

図1　α-CDの化学構造式と分子モデル
向かって左側：コンフォメーション化学構造式，右側：スティックモデルとファンデルワールスドット

---

*　Katsuhiko Mikuni　塩水港精糖㈱　糖質研究所　所長

オリゴ糖の製法開発と食品への応用

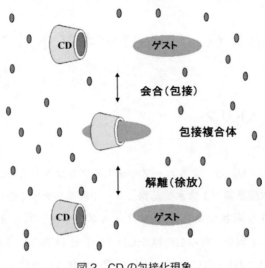

図2　CDの包接化現象

表1　食品および食品成分とCD機能との関係

揮発性物質の不揮発化	ワサビ，メントール，テルペン類など香料，香辛料，精油
不安定物質の安定化	CoQ10，ビタミン類，不飽和脂肪酸，リコピン，ルチン，ローヤルゼリー，グルタチオン，アントシアニン，クロセチン，フェルラ酸
マスキング	ニンニク，ガーリック，トリメチルアミン，短鎖脂肪酸，茶類，イソフラボン，コタラヒムエキス，ギムネマ酸，ウコン（クルクミン），朝鮮ニンジン，霊芝，ニガウリ，クチナシエキス，ソーヤサポニン
難溶性・不溶性物質の可溶化および乳化	ナリンジン，ヘスペリジン，ルチン，ナリンゲニンカルコン，ラズベリーケトン，トコフェロール，カテキン，イソフラボン，卵白
吸湿性・潮解性の改善	茶エキス，柑橘類エキス，プロポリス，l-カルニチン，調味料
バイオアベイラビリティの向上	CoQ10，α-リポ酸
液体や気体の粉末化	エタノール，二酸化炭素，エチレン

熱安定性が高く熱分解や熱による着色を起こしにくい特徴がある。

　この性質を利用して，CDは揮発性物質の不揮発化，不安定物質の安定化，マスキング，難溶性・不溶性物質の可溶化および乳化，吸湿性・潮解性の改善，バイオアベイラビリティの向上，液体や気体の粉末化などに利用されている（表1）。

1.2　製造方法

　CDは澱粉に酵素（シクロデキストリングルコシルトランスフェラーゼ，CGTase）を作用させて得られるが，使用する酵素によってα-CD，β-CDおよびγ-CDの生成比率が異なる。目的

表2 各種CGTaseによるα-，β-およびγ-CDの生成比率

CGTaseの起源	α-CD	:	β-CD	:	γ-CD
B. macerans	5.7	:	1.0	:	0.4
B. megaterium	1.0	:	6.3	:	1.3
B. circulans	1.0	:	6.4	:	1.4
B. stearothermophilus	1.7	:	1.0	:	0.3
Bacillus sp. Al6	0	:	1.0	:	2.7
B. ohbensis	0	:	5.0	:	1.0
B. firmus 290-3		γ-CD > β-CD			
Brevibacterium sp.	0	:	6.5	:	16
B. autolyticus	2.0	:	6.0	:	1.0
B. coagulans	1.0	:	0.9	:	0.3

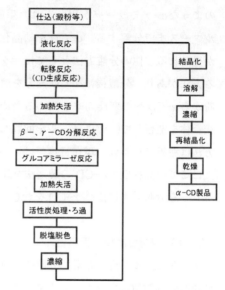

図3 α-CDの製造工程

とするCDを生産するために，微生物起源の異なる酵素が使い分けられている。代表的なCGTaseのα-CD，β-CDおよびγ-CDの生成比率を表2に示した。*Bacillus macerans*（*B. macerans*），*Bacillus stearothermophilus*（*B. stearothermophilus*）および表には示さなかったがKlebsiella oxytoca由来のCGTaseが主にα-CDを生成する。しかし，いずれのCGTaseにおいても，この生成比率は反応初期の比率であり，反応後期になるとβ-CDの比率が高くなり，α-CDを効率的に製造するには他の技術と組み合わせる必要がある。第一の技術としては，α-CDと複合体を形成する化合物を，酵素反応中に加えることである。エタノールはα-CDと溶解型の複合体を形成し，α-CDの生成比率を高くする。デカノールはα-CDと沈澱型の複合体を形成するため，飛躍的にα-CDの生成比率を高め，Klebsiella oxytoca由来のCGTaseを用いて反応した場合，澱粉からの変換率は96～97％になることが報告されている。しかし，変換効率は良いもののα-CDに包接されたデカノールを回収する工程が必要になる。第二は，酵素反応中に生成したα-CDをウルトラフィルトレーションで回収していく反応方法である。CGTaseは一度生成したα-CDをβ-CDに変換する性質を持っているため，α-CDを反応系外に除くことによってβ-CDに変換されることなく，しかも反応平衡がずれるため澱粉からのCDへの変換率も高くなる。第三は，CGTaseをよりα-CDを特異的に生成するよう遺伝子工学的に改質することである。これらの方法を組み合わせてα-CDの澱粉からの変換率を高めて，工業生産されている。

α-CDの製造工程を図3に示した。原料澱粉は，コーンスターチやポテトスターチなどが使用される。液化反応はメーカーにより使用酵素が異なり，α-アミラーゼあるいは，耐熱性が高いCGTaseが用いられる。転移反応（CD生成反応）は前述のようにα-CDが高収率で得られる方法のいずれか，あるいは組み合わせで行われている。通常，転移反応終了後には，α-CD以外に，高分子デキストリン，β-およびγ-CDが生成する。β-，γ-CD分解反応には，タカアミラーゼ

オリゴ糖の製法開発と食品への応用

のようなα-アミラーゼが用いられ，生成するマルトオリゴ糖を，グルコアミラーゼによってグルコースまで分解する。α-CD を結晶化することによってグルコースを除去し，高純度のα-CD が得られる。他の分離方法としては，クロマトグラフィーを用いてα-CD とグルコースを分離する方法があり，分離後にα-CD 画分を濃縮して結晶化して高純度のα-CD が得られる。また，澱粉からα-CD への変換効率を高めるためにデカノールを使用する方法では，α-CD とデカノール複合体を蒸留して，デカノールを回収し再利用する工程がさらに加わる。デカノールを使用する方法は海外で行われ，現在日本ではこの方法を用いて製造されていない。

　ここでは高純度のα-CD の製造法を述べたが，食品への利用では，β-，γ-CD や高分子デキストリンを分解せずにβ-，γ-CD を含むα-CD が 70 ％や 50 ％含む製品が使用されることが多い。

1.3　生理機能および利用特性

　α-CD は，ヒト消化酵素で分解を受けない難消化性のオリゴ糖である。α-CD は消化管下部に到達し腸内細菌に資化されるため，エネルギー値は 2kcal と定められている。α-CD は水溶性食物繊維と同様に，中性脂肪[1]，コレステロールを低減する働き[2]がある。その他にα-CD は，血糖値上昇抑制効果[3]，アトピー，花粉症，アレルギー性鼻炎や気管支喘息などのアレルギー疾患改善効果が報告されている[4]。

　中性脂肪やコレステロールの低減は，α-CD は難消化性で腸内細菌に資化されることから，腸内環境の変化により脂質代謝に影響しているためと推測される。α-CD はβ-，γ-CD と比較して，低分子あるいは直鎖の化合物を包接するのに適している（表3）。腸内環境の変化以外にもα-CD は脂肪酸と不溶性の複合体を形成するため，消化管内でα-CD と脂肪酸が複合体を形成し，脂肪酸が消化されずに排泄されている可能性も考えられる。

　血糖値上昇抑制効果に関しては，被験者 4 名でうどん 200g とα-CD10g 入りの米飯 200g を摂取して，α-CD 無添加のものと比較したところ，無添加群は摂取 30 分後に血糖値が急激に上昇したのに対し，添加群は穏やかな上昇であり，α-CD の血糖値上昇抑制効果が認められている[3]。α-CD の血糖値上昇抑制効果は，糖の吸収抑制によるものと推測されているが，作用機序はいまだ不明である。

　CD そのものの生理効果以外に，生理機能を有する物質の安定化の研究が数多く報告されている。その一例として，α-CD は 1 分子の脂肪酸に複数個入って複合体を形成することが知られている。図4 ではリノール酸 1 分子に対しα-CD1 分子が包接した模式図を示したが，包接されていないアルキル鎖にあと 3 分子包接し最大で合計 4 分子包接することが報告されている。α-CD と脂肪酸の包接複合体は，水に不溶性の沈澱もしくは乳化状態になる。食品中では，脂肪酸はトリグリセリドの形で存在することが多く，その場合，遊離の脂肪酸の包接とは異なる結果が見出された。酸化防止を指標として評価した場合，DHA などの不飽和脂肪酸の酸化防止にはα-CDが適し，不飽和脂肪酸トリグリセリドの酸化防止にはα-CD 以外にγ-CD にも効果がある結果が得られた。この理由としては，γ-CD は脂肪酸を 2 分子包接できるために，不飽和脂肪酸トリグ

第3章　シクロデキストリン

表3　食品成分と包接に適した CD 環

食品成分	適合する環径
ヘスペリジン	β-CD
ルチン	γ-CD
大豆イソフラボン	β-CD, γ-CD
カテキン類	β-CD
メントール	β-CD
シトラール	β-CD
ステビア類	β-CD
グリチルリチン	γ-CD
コレステロール	β-CD
アリルイソチオシアネート （わさび辛味成分）	α-CD
カプサイシン （唐辛子辛味成分）	β-CD
脂肪酸類	α-CD
アルデヒド類	α-CD
CoQ10	γ-CD
α-リポ酸	β-CD

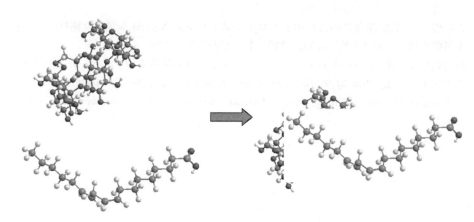

図4　α-CD とリノール酸の包接模式図

オリゴ糖の製法開発と食品への応用

リセリドの脂肪酸 2 分子が近づいている部位を包接するために，2 重結合を保護し安定化させたと推測される[7]。

α-CD はエチレンや炭酸ガスをも包接することが可能である。ご存知のようにエチレンはバナナなどの成熟ホルモンであるため，粉末エチレンでバナナの成熟を促進することができる。逆に粉末炭酸でバナナの雰囲気の炭酸濃度を上げることにより，バナナからのエチレンの発生を抑制し，成熟を抑制することが研究されている。流通の話題を挙げると，メチルシクロプロペンは植物の鮮度を保持する化合物であるが，α-CD で分子カプセル化することによってその効果を持続させたり，取り扱いを簡単にすることができる。また，ワサビの成分であるアリルイソチオシアネートは殺菌効果を通じて同様の作用があり，シートに加工され商品化されている。

また，α-CD は β-，γ-CD と比較して，食品中の異臭の脱臭にも優れている。食品ではないが，加齢臭で知られるノネナールの脱臭にも，α-CD は効果的である[8]。本稿で α-CD の利用を述べたが，いまだ利用開発は不充分であり，α-CD は環系の大きさを活かして食品および食品分野以外でも用途が広がることが期待される。

文　　献

1) 鈴木正成，フレグランスジャーナル，**63**，63-67（1983）
2) F. Shizuka *et al., Proc of 8th Int. Symp. on Cyclodextrins.*, 157-160 (1996)
3) 寺尾啓二ほか，特開 2004-248514
4) 寺尾啓二，「食品開発者のためのシクロデキストリン入門」，日本食糧新聞社（2004）
5) 寺尾啓二ほか，FFI JOURNAL，**210**（3），222-243（2005）
6) 高旭軟ほか，第 22 回シクロデキストリンシンポジウム講演要旨集，pp. 67-68（2004）
7) K. Mikuni *et al., Proc of 9th Int. Symp. on Cyclodextrins.*, 549-552 (1998)
8) K. Hara *et al., Journal of Inclusion Phenomena and Macrocyclic Chemistry*, **44**, 242-245 (2002)

2 β–シクロデキストリン

和田幸樹*

2.1 はじめに

シクロデキストリン（cyclodextrin；以下CD）は，グルコースがα–1,4グルコシド結合で環状に結合したオリゴ糖の総称であり，環状構造の内部に疎水性空洞を有し，疎水性のゲスト分子を取り込む包接現象が知られている。CDの中でグルコースが7個結合したものはβ–シクロデキストリン（β–cyclodextrin；以下β–CD）と呼ばれており，1891年にVilliersが腐敗したジャガイモから白色の結晶を見出し，当時はセルロース様の物質（Cellulosineと命名）として報告[1]された。その後，SchardingerはBacillus maceransの培養の際に澱粉を含む培地に同様の白色結晶を発見し，それらをβ–CD及びα–CDと同定し，その後のβ–CD研究の基礎を築いた[2]。その後，各CDの単離・精製法の研究やCDの特徴である包接に関する研究開発が進められ，1970年代の日本において堀越・中村らの見出した酵素を用いることで，β–CDと各種CDの混合物の水あめの製造法が実用化された[3]。本製造法の確立を端緒として医薬，食品，工業用途へのCDの利用研究が活発となり，現在に至っている。

2.2 製造法

β–CDの原料はトウモロコシまたは馬鈴薯の澱粉であり，それらにCD生成酵素（cyclodextrin glucanotransferase；CGTase）を作用させることにより製造されている。製造に使用されるCGTaseはEC2.4.1.19の酵素であり，Bacillus属を中心とした細菌培養液より得られるが，各種微生物起源によって生成されるCDに特徴がある。そのため，β–CDを製造するにあたっては，Alkalophilic Bacillus sp. 等のβ–CDを優位に生成する酵素を用いることで効率的にβ–CDを生産することが可能である。また，実際には澱粉を糊化した後，各種酵素を作用させることでCDの生成反応を行っており，澱粉の分岐度や糊液の分解度及び濃度はβ–CDの生成率に影響を与える[4]。

β–CDの工業的な製造法には，製造反応中の有機溶媒の使用により，無溶媒法と溶媒法に大別される。無溶媒法は，β–CDの水への溶解度が約1.8％（25℃）と低く，他のCDや夾雑する澱粉分解物よりもβ–CDが結晶しやすいことを利用した製造法であり，澱粉にCGTaseを反応させた反応溶液を適宜精製した後，濃縮することでβ–CDを結晶化させ，得られた結晶を回収することで高純度のβ–CDを得る方法である。本法では有機溶媒を使用していないため，食品へ安心感をもって使用することができるが，澱粉あたりのβ–CD回収率では低いものとなることからコスト面では若干不利となる。しかし，結晶を回収した後の分蜜液にも各種CDが残存し，CD含有水あめとして利用可能なため，CD結晶とCD水あめを合わせたコストで考えれば無駄がなく有用な製造法である。一方，溶媒法はβ–CDがトルエンやシクロヘキサン等のような有機溶媒と包接沈澱を形成することで酵素反応の系外となり，生成物阻害や分解反応を受けなくなることを利

---

* Koki Wada 日本食品化工㈱ 研究所

オリゴ糖の製法開発と食品への応用

用した製造法である。本法では澱粉にCGTaseを反応させる反応中に有機溶媒を添加することでβ-CDを沈澱物とし反応系外へ除きながら反応し，反応終了後の沈澱を回収後，有機溶媒の除去を行うことで高純度のβ-CDが得られる。本法においては澱粉あたりのβ-CDの生成率及び回収率を増加することができるためコスト面では有利となるが，残留する溶媒の除去に細心の注意が必要である[5]。

2.3 基本物性

β-CDは，グルコースがα-1,4結合で環状に7個結合した非還元糖であり，バケツまたは王冠のようなドーナツ様とも称される内部空洞を有する円柱形構造を有することが知られている。β-CDの一般物性を表1に示すが，β-CDの空洞内部はベンゼン環が中に一つ入る同程度の大きさであり，グルコース6分子が結合したα-CDよりも大きく，γ-CDよりは小さい。一方，分子長はα-CDとγ-CDと同じ大きさである。また，25℃における水に対する溶解度は，1.8g/100mLとα-CD（14.5g/100mL）及びγ-CD（23.2g/100mL）と比較すると低いが，80℃まで加熱することで約20g/100mL程度まで溶解する。

表1　β-CDの一般物性

構成グルコース数	7
分子量	1135
$[\alpha]_D^{25}$	162.5 ± 0.5
空洞内径（Å）	6.0-6.5
分子外径（Å）	15.4 ± 0.4
分子長（Å）	7.9 ± 0.1
内部空洞（Å^3）	262
溶解度（g/100ml，25℃）	1.8

CDの粉末は，保存中に空気中の水分を吸収するが，ある一定の吸湿量で平衡となる性質を有している。図1に示すように，温度30℃，相対湿度85％の条件で保存した時のβ-CDの吸湿量は約9％まで増大するがその後平衡に達する。

2.4 関連法規等

β-CDは，日本において食品添加物公定書の既存添加物名簿に製造用剤として収載されており使用量・使用方法に制限はないが，JECFA（FAO/WHO合同食品添加物専門委員会）においては一日摂取許容量（ADI）が5mg/kg/dayと勧告されている。また，ヨーロッパにおいては，食品1kgに対して1gの使用が認められており，アメリカにおいては香料キャリアーとしてGRASに指定されている。なお，β-CDはアミラーゼによる分解を受けにくいため，経口摂取した場合はほとんど消化されないが，大腸の腸内細菌叢にて分解されることから，そのカロリーは2kcal/gと規定されている。

第3章 シクロデキストリン

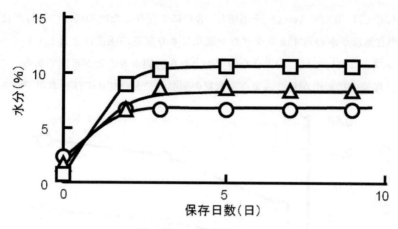

図1 各 CD の吸放湿挙動
○：α-CD, △：β-CD, □：γ-CD

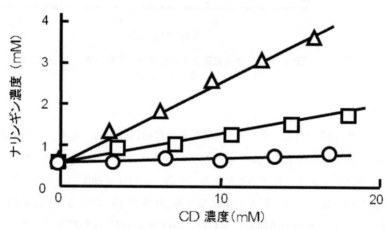

図2 ナリンギンの溶解性に及ぼす各種 CD の効果
○：α-CD, △：β-CD, □：γ-CD

2.5 利用例
2.5.1 難水溶性物質の溶解性改善

CD の空洞内側は疎水性，外側は親水性を示すことから，水溶液中において疎水性のゲストは CD の内側の空洞へ取り込まれ易く，CD に取り込まれたゲスト分子は親水性が高まり，水溶性が向上する。図2には，柑橘系果実に含まれる結晶性成分であるナリンギンの室温における水への溶解性に対する各種 CD の効果を示した。全ての CD を用いた場合において，ナリンギンの水への溶解度は上昇したものの，特にβ-CD 水溶液においてナリンギンの溶解性は上昇した。

2.5.2 水溶液の安定化効果

β-CD ゲスト分子の可溶化効果は，溶解した物質の再結晶化の抑制にも使用される。例えば，アイスティーを作る際に熱い紅茶に氷を入れ緩和な冷却を行うと，タンニンやカフェインが結晶化し白濁するミルクダウン（クリームダウン）という現象が観察される。図3には，紅茶そのま

ま又は紅茶にβ-CD 0.7％（w/v）を添加し，8℃にて保存した時の濁度の経時変化を示す。β-CDの添加の有無にかかわらずミルクダウン現象により紅茶の濁度は上昇していくが，β-CDを添加したサンプルにおいてはこのような濁度の上昇を抑制することが可能である。このように水溶性が低く，保管中に析出が起こるような素材の製品化においてβ-CDは有用である。

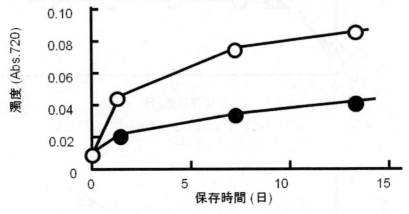

図3　CDによる紅茶のミルクダウン抑制効果
○：未添加，●：β-CD添加

2.5.3 抽出への利用

キサントフモール（図4）は，ホップに含まれる生理活性化合物であり，がん細胞増殖抑制作用や骨粗鬆症改善作用等を有する。しかしながら，ホップからの抽出や高純度化過程において有機溶媒の使用やカラムによる分離が必要となる。一方，β-CDを抽出溶液として使用することにより，水での抽出が可能となる。図5に室温での各pH条件下におけるβ-CDを用いたホップ原料からのキサントフモールの抽出効率を示した。pH4及びpH7の水溶液ではキサントフモールはほとんど溶出してこないが，β-CD添加によりキサントフモール抽出率はそれぞれ14％及び15％と大きく向上した。一方，キサントフモールの安定性が低いpH10では，β-CDの添加に関わらず約25％程度抽出された。このように有用物質の抽出にβ-CDを使用することで安定な条件で高い抽出効率で抽出可能である。また，抽出した溶液をそのまま粉末にすることで安定的な複合体粉末が調製可能である。

2.5.4 苦味・渋みの抑制

苦味や渋みの成分がCDに包接されるとこれらの成分が舌の味覚受容体や細胞膜と直接接触しなくなるため，苦味や渋みを感じにくくなる。例えば，CDを用いることで各種生薬の苦味等を抑制することが可能であり，表2には秋ウコン，春ウコン，ガジュツ，高麗人参，霊芝，イチョウ葉の計6種類の生薬に対する各種CDの味質改善試験結果を示す。コントロールの直鎖状のデキストリンを添加した群との苦味の強さに関する官能評価結果をBaskerの検定表を用いて解析したところ，β-CDを添加することで6種類全ての生薬において，危険率1％で有意に苦みが少なくなった。一方，γ-CDも紫ウコン，イチョウ葉については苦味の改善効果が高かったが，α

第3章 シクロデキストリン

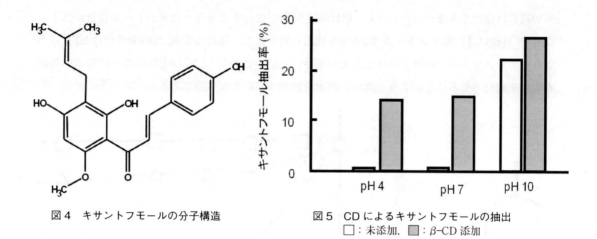

図4 キサントフモールの分子構造

図5 CDによるキサントフモールの抽出
□：未添加，■：β-CD添加

表2 β-CDの一般物性

	α-CD	β-CD	γ-CD
秋ウコン	×	◎	△
春ウコン	×	◎	○
ガジュツ	×	◎	◎
高麗人参	×	◎	△
霊芝	×	◎	○
イチョウ葉	×	◎	◎

◎：危険率1％で有意に苦味が少ない，○：危険率5％で有意に苦味が少ない，
△：苦味が少ない傾向がある，×：有意差なし。

-CDはいずれの生薬に対しても苦味の改善効果は得られなかった。このように，β-CDを使用することで，苦みや渋みといった不快な味を抑制することが可能である。

2.5.5 粉末化による徐放効果

　β-CDを香料等の成分と混和した後に乾燥することにより，香料等を包接した粉末を調製可能であり，β-CDと包接させた粉末とすることで，粉末から徐々にゲスト分子を放出し，香りを持続させる徐放効果を付加することが可能である。また，粉末の外的条件を変化させることにより，この徐放効果をコントロールすることも可能である。粉末の調製法としては，ゲスト分子の溶液とCD水溶液／スラリーを混合し，得られた混合溶液をスプレードライヤーにより噴霧乾燥する方法が一般的である。ゲスト分子によっては各種アルコールなどの溶媒への溶解や混合時の温度・圧力・pHのコントロールにより，CDとの包接が促進される。

　香料として汎用されているl-メントール（図6）とCDとを包接させた粉末を温度40℃相対湿度60％及び90％で20日間保存した後の粉末中のメントール残存量を図7に示した。メントール単独では相対湿度に関わらず，保存10日後にはメントールが全て昇華しており，メントー

ルの残存は確認できなかった。一方，相対湿度90％で保存すると徐々にメントール含量が低下し，保存20日後には初期メントールの20％を放出した。また，相対湿度60％の条件では20日以上保存してもメントールの減少はほとんど観察されない。このようにCDと包接させた粉末の外的な環境を変化させることにより，素材の放出を制御することが可能である。

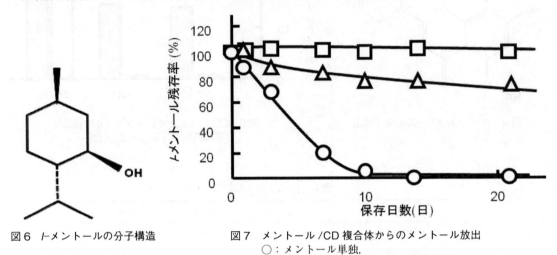

図6　l-メントールの分子構造

図7　メントール/CD複合体からのメントール放出
○：メントール単独，
△：相対湿度90％，□：相対湿度60％

2.6 まとめ

ここでは，β-CDの特性及びその利用例について紹介した。β-CDは，ベンゼン骨格を有する化合物との相互作用が強いことから，他のCDと比較して汎用性が高いホストとして，可溶化剤，安定化剤，粉末化基材として使用されている。また，日本で製造されているβ-CDは，無溶媒法で製造されており，食品や飲料への利用においても安心して使用することが可能である。さらに近年では，CDの水溶性を改善したCD誘導体の使用も増えてきており，今後もこのような特性を利用した製品が，食品分野に限らず増えていくものと考えている。

文　　献

1) A. Villiers, *Compt. Rend. Fr. Acad. Sci.*, **112**, 536 (1891)
2) F. Schardinger, *Wien. Klin. Wochschr.*, **17**, 207 (1904)
3) N. Nakamura and K. Horikoshi, *Agric. Biol. Chem.*, **40**, 1785 (1979)
4) 八木佳明ほか, 澱粉科学, **33** (2), 144 (1986)
5) シクロデキストリンの応用技術, 12, シーエムシー出版 (2008)

3 γ-シクロデキストリン

中川佳紀*

3.1 概要

シクロデキストリン（cyclodextrin, CD と略）は，グルコースがα-1,4-グルコシド結合して環を形成したオリゴ糖である。また，CD は「サイクロデキストリン」，「環状オリゴ糖」とも呼ばれる。グルコース残基6，7 及び8個からなるものをそれぞれα-CD，β-CD 及びγ-CD と呼ぶ（図1）。

CD は底の抜けたバケツのような構造を有し，CD の環状構造内側の空洞は疎水性，外側は親水性を示す。疎水性は空洞のCH 基に，親水性は環状構造外側に配位する多くの水酸基に由来し，1つの分子に相反する極性が共存する特異的な物質である。構成するグルコース残基数がα-，β- 及びγ-CD でそれぞれ異なるため，分子量，空洞の大きさ及び水への溶解度等はかなり相違している（表1）。γ-CD はこれらのCD の中で最も大きな空洞を有し，水への高い溶解性を示す。また，環状構造のCD は還元性末端残基が存在しないため，直鎖のマルトオリゴ糖に見られるアミノ酸とのメイラード反応は起こりにくく，着色しにくい。また，熱，酸及びアルカリに対する安定性が非常に高い。γ-CD のラットにおける消化性は澱粉と同程度で，γ-CD は炭水化物に分類され，そのエネルギー値は 4kcal/g が適用される。

CD の最も重要な特性として挙げられるのは，その内側の空洞に分子を取り込む性質である。本性質を包接と呼び，その主な原動力は疎水性相互作用と分子間力である。疎水性を有する分子がCD の空洞にフィットするものほど，包接力が強く，包接体が生成されやすい傾向がある。逆に，CD の空洞にフィットしない分子あるいは親水性の高い物質では，包接は起こりにくい。また，

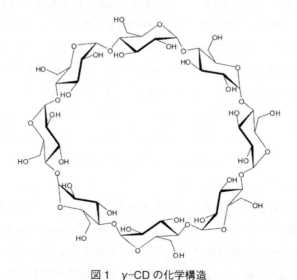

図1　γ-CD の化学構造

＊　Yoshinori Nakagawa　日本食品化工㈱　研究所

オリゴ糖の製法開発と食品への応用

表1　CDの物性

	α-CD	β-CD	γ-CD
構成ブドウ糖数	6	7	8
分子量	972	1132	1297
内径（Å）	4.7-5.3	6.0-6.5	7.5-8.3
深さ（Å）	7.9 ± 0.1	7.9 ± 0.1	7.9 ± 0.1
内容積（Å³）	174	262	427
水への溶解度（25℃，g/100ml）	13.0	1.9	30.0

分子全体がCDの空洞に取り込まれなくとも，分子の一部がCDに取り込まれることで包接は起こる。大きな空洞を有するγ-CDは，比較的大きい分子を包接しやすい。

3.2　製造方法

CDは澱粉を原料として，これにシクロデキストリングルカノトランスフェラーゼ（EC 2.4.1.19, cyclodextrin glucanotransferase, CGTaseと略）を作用させることにより製造される。CGTaseを澱粉に作用させると，α-, β-及びγ-CDを含む澱粉分解物が得られる。CGTaseは主生成物のCDのタイプにより分類され，α-CDを主生成物とするものはα-CGTase，β-CDを主生成物とするものはβ-CGTase，γ-CDを主生成物とするものはγ-CGTaseと呼ばれる。CGTaseを作用させて得られる澱粉分解物は3種類のCDが混合した状態であるため，1種類のCDを得るには単離工程が必要である。γ-CDの工業的生産法は，クロマト分離法及び包接沈澱法が知られている。

クロマト分離法のスキームを図2に示す[1]。本法ではβ-CD結晶分蜜液を原資として使用する。これにグルコアミラーゼを作用させて，CD以外の糖をグルコースに変換する。このグルコアミラーゼは，α-アミラーゼなどのCD分解能を有する酵素を含まないものを使用する。グルコアミラーゼ反応液をDIAION FRK-01イオン交換カラムに供すると，CDとグルコースが分離溶出してくるので，CD画分を回収する。このCD画分を濃縮し，β-CDを結晶化させる。分蜜により結晶β-CDを除き，分蜜液をTOYOPEARL HW-40カラムでゲルろ過し，高純度のγ-CD画分を回収する。これをγ-CDの溶解度以上に濃縮し，結晶化したγ-CDを回収する。本法により，固形分750kgの原資から純度98.5％のγ-CDが14.1kg回収できる。

その他のγ-CDの工業生産法としては包接沈澱法がある[2]。CDは特定の物質を包接すると，包接体が不溶化し，包接沈澱体を形成することがある。本法ではこの現象を利用する。γ-CDと選択的に不溶性の包接体を形成するcyclohexadec 8-en-1-one（図3）存在下で，澱粉にalkalophilic *Bacillus firmus* 290-3由来のγ-CGTaseを作用させる。CGTase反応により生成するγ-CDとcyclohexadec 8-en-1-oneによって形成される包接沈澱体を反応系から回収する。回収した包接沈澱体は少量の水で懸濁し，cyclohexadec 8-en-1-oneを*n*-decaneにより抽出する。抽出されたcyclohexadec 8-en-1-oneは再利用される。一方，水画分は濃縮することでγ-CDを

第3章　シクロデキストリン

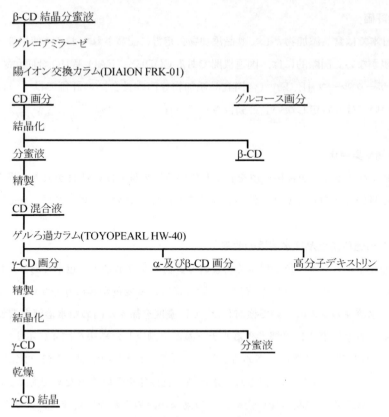

図2　クロマト分離法によるγ-CD製造スキーム

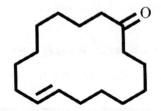

図3　cyclohexadec 8-en-1-one

結晶化させ，これを回収する。本法におけるCGTase反応では，包接沈澱体の形成により，γ-CDはCGTase反応系から除かれるため，CDによるCGTaseへの生成物阻害が起こりにくく，CD収量向上効果が得られる利点がある。

3.3　生理機能と作用機序

γ-CD単独では，生理機能は特に認められていない。しかしながら，包接能を有するCDは，揮発性成分の不揮発化・安定化，易分解性成分の安定化，苦味及び異臭の矯味・矯臭，難水溶性成分の溶解性の改善等の効果が得られるため，包接した物質の機能や利用効率を保持または向上させることができる。

3.4 安全性評価

γ-CD は日本では食品添加物として食品添加物公定書に記載されており，使用量・使用方法に関しては制限がない。国際的には，国連機関である CODEX（FAO/WHO 合同食品規格委員会）のアドバイザーグループ JECFA（合同食品添加物専門委員会）の評価では「一日許容摂取量（ADI）」については「特定しない」と勧告されている。

3.5 用途展開や実用化

CD の実用例のほとんどが包接作用を利用している。各種 CD の性質が大きく異なることから，利用の際には目的に合わせて CD を使い分けることが必要である。以下では，γ-CD の利用例を挙げる。

3.5.1 ルチンの退色防止及び水溶性の改善

ルチンは蕎麦やエンジュの種子に多く含まれる黄色のフラボノイド色素であり，抗酸化能を持つ。しかしながら，ルチンは水に不溶性で，紫外線による変色が起こりやすいため，CD による退色防止及び水溶性の改善について検討した。CD 濃度を徐々に高めた水溶液を調製し，25℃の条件下において各水溶液中に溶解できるルチン濃度を測定した結果を図4に示す[3]。図に示されるように，γ-CD 及び β-CD 濃度を高めることによって，ルチンの溶解量がほぼ比例して増大する。これは不溶性のルチンが CD に包接され，水溶性の包接体を形成するためである。α-CD についてはルチンとの包接作用が起きないため，その効果が認められない。また，ルチン-γ-CD 包接体は退色抑制効果も認められる（図5）。日光照射下で5日間保存すると，ルチン単独では退色するが，ルチン-γ-CD 包接体は退色せず，黄色が保持される。

3.5.2 オレイン酸粉末の酸化抑制

オレイン酸はオリーブ油，キャノーラ油及びナッツ類などに多く含まれている炭素数18，二重結合数1の一価不飽和脂肪酸であり，動脈硬化，高血圧，心疾患などの生活習慣病を予防，改

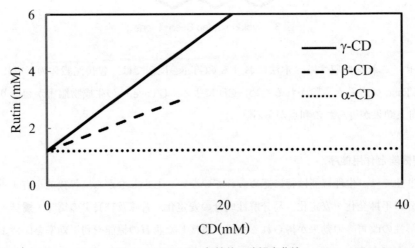

図4 ルチン-CD 包接体の溶解度曲線

第3章　シクロデキストリン

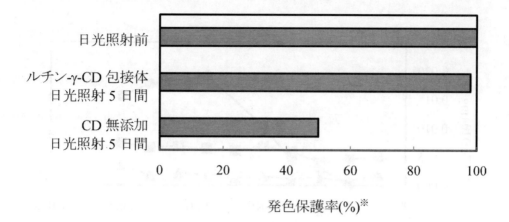

図5　γ-CDによるルチンの退色抑制
※発色保護率＝[1 − (b/a)] × 100
a．日光照射前の波長λ＝350nmにおける吸光度
b．日光照射後の波長λ＝350nmにおける吸光度

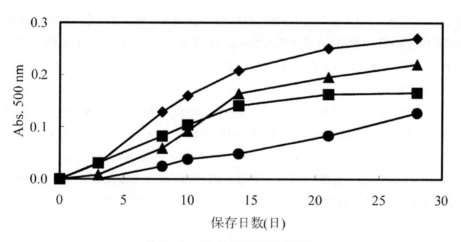

図6　オレイン酸粉末の酸化安定性
▲，α-CD；■，β-CD；●，γ-CD；◆，デキストリン
500nmの吸光度が低いほど，過酸化物価が低い

善に役立つといわれている。油脂は通常，液状で使用されるが，使用目的によっては粉末状が好ましい場合もある。そこで，CDを粉末化基材として用いてオレイン酸の粉末化を行ない，その酸化安定性を確認した[4]。各種CD及びデキストリン（DE4程度）70gに純水150〜200gを加えて加熱溶解後，オレイン酸を30g添加し，ホモミキサーにて攪拌した。攪拌したサンプルを凍結乾燥後，粉砕機にて粉砕し，粉末油脂を調製した。各粉末油脂を40℃で保存した後，ロダン鉄法により過酸化物価を測定し，酸化安定性を評価した。その結果，γ-CDが最もオレイン酸の酸化抑制効果が高い傾向が得られた（図6）。

3.5.3　コエンザイムQ10の可溶化

コエンザイムQ10（CoQ10）は別名「ユビキノン」とも呼ばれる補酵素で，生命活動のエネ

オリゴ糖の製法開発と食品への応用

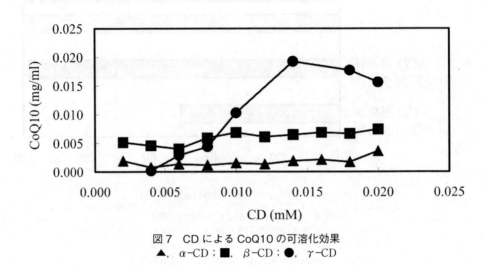

図7　CDによるCoQ10の可溶化効果
▲, α-CD；■, β-CD；●, γ-CD

ギー源となるATP（アデノシン三リン酸）の産生に欠かせない物質である。また，CoQ10は強力な抗酸化作用を有し，細胞の老化の原因である活性酸素（フリーラジカル）を抑制，除去する。

CoQ10は脂溶性で水にはほとんど溶けず，体内への低い吸収率の要因となっているため，各種CDによる可溶化試験を行なった。

各種CDの0～2％（w/v）水溶液5mlにCoQ10約50mgを加え，超音波処理を行なった後，遮光状態で20℃で7日間振盪した。7日間振盪後，0.45μmメンブランフィルターにてろ過した液を2倍に希釈し，277nm付近のピーク吸光度を用いてCoQ10を定量した。その結果，CoQ10の水への溶解性向上効果が最も高いのはγ-CDであり，α-CD及びβ-CDに溶解性の向上効果が認められなかった（図7）。

文　　献

1)　K. Horikoshi, N. Nakamura, N. Matsuzawa and M. Yamamoto, Proc. 1st Int. Symp. Cyclodextrins（Ed. J. Szejtli）Reidel, *Dordrecht*, 25-39（1982）
2)　G. Schmid, シクロデキストリンの応用技術, 第2章　Preparation and Industrial Production of Cyclodextrin, シーエムシー出版, 12-36（2008）
3)　日本食品化工株式会社, 中島化学産業株式会社, 特許3135912号
4)　大石真奈美, 濱口徳寿, 小川浩一, 第22回シクロデキストリンシンポジウム講演要旨集, 77-78, 熊本（2004）

4 シクロデキストリン誘導体

4.1 分岐シクロデキストリン

4.1.1 はじめに

三國克彦*

1966年にFrenchら[1]がプルラナーゼの逆反応を利用して，α-CDにマルトースをα-1,6結合させ，マルトシルα-CDが報告された。CD環に糖が結合したものを分岐CDと総称している。Frenchらの発見から20年経った1986年に，坂野[2]と小林ら[3]がそれぞれFrenchらの方法を改良して，工業的にマルトシルCDを合成する方法を報告した。高濃度のマルトースとCDの溶液に耐熱性プルラナーゼを高温で長時間作用させて，高収率でマルトシルCDを合成する方法である。CD，特にβ-CDは水に対する溶解度が低いが，得られたマルトシルCDは水に対する溶解度が高い特性を持っている。この有用性が評価され，この方法は，現在，工業的生産法として利用されている。また，同年に檜作ら[4]がイソアミラーゼの逆反応を利用して，マルトース，マルトトリオース，マルトテトラオース，マルトペンタオース，マルトヘキサオースをCDにα-1,6結合させる方法を報告した。さらに，グルコース以外の糖をCD環に結合させることによって，生体の臓器親和性を高めることを目的に，ガラクトシルCD[5]，マンノシルCD[6]，N-アセチルグルコサミニルCD[7]，グルクロニルグルコシルCD[8]が次々に開発されている。本稿では工業的に製造されているマルトシルCDにしぼって述べる。

4.1.2 製造方法

プルラナーゼやイソアミラーゼは，本来α-1,6-グルコシド結合を加水分解する酵素であるが，基質濃度を高めて水を少ない状態にすると，マルトオリゴ糖をα-1,6-グルコシド結合で脱水縮合（逆反応）する働きを持っている（図1）。脱水縮合反応においても加水分解反応と同様に，酵素それぞれに基質によって反応速度が異なることが知られており，*Psedomonas amyloderamosa* SB15由来のイソアミラーゼと*Klebsiella*由来のプルラナーゼに関して，基質により分岐CD合成反応の初速度が異なることが報告されている[9]。*Psedomonas*イソアミラーゼはCDの分子量が大きいほど反応速度が速く，オリゴ糖を比較するとマルトースよりマルトトリオースの方が速い。一方，*Klebsiella*プルラナーゼは，α-CDではマルトースよりマルトトリオースの方が速いが，β-，γ-CDではほぼ同じで，CDを比較するとγ-CDが最も反応速度が速い結果が得られている。

*Klebsiella*プルラナーゼの脱水縮合反応の最適条件は，pH6.0，温度55℃と加水分解反応と同じであるが[10]，*Bacillus acidopullulyticus*由来のプルラナーゼでは，加水分解反応の最適条件がpH4.0～4.5，温度65℃であるのに対し，縮合反応ではpH5.0，温度60～70℃と最適条件が異なる興味深い結果が得られている。*B. acidopullulyticus*プルラナーゼを用いたマルトシルβ-CDを合成するときの最適条件は，β-CDに対するマルトースのモル比16～20倍，基質濃度70～75%，β-CD1g当たりの酵素添加量は100単位と通常の酵素反応とは大きく異なる条件である。この場

---

* Katsuhiko Mikuni 塩水港精糖㈱ 糖質研究所 所長

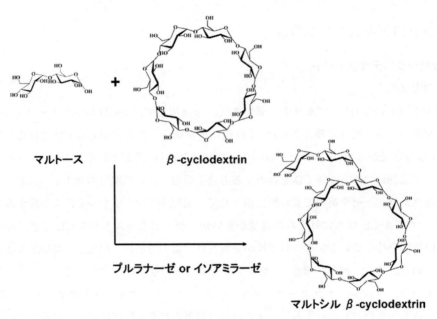

図1 枝切り酵素による脱水縮合反応

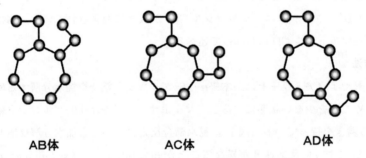

図2 ジマルトシルβ-CDの位置異性体
●：グルコース

合のマルトシルβ-CDの生成率は48％である[11]。この酵素反応ではCD1分子にマルトース1分子が結合するだけではなく，2分子もしくは3分子結合することもあり，β-CD環にマルトースが結合したものでは，AB，AC，ADの位置異性体（図2）が報告されている[12,13]。

マルトシルCDの特性は水への溶解度で，β-CDは水100mlに20℃で1.85gしか溶解しないが，マルトシルβ-CDは約160g溶解し，マルトシル基が結合することによって飛躍的に溶解度が高くなる（図3）。α-CDおよびβ-CDは，しばしばゲスト分子と不溶性の包接複合体を形成するが，マルトシルα-CDおよびマルトシルβ-CDは，溶解型の包接複合体を形成することが多い[14]。したがって，マルトシルCDは難溶性の物質を溶解するのに適している。

マルトシルCDの工業的な製法は，澱粉にCD合成酵素を作用させた後にイソアミラーゼとβ-アミラーゼを作用させて，CD以外のデキストリンをマルトースに変換し，高濃度に濃縮後，プルラナーゼを作用させてCDとマルトースを脱水縮合反応する。反応物をイオン交換樹脂クロ

第3章　シクロデキストリン

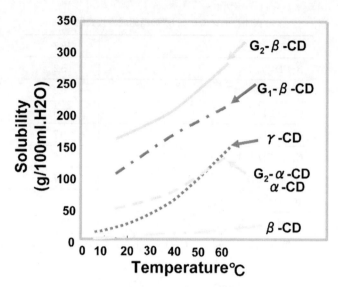

図3　各種 CD の水への溶解度

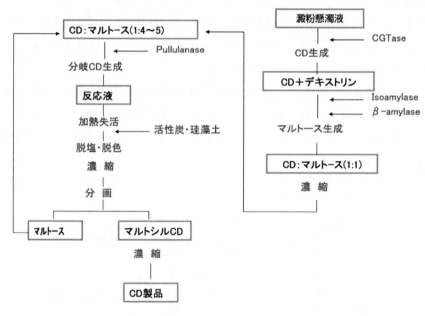

図4　市販マルトシル CD の製造工程

マトグラフィーで，CD 画分とマルトース画分に分画する（図4）。この反応では，マルトースを CD の3〜5倍量使用するので，イオン交換樹脂クロマトグラフィーにより製品の純度を向上させ，マルトースを回収再利用することが重要なポイントになっている。製品には，CD 画分を濃縮しそのまま製品にした液体タイプと噴霧乾燥した粉末タイプがある。このマルトシル CD はイソエリート® という商品名で発売されており，その糖組成を表1に示した。イソエリート® は，水への溶解度が高く，25℃で100mL の水に162g 溶解し，また，エタノール，グリセリン，プロピ

表1 イソエリート®の糖組成の代表例

α-CD	18.7
β-CD	5.2
γ-CD	6.2
G_2-α-CD	22.5
G_2-β-CD	9.7
G_2-γ-CD および $(G_2)_2$-α-CD	9.6
$(G_2)_2$-β-CD	7.7
$(G_2)_2$-γ-CD	2.3
その他（オリゴ糖）	18.1

糖組成は%（w/w），G_2はマルトシル基の略号

レングリコールにも溶解する特性を持っている。

4.1.3 機能特性

α-CD，β-CD，マルトシルα-CD およびマルトシルβ-CD は，ヒト消化酵素で分解を受けない難消化性のオリゴ糖である。α環とβ環の CD は消化管下部に到達し腸内細菌に資化されるため，これらのエネルギー値は2kcal と定められている。

マルトシル CD は食品分野では，溶解型の包接複合体を形成することから，植物抽出エキスを配合した飲料の苦味の軽減，茶飲料のミルクダウン防止[15]など飲料に利用されることが多い。また，テルペン類の溶解にもマルトシル CD やグルクロニルグルコシル CD といった分岐 CD がα-CD，β-CD より適している。

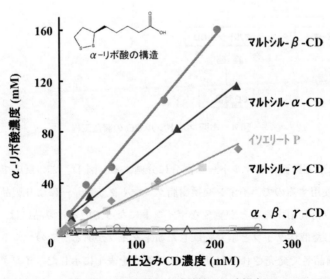

図5 α-リポ酸の CD 水溶液への溶解度

第3章 シクロデキストリン

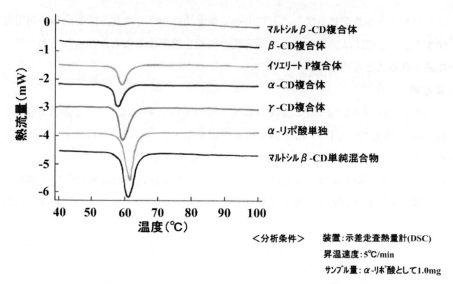

図6 α-リポ酸-CD（重量比1:9）複合体の融解熱量

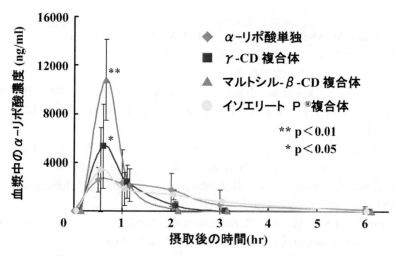

図7 ヒトα-リポ酸複合体摂取試験における血漿中α-リポ酸濃度の経時変化

　最近，抗酸化作用を持つ化合物がヒトの寿命を延ばす可能性があるということで注目を集めている。中でも，α-リポ酸は呼吸やエネルギー産生に不可欠な物質であり，抗酸化力が強力なため特に注目を集めている。しかし，水への溶解性が低い，熱に不安定で，辛味が強いという食品素材として使用する上で改善すべき点があり，これらの改善が望まれていた。α-，β-およびγ-CDではα-リポ酸の水への溶解性は改善されないが，マルトシルCDで包接することにより水への溶解性が高くなり改善される（図5）。さらに，示差走査熱量計（DSC）でα-リポ酸-CD複合体の吸熱ピークを観察したところ，β環系で吸熱ピークが見られず，α-リポ酸の安定化に優れていることがわかった（図6）。ラットおよびヒトにおいてそれぞれマルトシルCDの包接体の経口摂取によりα-リポ酸の吸収性が改善されることが明らかになった（図7）[16,17]。

59

さらに，マルトシル基が結合することによって溶血活性が低くなり，医薬品への利用も期待される。マルトシルβ-CD は，様々な水へ難溶性の薬剤を溶解することが知られており[18]，薬剤の効果が持続されることも報告されている[19]。

4.1.4　まとめ

ガラクトシル CD およびマンノシル CD はホモ分岐 CD と同様に水への溶解度が高く，β-CD 類で比較すると 25℃でβ-CD の 40 倍以上の溶解度を示す。さらに糖が結合することによって溶血活性が低下し，難溶性の医薬品を溶解することが報告されている[20]。N-アセチルグルコサミニル CD，グルクロニルグルコシル CD を含めヘテロ分岐 CD はまだ開発段階で実用化されていないが，今後，タンパク質の安定化や臓器親和性など糖鎖の特徴を活かした利用が期待される。

文　　　献

1) D. French and M. Abdullah, *Biochem. J.,* **100**, 6 (1966)

2) 坂野好幸：公開特許公報，昭 61-70996

3) 小林昭一，貝沼圭二：公開特許公報，昭 61-92592

4) 檜作進，安部淳一，溝脇直規，小泉京子，宇多村敏子，澱粉科学，**33**，119 (1986)

5) S. Kitahata, K. Hara, K. Fujita, N. Kuwahara and K. Koizumi, *Biosci. Biotech. Biochem.,* **56**, 1518 (1992)

6) K. Hamayasu, K. Hara, K. Fujita, Y. Komdo, H. Hashimoto, T. Tanimoto, K. Koizumi, H. Nakano and S. Kitahata, *Biosci. Biotech. Biochem.,* **61**, 825 (1997)

7) K. Hamayasu, K. Fujita, K. Hara, H. Hashimoto, T. Tanimoto, K. Koizumi, H. Nakano and S. Kitahata, *Biosci. Biotech. Biochem.,* **63**, 1677 (1999)

8) T. Ishiguro, T. Fuse, M. Oka, T. Kurasawa, M. Nakamichi, Y. Yasumura, M. Tsuda, T. Yamaguchi and I. Nogami, *Carbohydr. Res.,* **331**, 423 (2001)

9) S. Hizukuri, J. Abe, K. Koizumi, Y. Okada, Y. Kubota, S. Sakai, T. Mandai, *Carbohydr. Res.,* **185**, 191 (1989)

10) S. Hizukuri, S. Kuwano, J. Abe, K. Koizumi, T. Utamura, *Biotech. Appl. Biochem.,* **11**, 60 (1989)

11) T. Shiraishi, S. Kusano, Y. Tsumuraya, Y. Sakano, *Agric, Biol, Chem.,* **53**, 2181 (1981)

12) K. Koizumi, Y. Okada, E. Fujimoto, Y. Takagi, H. Ishigami, K. Hara, H. Hashimoto, *Chem. Pharm. Bull.* **39**, 2143 (1991)

13) Y. Okada, K. Koizumi, S. Kitahata, *Carbohydr. Res.,* **254**, 1 (1994)

14) Noriko Ajisaka, Koji Hara, Katsuhiko Mikuni, Kozo Hara, Hitoshi Hashimoto, *Biosci. Biotechnol. Biochem.,* **64**, 731 (2000)

15) 三國克彦，柴田恵利，景井紀雄，原耕三，橋本仁，精糖工業会誌，**41**，71 (1993)

16) 高橋英樹，岸野恵理子，三國克彦，木内吉寛，第 24 回シクロデキストリンシンポジウム講演要旨集，94 (2006)

第3章　シクロデキストリン

17) 高橋英樹，三國克彦，別府秀彦，尾崎清香，新保寛，井谷功典，園田茂，第24回シクロデキストリンシンポジウム講演要旨集，96 (2006)

18) Y. Okada, Y. Kubota, K. Koizumi, S. Hizukuri, T. Ohfuji, K. Ogata, *Chem. Pharm. Bull.*, **36**, 2176 (1988)

19) 松尾香那子，入倉充，入江徹美，辛島謙，中村禎志，高崎眞弓，第18回シクロデキストリンシンポジウム講演要旨集，17 (2000)

20) Y. Okada, K. Matsuda, K. Hara, K. Hamayasu, H. Hashimoto, K. Koizumi, *Chem. Pharm. Bull.*, **47**, 1564 (1999)

4.2 HP-β-シクロデキストリン

和田幸樹*

4.2.1 ヒドロキシプロピル化シクロデキストリンとは

　シクロデキストリン（CD）の物性の改善，CDへの標的指向性の付加や反応置換基の導入などを企図して膨大な数の誘導体に関する研究が行われているが[1]，その多くが基礎研究段階であり，産業レベルで製造販売されているCD誘導体は数えるほどである。そのような中でCDを構成するグルコースの2, 3, 6位の水酸基をランダムに2-ヒドロキシプロピル化した2-ヒドロキシプロピル-β-シクロデキストリン（HP-β-CD）は，β-CDの低い水溶性を改善し，かつ生体適合性が高いことで実用化された誘導体である（図1）。

　HP-β-CDはヒドロキシプロピル基の修飾数及び修飾位置の異なるHP-β-CDを含む混合物であり，β-CD1分子当たりのヒドロキシプロピル基の平均修飾数が平均置換度として表示される。全ての水酸基がヒドロキシプロピル化されれば置換度は21であるが，一般的に置換度が低くなると結晶性が表れ，置換度が高くなりすぎると皮膚刺激性や包接能の低下が見られるため，平均置換度4～7程度のHP-β-CDが使用されている。なお，HP-β-CDは医薬・化粧品・工業分野などの非食品用の用途において使用可能であり，食品用途への使用は許可されていないことに注意する必要がある。

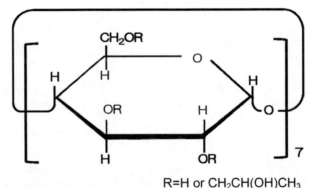

図1　HP-β-CDの分子構造

4.2.2　HP-β-CDの製造法

　HP-β-CDは，アルカリ条件下でβ-CDとプロピレンオキサイドとを反応することにより合成される。β-CDとプロピレンオキサイドの混合比を変化させることで，種々の置換度を有するHP-β-CDが調製可能である[2]。一方，高い置換度のHP-β-CDを作成するために反応液中のプロピレンオキサイドの比率を高くするとヒドロキシプロピル基自体へのヒドロキシプロピル化や副反応により生じるプロピレングリコール等の副生成物が増加するため，適切な混合比にて反応を行う必要がある。また，アルカリ条件下での反応となるため，反応終了時の中和により大量の

---

*　Koki Wada　日本食品化工㈱　研究所

第3章　シクロデキストリン

塩が生じることから，イオン交換樹脂等を用いた分離精製が必要となる。

HP-β-CD は比較的簡便な合成法で製造可能なため，現在，世界各国の企業で製造されている。しかし，上記のように副生成物のコントロール等が必要であり，かなり品質的には相違があるため，用途によっては注意が必要である。

4.2.3　HP-β-CD の物性

(1)　溶解度

HP-β-CD（置換度 4.6 及び 7.6）の水への溶解度（25℃）は 100g/100mL 以上であり，β-CD の溶解度（1.8g/100mL）と比較すると大幅に溶解度が向上している（表1）。また，β-CD がほとんど溶解しない 50％エタノール水溶液や 100％エタノールに対する溶解性も大幅に改善している。特に，エタノールへの溶解性は，置換度 4.6 の HP-β-CD で 3.4g/100mL，置換度 7.6 の HP-β-CD で 50g/100mL 以上溶解する等，置換度の増加により溶解性が向上する。

表1　HP-β-CD の溶解度（25℃）

	純水	50％エタノール水溶液	100％エタノール溶液
β-CD	1.8	1.3	0.1 以下
HP-β-CD（置換度 4.6）	100 以上	100 以上	3.4
HP-β-CD（置換度 7.6）	100 以上	100 以上	50 以上

g/100mL

(2)　粘度

HP-β-CD の各 Bx.（Brix：ショ糖の重量百分率を基準とした溶液中固形分濃度）における粘度を図2に示す。検討した全ての温度において Bx. の増加に伴い粘度の上昇が見られ，特に 20℃における粘度は Bx. 50 から Bx. 60 の間で約 80cP から約 800cP と急激に粘度が上昇する。一方で，Bx. 60 における粘度は，約 800cP（20℃），約 230cP（40℃）及び約 110cP（60℃）と温度の上昇に伴い低下することから，HP-β-CD のハンドリングを考える上で，溶液の濃度及び温

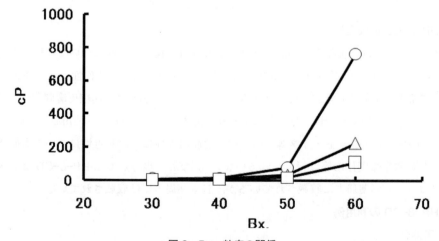

図2　Bx.-粘度の関係
○：20℃，△：40℃，□：60℃

度は重要である。

(3) 水分保持作用

HP-β-CD は吸湿性が高いため水分の保持能力に優れており，例えば 10 %（w/v）に調製したグリセリン，1,3-ブチレングリコール及び HP-β-CD を 25 ℃の条件下 48 時間放置した後の水分保持力は，無添加の水における溶液の残存量を 1.0 とした場合，それぞれ 1.4，1.3 及び 1.9 である。このように HP-β-CD は，保湿剤として使用されるグリセリンや 1,3-ブチレングリコールと比較して高い水分保持量を示すことから，保湿性を有する多機能性素材としても利用できる。

(4) 界面活性作用

HP-β-CD は，β-CD の分子空洞内が疎水性であり，β-CD 分子の外側及びヒドロキシプロピル基が親水性であることから，界面活性剤としての機能を有する。また，図 3 に示すように，HP-β-CD の置換度の上昇に伴って界面活性作用は強くなる。

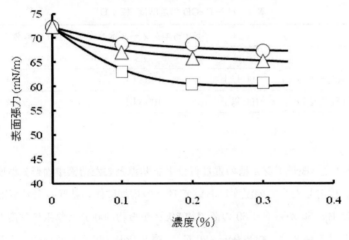

図 3　HP-β-CD の表面張力
○：置換度 2.0，△：置換度 5.5，□：置換度 7.5

4.2.4　HP-β-CD の安全性

HP-β-CD の用途は香粧品や医薬品であり，その刺激性及び安全性については種々の試験が行われている。例えば，平均置換度 4〜5 の HP-β-CD は，抗原性（接触感作性），変異原性（遺伝子突然変異誘発性，染色体異常誘発性），局所刺激性（皮膚一次刺激性，連続皮膚刺激性，眼刺激性，パッチテスト）について安全性が確認されており，化粧品や医薬部外品へ使用されている[3]。また，HP-β-CD のマウス・ラット・イヌ等への経口・静脈内投与における毒性についても研究されているが，特に重篤な副作用等は報告されていない[4]。なお，現時点では HP-β-CD はアメリカ薬局方及びヨーロッパ薬局方に収載されているが，日本薬局方には収載されていない。

4.2.5　HP-β-CD の利用例

(1) 可溶化

化粧品や医薬部外品には難水溶性物質が配合される場合が多いが，これらを溶解又は均一に分

散させるためには界面活性剤，有機溶媒の使用や微細化等の物理的な処理が行われる。HP-β-CD はβ-CD を基本骨格としているため，β-CD と同様の難水溶性物質の溶解性の改善が可能であるが，HP-β-CD の低い結晶性のためβ-CD において散見される包接沈澱物が観察されない。ハナショウガ（*Zingiber zerumbet smith.*）の精油成分であるゼルンボン（図4）の水に対する溶解性に及ぼすβ-CD 及び HP-β-CD の効果を図5に示した。β-CD は，ゼルンボンを可溶化することが可能であるが，不溶性の包接沈澱物も形成するため，CD 濃度が上昇するにつれてゼルンボンの溶解度は僅かに増加した後一定となり，ゼルンボンの溶解度は上昇しない。一方，HP-β-CD の場合は不溶性の包接沈澱物を形成しないため，HP-β-CD の濃度の増加に伴ってゼルンボンの溶解度も上昇する。このように，HP-β-CD を使用することでβ-CD では包接沈澱により溶解性が改善しにくい物質においても溶解量を増加させることが可能である。

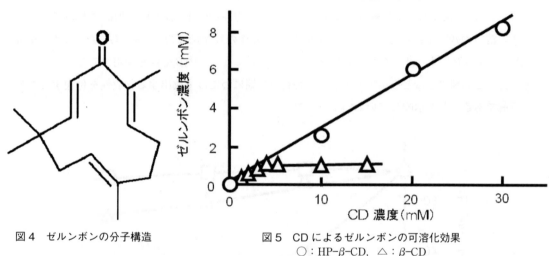

図4　ゼルンボンの分子構造　　図5　CD によるゼルンボンの可溶化効果
　　　　　　　　　　　　　　　　○：HP-β-CD，△：β-CD

(2) 安定化効果

HP-β-CD は包接複合体を形成することで，天然色素や香料等の酸素や紫外線等による変質や分解を抑制することが可能であり，図6にカロテノイドの一種であるアスタキサンチンの安定化に対する HP-β-CD の効果を示した。アスタキサンチン水溶液又はアスタキサンチン/HP-β-CD 水溶液を 30℃で3日間遮光条件下で保存した場合，HP-β-CD 未添加水溶液におけるアスタキサンチン残存率は 49 % であったにもかかわらず，HP-β-CD 添加水溶液においてはアスタキサンチンが 90 % 残存しており，HP-β-CD は水溶液中でのアスタキサンチンの分解を抑制し，安定化させることが示された。

(3) 香料の保持効果

香粧品において香料成分は主要な配合成分であるが，香料成分は揮発しやすく不安定である。HP-β-CD は香料成分と包接複合体を形成することで香料成分の揮発を抑制することが可能である。図7にメントールの水溶液へ HP-β-CD を添加し，60℃で保存した場合のメントールの残存率について検討した結果を示した。HP-β-CD 未添加群においては，香料成分は経時的に減少

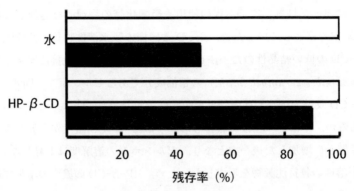

図6 アスタキサンチンの安定性に及ぼすHP-β-CDの効果
□：保存0日後，■：保存3日後

していき90分後においては約5％まで低下した。一方，2％HP-β-CD添加群においてメントールの溶液の残存率は経時的に減少していき，90分後の残存量は約70％であった。また，5％HP-β-CD溶液では，ほとんど揮発しなかった。このようにHP-β-CDを使用することで香料成分の揮発を抑制することを示すとともに，香料を長期にわたって放出する徐放性を付加することが可能であることを示唆している。

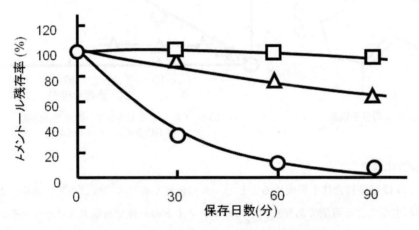

図7 メントール保持に及ぼすHP-β-CDの影響
○：β-CD 0％，△：β-CD 2％，□：β-CD 5％

(4) マスキング効果

前述のHP-β-CDによる揮発の抑制効果を利用することで，特異的な臭気を低減するマスキング効果が得られる。例えば，HP-β-CDは加齢に伴う特異的な臭気（加齢臭）の原因物質の一つとして知られている2-ノネナール（図8）[5]と包接物を形成することでその特異的な臭気を低減することが可能である。図9には，5％HP-β-CD10mLを1L容のメディウムビンに入れ，10％2-ノネナール溶液（EtOH）10μLを添加し，2時間放置後の容器中の2-ノネナール濃度をガスクロマトグラフィにて測定した結果を示した。HP-β-CD水溶液においては空気中の2-ノネナール残存率は水と比較して約10％に低下した。一方，同様の検討を包接作用の無い直鎖状の

第3章　シクロデキストリン

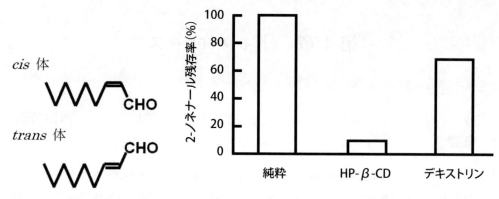

図8　2-ノネナールの分子構造　　図9　気体中2-ノネナールに及ぼすHP-β-CDの効果

デキストリン水溶液で行った場合，空気中の2-ノネナールの残存率は67％であった。このようにHP-β-CDは，2-ノネナールを包接することで2-ノネナールの空気中濃度を低下させることが可能であり，HP-β-CDを使用することで加齢臭の低減効果が期待される。

4.2.6　おわりに

β-CDの誘導体の一つとして，HP-β-CDの基本的な物性や主に香粧品分野における利用例について紹介した。HP-β-CDは化粧品分野において保湿・可溶化・安定化等の多機能性を利用して多くの製品が開発されており，本分野での使用は増加しており，今後も成長が見込まれる。一方，HP-β-CDの日本における医薬品分野への使用状況は未だ停滞しているが，HP-β-CDの安全性に関して多くの研究が行われ，その生体適合性が高いことが明らかとなっていること，各国の薬局方への収載が進んでいること等を考慮すると，今後実用化される製剤が増えていくものと推察される。

文　　献

1) ナノマテリアルシクロデキストリン，p3，米田出版（2005）
2) B. W. Müller *et al.*, *J.Pharm. Sci.*, **75**, p571 (1986)
3) 松田伯ほか，第12回シクロデキストリンシンポジウム講演要旨，p24 (1993)
4) S. Gould *et al.*, *Food and Chemical Toxicology*, **43**, p1451 (2005)
5) S. Haze *et al.*, *J. Invest. Dermatol.*, **116**, p520 (2001)

第4章 トレハロース

西田毅弘*

1 概要

トレハロース（α-d-glucopyranosyl α-d-glucopyranoside）は，グルコース2分子が α, α-1, 1 結合した非還元性の二糖類である（図1）。微生物から動植物まで広く自然界に存在しており，古来より食経験のある糖質である。

トレハロースの甘味度は，砂糖の45％で，キレのよい甘味質である。非還元性の糖質であり，メイラード反応による着色がほとんどなく，酸や熱に対して極めて安定である（表1）。

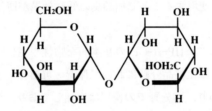

図1 トレハロース

表1 トレハロースの性質

融点	（2含水結晶）	97.0 ℃
	（無水結晶）	210.0 ℃
融解熱	（2含水結晶）	57.8 kJ/mol
	（無水結晶）	53.4 kJ/mol
甘味度		砂糖に対して45％
吸湿性	（2含水結晶）	RH90％以下で吸湿性なし
	（無水結晶）	RH30％以上で吸湿性あり
消化性		経口摂取により消化吸収される
安定性		
pH安定性		pH3.5，100℃，24hr 99％残存
水溶液の熱安定性		120℃，90分 褐変しない
水溶液の熱安定性（アミノ酸含有）		沸騰水浴中，90分 褐変しない
水溶液の熱安定性（タンパク質含有）		沸騰水浴中，90分 褐変しない
水溶液の長期保存		37℃，12ヶ月 分解はなく，褐変しない

---

* Yoshihiro Nishida ㈱林原 L'プラザ

第4章 トレハロース

通常，食品ではその製造時（加熱殺菌など）や，製造後の保存中に風味の経時変化がおきやすい。しかし，トレハロースは非常に安定性の高い糖質であるがゆえにさまざまな過酷な条件においても食品中に安定に存在し，その効果を発揮し続ける。

2 製造方法

トレハロースは，従来，酵母の菌体から抽出し精製する方法で行われていたが，含量が低いことや，抽出・精製にコストがかかることから，製品価格は高価で大量生産も困難であった[1]。現在では，澱粉から酵素によって生産する方法が確立され，大量に安価に生産できるようになっている[2]。原材料である澱粉の起源は，コーン，馬鈴薯，甘藷，およびタピオカなどいずれでもよいが，一般的に安価で精製度の高いコーンスターチが用いられる。トレハロース生成には，主に3種の酵素を用いる（図2）。第1に澱粉をイソアミラーゼ（枝切り酵素）によって加水分解しアミロースを生成する。第2に maltooligosyl trehalose synthase（MTSase）[3]がアミロースの還元末端グルコースに作用しα-1,4結合をα,α-1,1結合に変換してアミロシルトレハロースを生成する。第3に maltooligosyl trehalose trehalohydrolase（MTHase）[4]の加水分解作用によってトレハロースが生成する。基本的には以上だが，工業規模で効率的に製造するために次のような反応も行っている。MTSase はマルトースやマルトトリオースにはほとんど作用しないため，反応後期にそれらの低分子オリゴ糖が少し蓄積する。よって，cyclomaltodextrin glucanotransferase（CGTase）の不均化反応で低分子オリゴ糖を高分子化し，再度 MTSase と MTHase の基質として利用できるようにした。また，反応後期にわずかに残るグルコシルトレハロースをグルコアミラーゼでトレハロースとグルコースに加水分解し，反応収率をさらに高めている。これらのこと

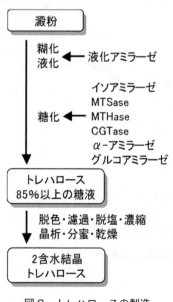

図2　トレハロースの製造

より，澱粉からトレハロースを反応収率85％以上で得ることが出来ている。その後，加熱処理して酵素を失活させ，活性炭による脱色，珪藻土ろ過，イオン交換樹脂による脱塩処理，さらに濃縮，晶析，分蜜，乾燥を行い，純度98％以上の2含水結晶トレハロースが製品化されている。

3　生理機能と作用機序の最新知見

トレハロースの特徴として，保水性・水和力の高さ（図3），ガラス転移温度 Tg（℃）が高いこと（表2）[5]，氷結晶成長を抑制する効果（図4）[6,7]，などがあるが，特にその3つの物理化学的な特性が，生体の生命活動や後に述べる食品の安定性に大きく関与している。ネムリユスリカの幼虫は，トレハロースが体内に蓄積し水の代替物質として働くことで，アフリカの数ヶ月に及ぶ乾季においても休眠状態を維持でき，雨水で蘇生すると言われている[8]。陸棲らん藻のイシクラゲは，乾燥時に塩濃度が上昇しトレハラーゼ活性が阻害されるためトレハロースが蓄積して休眠し，雨が降ったときに吸水して生命活動を再開する[9]。イシクラゲは乾燥状態で100年以上生命を維持出来る。また，パンなどに使用されるイーストでは，冷凍保存前にトレハロースを添加培養しておくことでイースト内のトレハロース蓄積量が増え，冷凍・解凍時の生存率が高まる[10]。凍結乾燥した酵素タンパク質を65℃加熱保存する際も，トレハロースを添加したものは活性が保持される[11]。酵素タンパク質では，トレハロースが周辺の水を構造化しガラス状態にしてタンパク質を包埋することで安定化し，イーストや細胞においては，細胞表面のタンパク質と水素結合しガラス状態にして保護していると考えられている。トレハロースは，その特徴的な物理化学

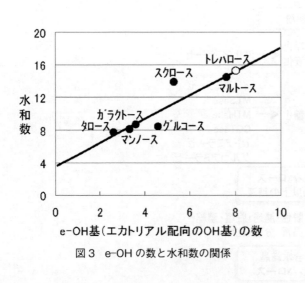

図3　e-OHの数と水和数の関係

表2　ガラス転移温度

糖質	Tg（℃）
グルコース	38
フラクトース	7
ガラクトース	32
スクロース	70
トレハロース	107
マルトース	95
ラクトース	101
ラクチュロース	88
キシリトール	−19
ソルビトール	−4
マルチトール	44
ラフィノース	77
マルトテトラオース	156

第4章　トレハロース

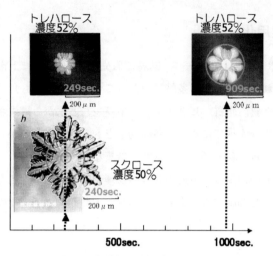

図4　氷結晶の成長速度と形状

的特性によって，乾燥，冷凍，加熱，浸透圧などのストレスがかかる環境において耐性が付与される。このように生物の生命活動に深く関与していることより「生命の糖」とも称されている。

一方，トレハロースの生理機能としては，①低う蝕性で虫歯になりにくく抗菌周病作用がある，②持続的なエネルギー供給性・低インスリン分泌性でスポーツドリンクなどに好適，③脂肪細胞肥大化抑制・体脂肪率の低減による抗メタボリックシンドローム作用，④酸を多く含む食品摂取時や喫煙時に受ける口腔粘膜障害の保護作用，⑤細胞保護効果を利用して臓器移植時での臓器保存液への利用，⑥コラーゲン合成促進による美容効果，⑦抗炎症効果や骨粗鬆症予防による抗ロコモ効果，⑧ハンチントン病などの神経変性疾患抑制効果，⑨オートファジー誘導作用，⑩寿命延長・老化抑制効果など多岐に渡って報告されており[12]，単なる甘味料を超えた糖質であることがうかがえる。

4　安全性評価

人は古来より海藻類，しいたけなどのキノコ類，パン酵母などによる発酵食品，エビなどに含まれるトレハロースを日常的に摂取してきており，この食経験から安全性の高い糖質であると言える。安全性試験としては，単回投与試験，13週反復投与毒性，AMES，染色体異常，小核，皮膚一次刺激，眼刺激性，経口胚毒性・催奇形性，感作性などが行われており，いずれも安全性に問題はない。海外においても，2000年に米国でGRAS，2001年にEUでNovel Foodsとして認可され，2000年にJECFAでは，ADIを特定しないと評価されている。一過性下痢に対するトレハロースの最大無作用量は，0.65g/kg体重であり，糖アルコールのソルビトール♂0.15g/kg体重・♀0.3g/kg体重，マルチトール0.3g/kg体重などに比べて高い値である。

5 用途展開や実用化

トレハ®（高純度含水結晶トレハロース：㈱林原販売）は1995年に上市後，8000社，20000アイテムの食品に利用され，利用分野も多岐にわたっている。そもそも食品は，主として5大栄養素（炭水化物，タンパク質，脂質，ビタミン，ミネラル）と水から構成されている。トレハロースは，その6種の構成成分すべてに対して各種効果をもっていることから，一見，見た目に全く異なる米飯，パン，肉，魚，和・洋菓子，飲料，冷菓など様々な食品に対して広く効果を発揮するのである。さらに，その効果は，前述の3つの物理化学的特性（水和力が高い，ガラス転移温度が高い，氷結晶の成長を抑制する）が大きく関与しており，以下にその特性について述べる。

5.1 水和特性

トレハロースは，水和力が非常に高い糖質である。トレハロースの独特の分子構造として，水酸基が水平方向（エカトリアル配向）のものが多く（図3），数個の水分子のかたまり（トリジマイト構造）のなかに丁度はまり込みやすいため，水和力が高いと言われている[13]。トレハロースは，水和することで水の動きを抑制し，食品のもともとの物性（できたてのジューシー感など）を保つ働きを持つ。後に述べる澱粉も，保水することによって老化が抑制される。

5.2 ガラス転移温度

かつおぶしは，もともと軟らかい魚肉であるが，一旦かつおぶしになった後は，いつまでもその形状や硬さが変わらず保持される。ガラス状態のわかりやすい一例であるが，ほかにもキャンディ，スナック菓子，クッキー，ビスケットなどがガラス化食品である。これらの食品を製造する際に，ガラス転移温度が高い物質を用いたほうがより安定に品質を保つことができる。トレハロースのガラス転移温度は，一般的に利用されている糖質のなかでは非常に高く（表2），クッキーやスナック菓子のサクサク感（クリスピー感）を保持したり，キャンディの吸湿抑制などに効果的である。生理機能の項目において少し紹介したタンパク質がガラス化することによって凍結・乾燥・加熱時での安定性が向上する効果は，食品においても同様に発揮され，タンパク質を主成分とする食肉・魚肉加工品などを安定に保持する。このように，トレハロースを用いて効率よくガラス化することで，高温・冷凍・乾燥・多湿などのストレスへの耐性が付与され，食品の出来立て感やおいしさが保たれる。

5.3 氷結晶成長抑制作用

肉を凍結したのち解凍すると，ドリップが出て，その結果，肉汁に含まれる旨味が失われる。これは，凍結保存時に肉に含まれる水分が凍り氷結晶となって成長し，肉の組織を引き裂いて損傷を与えることによると考えられている。また，砂糖液は凍結したとき，雪の結晶のように見慣れたギザギザの氷結晶の形で成長するため，食品などが損傷を受けやすい。

第4章　トレハロース

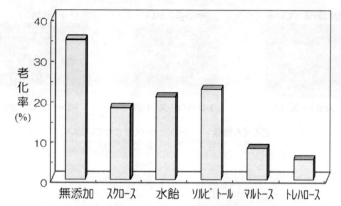

澱粉溶液(2%)と12%の各種糖質溶液を等量混合・糊化
したのち、4℃12時間後の濁度の増加を老化率とした。

図5　各糖質による澱粉の老化抑制効果

一方，トレハロース溶液は，花びらのような丸い形状で成長し，しかも砂糖溶液に比べ氷結晶の成長速度は2分の1程度である（図4）。その形状の丸さと成長速度の遅さによって，食品の損傷は抑制され，製造工程や保存時に冷凍される食品でのおいしさや物性が保持される。

5.4　澱粉の老化抑制

澱粉は時間が経つと徐々に硬化・白濁（老化）する。そもそも生澱粉は，加熱時に水分を取り込みながら膨潤して糊化するが，特に冷蔵では保存中に徐々に水分を離すことで不溶化し，老化する。一方，トレハロースは，水和力が強いため（図3），澱粉中の水分を保持し老化を抑制する。老化抑制効果は，他の糖質に比べて非常に強い（図5）。この効果を利用して，トレハロースは主食である米飯・パン類から，惣菜のコロッケ，和菓子（餅），洋菓子（スポンジ）など広く利用されている。

5.5　タンパク質の変性抑制

魚肉，食肉や卵などは，主にタンパク質からなる。タンパク質は，加熱すると変性し，凝固・硬化する。トレハロースは，タンパク変性抑制効果を有しており，例えば，卵を加熱してスクランブルエッグを作る際に，トレハロースを添加しておくと，タンパク質変性が抑制されるため，ジューシーなスクランブルエッグを調製しやすい（図6）。鶏肉のから揚げや（図7），牛豚挽き肉を用いたハンバーグも同様にジューシーに作ることが出来るなど，各種タンパク質性食品に効果を発揮し，他の糖質に比べても，トレハロースは高いタンパク質変性抑制効果を発揮する。

5.6　脂質の変敗抑制

食品のおいしさは，臭いや色に大きく影響を受ける。脂質は加熱や長期保存時に酸化・分解し

オリゴ糖の製法開発と食品への応用

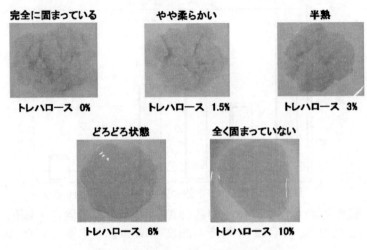

いずれも75℃、6分間加熱後の状態
図6 糖濃度と卵のタンパク質変性の関係

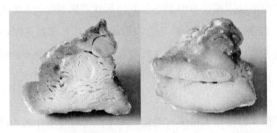

図7 から揚げのパサつきの違い

変敗臭が発生しておいしさが損なわれたり，色焼けを起こして見た目にも悪くなる場合がある。脂質が加熱・分解すると揮発性アルデヒドが発生するが，牛豚ひき肉を用いて作ったハンバーグにトレハロースを添加しておくと揮発性アルデヒドの発生は抑制され，臭いの発生が抑制される（図8）。また，魚の干物は冷蔵保存中に脂質の色焼けにより変色するが，魚の浸漬液にトレハロースを添加しておくことで変色は抑制される（図9）。この様にトレハロースは脂質の変敗を抑制する。

5.7 テクスチャー保持

米菓やスナックでは，食感が非常に大きな因子となってくる。サクサク感が失われて湿気たそれらは食べる気を失わせる。米菓などにトレハロースを添加しておくと，多少湿気てもサクサクとしたテクスチャーが保持される傾向があることがわかってきた（図10）。前述のガラス化による効果とも考えられるが，それだけで説明しきれず，まだまだトレハロースの知られざる効果，メカニズムが存在する可能性があり，今後のさらなるメカニズム解析と，それらの効果が食品へ

第4章 トレハロース

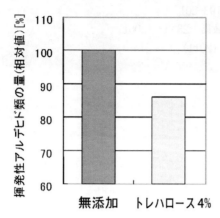

図8 ハンバーグから発生する揮発性アルデヒド

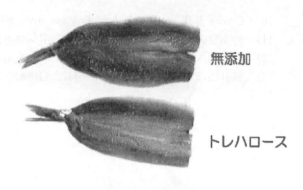

図9 マイワシ干物の変色

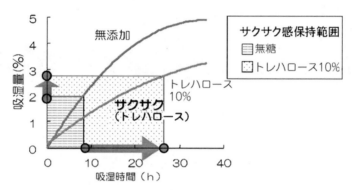

図10 米菓の吸湿量（25℃, RH60％環境下）と食感

広く応用されることが期待される。

文　　　献

1) L. C. Stewart, *J. Am. Chem. Soc.*, **72**, 2059-2061（1950）
2) 杉本利行, 食品工業, **38**, 34-39（1995）
3) Nakada T., *et al., Biosci. Biotech. Biochem.*, **59**（12）, 2210-2214（1995）
4) Nakada T., *et al., Biosci. Biotech. Biochem.*, **59**（12）, 2215-2218（1995）
5) Sei T., *et al., J. Cryst. Growth*, **240**, 218-229（2002）
6) Uchida T., *et al., J. Cryst. Growth*, **299**, 125-135（2007）
7) Kawai H., *et al., Cryobiology*, **29**, 599-606（1992）
8) Watanabe M., *et al., J. Exp. Biol.*, **205**, 2799-2802（2002）
9) Sakamoto T., *et al., Phycol. Rea.*, **57**, 66-73（2009）

オリゴ糖の製法開発と食品への応用

10) Crowe J. H, *et al., Biochem Biophys Acta,* **946**, 193-201
11) 鈴木哲夫，第4回トレハロースシンポジウム記録集，28-32（2001）
12) 向井和久ほか，*NewFoodIndustry*，**53**，4（23）（2011）
13) 桜井実ほか，食品工業，**41**，64-72（1998）

第5章 マルトシルトレハロース（ハローデックス®）の製法と機能特性

竹森浩義*

1 はじめに

マルトシルトレハロースシラップ（ハローデックス®）は，澱粉に酵素を作用させて作られる非還元性4糖類を主成分としたシラップで，低甘味で温和な甘味質を有している。

通常のデキストリンは，澱粉を種々の重合度に加水分解し，用途毎に適した特性を持たせているが，ハローデックスの製造方法，構造はデキストリンとは大きく異なっており，全く新しいデキストリンの分野を切り開く可能性を秘めている。

主成分であるマルトシルトレハロースは，高温・高圧の水素添加法による糖アルコールの製法とは違い，温和な酵素反応により製造される。末端にトレハロースの構造を有する非還元性の糖質である。

ハローデックスは，非還元性糖質を多く含むため，従来の水飴に比べメイラード反応による着色が少なく，加工適性に優れている。

2 マルトシルトレハロースの構造

マルトシルトレハロースの構造を図1に示す。マルトースとトレハロースが結合した構造になっており，特に還元末端側にトレハロース構造があるため，還元性を示さない。

3 製造方法

ハローデックスは，澱粉を原料として耐熱性液化酵素，枝切り酵素（イソアミラーゼ），マル

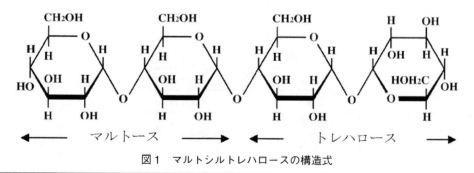

図1 マルトシルトレハロースの構造式

---

* Hiroyoshi Takemori ㈱林原 糖質事業本部 食品素材営業部

オリゴ糖の製法開発と食品への応用

トテトラオース生成酵素および MTSase（Maltooligosyl trehalose synthase）の4種の酵素を作用させて製造される。つまり，マルトテトラオースをメインに作らせながら還元末端側をトレハロース構造（α, α-1,1結合）に変換するのである。酵素反応後は，加熱処理により酵素失活させ，珪藻土濾過し，中間濃縮する。さらに，活性炭による脱色，珪藻土濾過，イオン交換樹脂による脱塩，仕上げ濾過，濃縮工程を経て製品化される。この方法によりマルトシルトレハロースを50％（固形分当たり）以上含むシラップ製品（商品名：『ハローデックス®』）が製造される。なお，ハローデックスの代表的な糖組成を表1に，また，製品規格を表2に示す。

表1　ハローデックス（DE 約14）の糖組成

糖　　質	組成（%）
単糖類	2.0
2糖類	8.9
3糖類	10.8
4糖類	17.6
マルトシルトレハロース	52.0
5糖類以上	8.7

※数値は固形物当たりの分析例である。

表2　ハローデックスの一般規格

項　　目	規　　格
固形分	72.0 % 以上
強熱残分	0.05 % 以下
pH	4.0〜6.5
着色度	0.100 以下
濁度	0.050 以下
糖組成（固形分当たり）	
グルコース	6.0 % 以下
マルトシルトレハロース	50.0 % 以上
重金属（Pb として）	5ppm 以下
ヒ素（As_2O_3 として）	2ppm 以下
生菌数	300 個 /g 以下
大腸菌群	陰性

第5章　マルトシルトレハロース（ハローデックス®）の製法と機能特性

4　基本物性

(1) 甘味度

ハローデックスの甘味度は，砂糖の約30％と低甘味で（図2），澱粉臭や糊臭がなく，コクがありながら上品でキレのよい甘味質を有している。

(2) 着色性

ハローデックスは一般の水飴に比べ，加熱安定性に優れ，またアミノ酸やたん白質とのメイラード反応性が少ないため着色性が抑えられ，加工適性に優れる（図3）。

(3) 粘度特性

ハローデックスは適度の粘性を有しており，糊臭のないシラップとして，粘度付与やコク味付

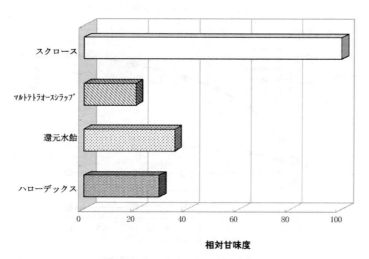

図2　ハローデックスの甘味度

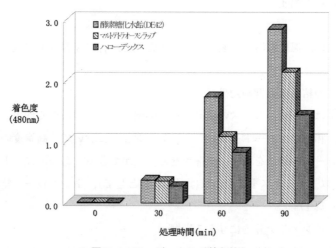

図3　ハローデックスの着色性

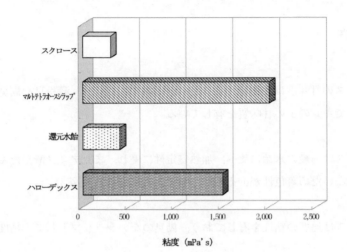

図4　ハローデックスの粘度

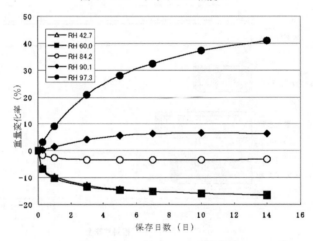

図5　ハローデックスの吸湿曲線

けなどに使用できる（図4）。

(4) 吸湿性

　ハローデックスは，温度や湿度の変化に対して安定で，特に高湿度下で吸湿しにくい特性がある（図5）。

(5) トレハロースの結晶成長抑制効果

　ハローデックスは，トレハロースの結晶成長を抑制あるいは調節する作用がある。この作用を利用することで，和菓子やハードゼリー，フォンダンなどにおいて，高濃度のトレハロースを配合でき，トレハロースの機能を最大限発揮させることができる。ちなみに，トレハロースに対して10％以上のハローデックスを配合すれば（固形物として），トレハロース結晶の析出を抑えることができる（写真1）。

(6) 血糖値およびインスリン分泌に与える影響

　ハローデックスを健常な男性8人にそれぞれ50gづつ（固形分として）摂取させ，血糖値お

第5章　マルトシルトレハロース（ハローデックス®）の製法と機能特性

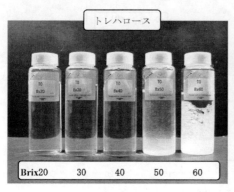
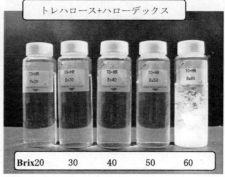

写真1　ハローデックスのトレハロース結晶析出抑制
トレハロース各濃度中の固形分5％をハローデックスに置換し，加熱溶解後の結晶析出抑制効果を調べた。常温（25℃）に2時間放置後シェーカーで物理的衝撃を加えたところ Brix50 において，トレハロース区で微結晶が晶出した。しかし，トレハロース＋ハローデックス区では，ほとんど晶出が見られず，トレハロース結晶の析出抑制効果が期待できる。

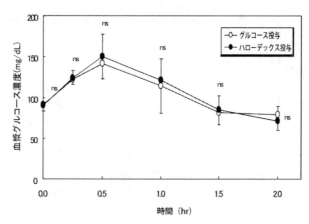

図6　ハローデックスおよびグルコース投与による血糖値の変化

およびインスリン分泌に与える影響を調べたところ，対照のグルコースの場合とほぼ同等の血糖値上昇とインスリン分泌を誘導し，消化・吸収性が極めて高い糖質であることがわかった（図6, 図7）。ハローデックスは低浸透圧性の糖質であることから，流動食や嚥下食などのエネルギー補給糖質として適している。

5　機能特性

(1) 溶解速度の調節作用（氷菓）

ハローデックスを配合することで，甘味度を上げることなく，溶けにくいソルベ（シャーベット）などの氷菓を作ることができる。また，スプーン通りも改善することができる（図8）。

オリゴ糖の製法開発と食品への応用

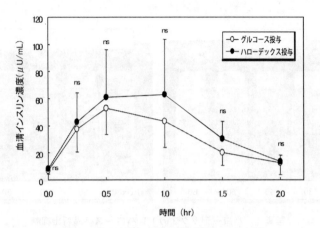

図7 ハローデックスおよびグルコース投与による血清インスリン濃度の変化

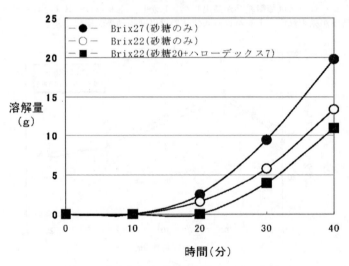

図8 溶解速度
アイスクリームを−25℃にて1週間保存後溶解量を測定（測定時；25±1℃）。

(2) ガラス転移温度（キャンディ）

ハローデックスは，ガラス転移温度（145℃）が高いため食品のガラス転移温度を効果的に上昇させることができる。ハードキャンディに通常使用される水飴の一部を，ハローデックスに置換することで，ガラス転移温度を上昇させることができる（表3）。デポジット成型時の型離れや，得られたキャンディの吸湿を抑制したり，サクサク感が向上できる（図9）。

(3) 鉄味のマスキング効果

2価鉄は吸収性は良いが，非常に鉄味が強く，飲みにくいことが知られているが，ハローデックスを加えると，鉄味がマスキングされ飲みやすくなることがわかった。クエン酸鉄アンモニウムを水100ml当たり鉄分として5mgになるように溶かし，そこにハローデックス，スクロースあるいは異性化糖を固形分として0.5〜5.0％になるよう加え，官能評価したところ，ハローデッ

第5章 マルトシルトレハロース（ハローデックス®）の製法と機能特性

表3 ハードキャンディのガラス転移温度

配合組成	ガラス転移温度（℃）
GF : MR = 6 : 4	13.2
GF : MR : HD = 6 : 2 : 2	25.0
GF : HD = 6 : 4	38.3

GF；スクロース，MR；酵素糖化水飴，
HD；ハローデックス

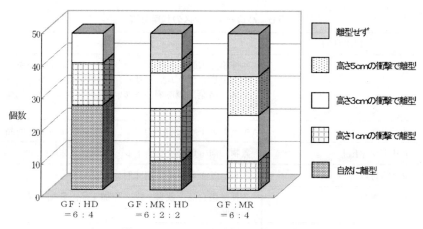

図9 ハードキャンディの型離れ試験

表4 鉄味のマスキング効果

糖濃度 \ 糖質	ハローデックス	スクロース	異性化糖
0.5 %	＋	－	－
1.0 %	＋	－	－
2.0 %	＋＋	－	＋
5.0 %	＋＋＋	－	＋＋

＊－；効果なし，＋；やや効果あり，＋＋；効果あり，＋＋＋；効果大

クスに最も鉄味をマスキングする効果のあることがわかった（表4）。

この効果を利用することにより，鉄強化飲料などをより飲みやすくできる。

また，最近の健康志向の流れから豆乳をはじめとする大豆たん白製品には，独特の生臭みやエグ味を改善することが望まれている。ハローデックスをそれらに少し加えると，生臭味などが適度にマスキングされ非常に飲みやすくなることもわかった（表5）。

オリゴ糖の製法開発と食品への応用

表5 豆乳の味質改善効果

	糖質なし	ハローデックス		
		1 %	2 %	5 %
官能評価	慣れないエグ味，生臭さがいつまでも残る	エグ味がマスキングされ，豆乳本来の風味が残る		エグ味はマスキングされるが，少し甘みも出る

豆乳（成分無調整）にハローデックス1〜5 %（固形分）を配合し官能評価を10名のパネラーで行った。

表6 ハローデックスの利用分野

利用目的	食品分野他
低甘味性	各種餡，求肥，おはぎシロップ，スポンジケーキ，カステラ，ジャム，ゼリー，クリーム，フルーツソース，冷菓，調味料（タレ，ドレッシング），乾燥野菜
低吸湿性	キャンディ，大学芋のタレ，キャンディコート商品
テリ・ツヤ出し	煮物，肉・魚のタレ，ドレッシング，米菓
コク味付け	飲料，リキュール，調味料
矯味・矯臭	各種健康食品，飲料，肉，魚加工品，乳加工品，各種調味料
粘度付与	各種調味液
トレハロース結晶の晶出抑制	キャンディ（ハード，ソフト），ハードゼリー，フォンダン，アイシング，メレンゲ，マシュマロ，冷菓，冷凍和菓子，チルド洋和菓子

6 おわりに

マルトシルトレハロースシラップ（ハローデックス®）は，澱粉を原料とし，酵素法で作られた水飴である。従来の水飴と同様な適度な粘性や低い甘味を持ちながら，上述したように，低還元性で様々な機能特性や加工適正に優れた甘味素材として，食品分野・用途へ広く利用されている（表6）。

第6章　ニゲロオリゴ糖

藤本佳則*

1　概要

ニゲロオリゴ糖はα-1,3-グルコシド結合を有するオリゴ糖である（図1）。ニゲロオリゴ糖の一つであるニゲロースは，二個のグルコースがα-1,3-グルコシド結合でつながった二糖類で，*Aspergillus niger* 由来の微生物産生多糖類であるニゲランの加水分解物から見出された[1]。ビールや日本酒，味醂，味噌などの醗酵食品や蜂蜜に含まれ[2~4]，これら醗酵食品のコクを醸し出す糖質の一つとして知られている。日本ではサケビオースとも呼ばれる[5,6]。

近年，ニゲロオリゴ糖が免疫賦活効果[7]や抗う蝕性[8]などの生体調節機能を有すること，さらには老人の健康関連 Quality of Life（QOL，生活の質）の向上効果[9]なども明らかになっている。

2　製造方法

ニゲロオリゴ糖の調製には，ニゲランやエルシナンの加水分解[10~12]の他，サイクロデキストリン合成酵素[13]やグルコアミラーゼ[14]，スクロースホスホリラーゼ[15]などを用いた方法が報告されているが，いずれも工業的規模での大量調製は困難である。

現在，工業的には *Acremonium* 属のニゲロオリゴ糖生成酵素による糖転移反応が用いられている[16]。澱粉をα-アミラーゼにより液化後，α-1,3-およびα-1,4-グルコシド結合の糖転移反応を触媒するニゲロオリゴ糖生成酵素などにより糖化し，脱色，脱イオン，濃縮などの工程を経て

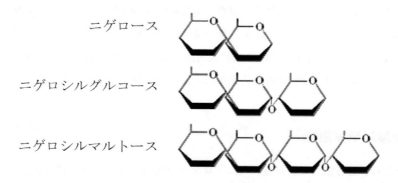

図1　ニゲロオリゴ糖の構造式例

---

*　Yoshinori Fujimoto　日本食品化工㈱　技術営業部　課長補佐

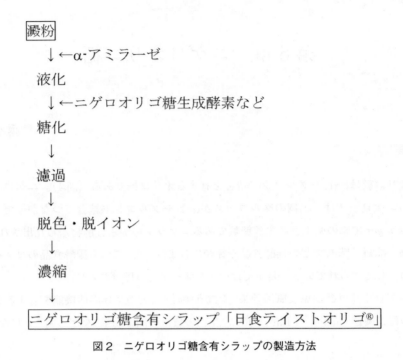

図2 ニゲロオリゴ糖含有シラップの製造方法

製造されている（図2）。こうして得られたニゲロオリゴ糖は、日本食品化工㈱よりニゲロオリゴ糖含有シラップ「日食テイストオリゴ®」の名称で販売されており、当該品のニゲロオリゴ糖含量は固形分あたり40％以上である。

3 安全性評価

ニゲロオリゴ糖は古くから食経験のある様々な醗酵食品や蜂蜜などに含まれている[2〜4]ことから、安全な糖質であると言える。その安全性を確かなものとする為に、財団法人食品農医薬品安全評価センター（静岡県）にて急性毒性試験と変異原性試験を行っている。その結果、ニゲロオリゴ糖がSlc：Wistar系ラットに対する急性経口毒性は低く、最小致死量は雌雄いずれも5000mg/kg以上、細菌に対する遺伝子突然変異誘発性は陰性との結果が得られた。以上の結果より、改めてニゲロオリゴ糖の食品への使用における安全性が確認された。

4 用途展開や実用化

以下、図2の製造方法にて製造されたニゲロオリゴ糖含有シラップ「日食テイストオリゴ®」（以下、テイストオリゴ）について、その特性や利用例を述べる。

ニゲロオリゴ糖を約40％以上含有するテイストオリゴは、蜂蜜のような芳醇なコクとキレの良さを兼ね備えた甘味を有し、その甘味度は砂糖の約45％である。この優れた味質とともに、

第6章　ニゲロオリゴ糖

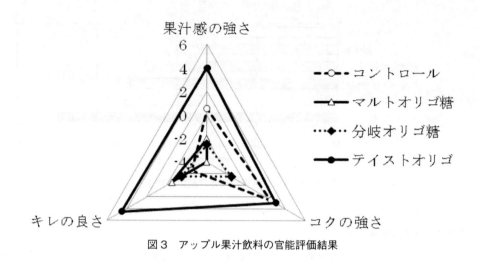

図3　アップル果汁飲料の官能評価結果

ニゲロオリゴ糖の特異な機能を用いて，様々な用途で利用されているので，その一例を挙げる。

4.1　果汁感増強効果[17～20]

　テイストオリゴの芳醇なコクは，果汁を含む飲食品に添加することで，果汁らしさ，果汁感を増強する効果がある。0.5 %（固形分換算（w/w），以下同様）テイストオリゴと6.5 %果糖ぶどう糖液糖，アップル果汁などを用いて30 %アップル果汁入り飲料を調製した。比較対照として7 %果糖ぶどう糖液糖（コントロール），0.5 %各種オリゴ糖と6.5 %果糖ぶどう糖液糖を用いた試験区も同様に調製した（いずれも果汁由来を除く糖固形分7.0 %）。各試験区をA～Dと記載した30ml紙コップに約20mlずつ注ぎ入れ，果汁感の強さ，コクの強さ，キレの良さの3項目について，ボランティア10名（男性5名，女性5名）での順位法による官能評価試験を実施した。いずれも試験材料は室温にて官能評価を実施した。試験内容的に完全な順位付けが難しい可能性があるため，評価は同順位も可能とし，その場合も順位の合計が10となるよう調整した（例1．BとCが2位で同順位であった場合；A：1，B：2.5，C：2.5，D：4，例2．いずれも違いがなかった場合；A：2.5，B：2.5，C：2.5，D：2.5）。その合計順位を基に各試験区の評価結果を図3に取り纏めた。図3より，他の添加区と比較してテイストオリゴ添加区は，果汁感の強さ，コクの強さ，キレの良さの各項目とも，最も高い評価であることが分かる。様々な果汁で検証した結果，全般的にテイストオリゴの評価は高く，特にポリフェノール系の果汁との相性が良いことが示唆された。

　テイストオリゴはまた，ヨーグルトに添加した際，適度な酸味とコクを増すことで，そのヨーグルトらしさを際立たせる効果も確認されている。これら果汁やヨーグルトへの添加効果は，果汁などを減らさずに用いた場合は，より果汁感が際立ったプレミアム感を持たせることが可能であり，果汁などの添加量を減らす場合は，コストダウンが期待できる。

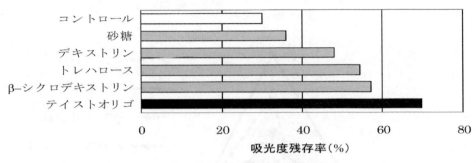

図4 紫コーン色素の退色抑制試験結果

4.2 天然色素退色抑制効果[17, 18, 21~26]

テイストオリゴの特記すべき効果として天然色素退色抑制効果がある。

図4は，テイストオリゴ3％（固形分換算（w/w），以下同様）と果糖ぶどう糖液糖5％，紫コーン色素0.12％となるよう調製した水溶液に蛍光灯（約1000ルクス）を室温下で28日間照射した時の，色素の残存率（吸光度残存率）を示したものである。比較対象としてテイストオリゴの代わりに各種糖質を3％（コントロールは果糖ぶどう糖液糖8％，β-シクロデキストリンは0.6％と果糖ぶどう糖液糖7.4％）にて同様に調製した。図4からコントロールや他の糖質添加区と比較して，テイストオリゴ添加区が高い天然色素退色抑制効果を有することが分かる。当該効果は紫コーン色素のようなアントシアニン系色素の他，コチニール色素やクチナシ青色素，ビタミンB_2など様々な色素にてその効果が確認されている。

当該効果を検証する為にグルコース2分子からなるグルコ二糖にてイチゴアントシアニンの一種，カリステフィン（ペラルゴニジン-3-グルコシド）の退色抑制試験を実施したところ，ニゲロースが最も退色抑制効果が高かった。そこで，そのメカニズム解明を目的にコンピュータシミュレーションによる検証を行った。まず，各種グルコ二糖類とカリステフィンの分子の電荷の分布を可視化した静電ポテンシャルマップを作成した。他のグルコ二糖類は還元末端側と非還元末端側のいずれのグルコースにも正と負の電荷が共存するのに対し，ニゲロースは還元末端側のグルコースは負の，非還元末端側のグルコースは正の電荷を帯びていることが明らかとなった。一方，カリステフィンの発色に関わるペラルゴニジン骨格は正の電荷，配糖体として存在する糖分子が負の電荷を帯びていた。次に，コンピュータ上でカリステフィン1分子に対し，各種糖質と多数の水分子を配置した上でシミュレーションを実施した。その結果，他の糖質では分子同士の反発から，時間の経過と共にカリステフィンから糖分子が遠ざかっていったのに対し，ニゲロースはカリステフィン1分子に対しニゲロース1分子が覆い被さった状態で安定化した。これをスタッキング構造と呼んでおり，アントシアニンでは色素同士が会合（自己会合）しスタッキング構造をとることでその安定性を高めていることが知られている[27, 28]。以上の結果から，テイストオリゴの天然色素退色抑制効果がニゲロオリゴ糖の電荷の分布と深く関わっていることが示唆された。

第6章　ニゲロオリゴ糖

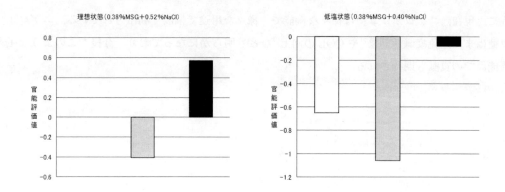

図5　理想状態（左）及び低塩状態（右）における旨味強度官能評価結果

4.3　旨味保持・増強効果[29,30]

　昨今は健康に対する消費者の意識の高まりから，食品の低塩化が求められている。しかし，食塩を減らすことで旨味も減少することがあり，度々課題となっている。図5はグルタミン酸ソーダ（MSG）0.38％と食塩（NaCl）0.52％を含む水溶液（コントロール）にテイストオリゴまたはイソマルトオリゴ糖を1％添加し，旨味の強さについて官能評価試験を実施した結果である。この時のMSGとNaClの比は旨味を最も強く感じる理想状態とされる。同様にMSGの量はそのままでNaClを0.40％とした低塩状態においても官能評価試験を実施した。いずれも理想状態のコントロールを0として旨みが弱い（－2）～無添加（0）～旨みが強い（＋2）にて評価し，10名のパネラーの平均値（官能評価値）を示した。理想状態ではテイストオリゴ添加区は旨味を強く感じ，低塩状態においても最も旨味を保持していることが分かる。

4.4　その他の利用特性

　テイストオリゴは上述の果汁感増強効果や天然色素の退色抑制効果，旨味保持・増強効果の他，塩なれ効果[29,30]，煮崩れ抑制効果[30,31]，高甘味度甘味料の味質改善効果[29,30]，澱粉の老化抑制効果[32]など，様々な機能が確認されている。

　テイストオリゴの市場として特に増えているのが低カロリーあるいは低糖ジャンルの飲食品である。高甘味度甘味料を用いた低カロリー食品では特有の苦味やコクのなさが課題になることがある。テイストオリゴは各種高甘味度甘味料の味質を改善する効果を有し，例えば清涼飲料では製品あたり0.5％程度テイストオリゴを添加することによりその効果が期待できる。

5　おわりに

　日本ではサケビオースとしても知られていたニゲロオリゴ糖は，日本古来の醗酵技術が産み出した優れたオリゴ糖の一つである。サケビオースが醗酵食品のコクや美味しさを形成してきたよ

オリゴ糖の製法開発と食品への応用

うに，現在，ニゲロオリゴ糖は様々な機能で，様々な用途で幅広く利用されている。ニゲロオリゴ糖はまた，免疫賦活効果[7]やQOLの向上[9]なども明らかになっており，今後，このような生理機能面での貢献も期待される。

文　　　献

1) S. A. Barker *et. al., J. Chem. Soc.,* p3084（1953）
2) 馬場茂ほか，*J. Soc. Brew. Japan.,* **69**, 778（1974）
3) 松田和雄ほか，醗酵工学会誌，**32**，399（1954）
4) I. R. Siddiqui, *Adv. Carbohydr. Chem.,* **25**, 285（1970）
5) 松田和雄ほか，醗酵工学会誌，**31**，211（1953）
6) 松田和雄ほか，醗酵工学会誌，**32**，498（1954）
7) S. Murosaki *et. al., Biosci. Biotechnol. Biochem.,* **63**, 373（1999）
8) S. Imai *et. al., J. Dent. Res.,* **63**, 1293（1984）
9) 室崎伸二ほか，薬理と治療，**29**，815（2001）
10) K. K. Tung *et. al., Anal. Biochem.,* **38**, 164（1970）
11) A. Misaki *et. al., J. Jpn. Soc. Starch Sci.,* **27**, 121（1980）
12) 特開昭 55-19004
13) 小林昭一，食品工業，**31**，20（1988）
14) H. Fujimoto *et. al., Agric. Biol. Chem.,* **52**, 1345（1988）
15) S. Kitao *et. al., Biosci. Biotech. Biochem.,* **58**, 790（1994）
16) Y. Konishi *et. al., Biosci. Biotech. Biochem.,* **61**, 439（1997）
17) 藤本佳則ほか，第49回香料・テルペンおよび精油化学に関する討論会要旨集（2005）
18) 日本食品化工㈱技術資料
19) 特開 2002-186450
20) T. Unno *et. al., J. Appl. Glycosci.,* **52**, 59（2005）
21) 藤本佳則，日本食品新素材協議会誌，**3**，77（2000）
22) 特開 2000-189101
23) 中久喜輝夫，月刊フードケミカル，**10**，25（2000）
24) 藤本佳則，ジャパンフードサイエンス，**40**，57（2001）
25) 住吉秀幸ほか，月刊フードケミカル，**3**，36（2001）
26) 藤本佳則，日本食品新素材協議会誌，**12**，31（2009）
27) T. Goto *et. al., Tetrahedron. Lett.,* **23**, 3695（1982）
28) R. Brouillard, *Phytochemistry,* **22**, 1311（1983）
29) 小西豊，月刊フードケミカル，**6**，55（1997）
30) 小林昭一ほか，オリゴ糖の新知識，p.197，食品化学新聞社（1998）
31) 特開平 11-178514
32) 藤本佳則，月刊フードケミカル，**19**，31（2003）

第7章 ゲンチオオリゴ糖

藤本佳則*

1 概要

ゲンチオオリゴ糖はβ-1,6-グルコシド結合を有するオリゴ糖である（図1）。ゲンチオオリゴ糖の一つであるゲンチオビオースは，二個のグルコースがβ-1,6-グルコシド結合でつながった二糖類で，リンドウの根茎や根から配糖体として見出された。尚，ゲンチオビオースの名称は，リンドウの学名である *Gentiana* に由来する。リンドウの根茎や根にはゲンチオビオースの他，ゲンチアノースやゲンチオピクリンなども含まれ，いずれも強い苦味を有する。古来より，このリンドウの根茎や根を乾かしたものが「竜胆」という名の苦味健胃剤として用いられてきた他，消炎，解毒薬として用いられる竜胆しゃ肝湯などにも使われてきた。その他，ゲンチオビオースは蜂蜜[1]やサフラン色素[2]，海藻などにも配糖体として含まれていることが知られている。また，遊離したゲンチオビオースは樹液[3]や熟成トマト[4]でその存在が報告されている。さらに，酸糖化水飴製造時にもゲンチオビオースが生成し，その苦味が酸糖化水飴の課題となることもあった。

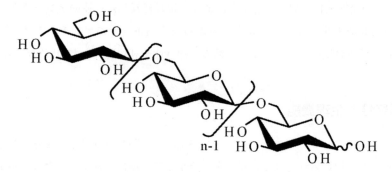

図1 ゲンチオオリゴ糖の構造

2 製造方法

ゲンチオオリゴ糖の調製には，ゲンチアノースの酸分解[2]やプスツランやラミナランなどの部分加水分解[5,6]，アーモンドなど植物起源のβ-グルコシダーゼによるブドウ糖の縮合反応[7]などが報告されているが，いずれも工業的規模での大量調製は困難である。

現在，工業的にはブドウ糖を原料とし，微生物起源のβ-グルコシダーゼによる糖転移・縮合

---

* Yoshinori Fujimoto　日本食品化工㈱　技術営業部　課長補佐

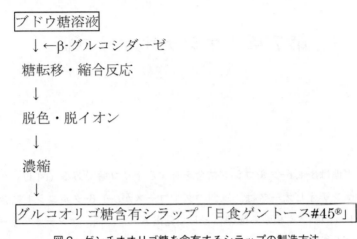

図2 ゲンチオオリゴ糖を含有するシラップの製造方法

反応が用いられている[8〜12]。高濃度のブドウ糖溶液をβ-グルコシダーゼにより糖転移・縮合反応させ、脱色、脱イオン、濃縮などの工程を経て製造されている（図2）。こうして得られたゲンチオオリゴ糖を含むシラップは、日本食品化工㈱よりグルコオリゴ糖含有シラップ「日食ゲントース#45®」の名称で販売されている。

また、ゲンチオビオースを基質にPenicillium multicolor由来β-glucosidaseおよびβ-1,6-glucanaseを用いた糖転移・加水分解反応により、鎖長延長した一連のゲンチオオリゴ糖が調製出来る[13]。純粋にβ-1,6-グルコシド結合のみからなる高重合度のゲンチオオリゴ糖が生成可能となり、今後、各重合度のゲンチオオリゴ糖の生理機能や利用特性などの解明が期待されている。

3 味質特性と生理機能

ゲンチオオリゴ糖の一つ、ゲンチオビオースが竜胆や竜胆しゃ肝湯の一成分として苦味剤や健胃剤、消炎剤として用いられてきた通り、ゲンチオオリゴ糖には様々な生理機能が確認されている。ゲンチオオリゴ糖の生理機能を確認する為に、図2の製造方法にて調製したグルコオリゴ糖含有シラップを分画、粉末化することでさらにゲンチオオリゴ糖含有量を高めた「日食ゲントース#80P®」（以下、ゲントース#80P）を調製し、生理機能試験に供した。

3.1 味質特性

ゲンチオビオースを一成分とする竜胆は、竜の肝のように苦いことがその名の由来とされているように、ゲンチオオリゴ糖はその苦味が特徴である。

代表的な苦味剤の一つである硫酸キニーネと比較した場合、ゲントース#80Pの苦味は固形分あたり5000〜20000分の1である[9]。硫酸キニーネの苦味が刺激性のあるシャープな苦味であるのと比較すると、ゲントース#80Pの苦味は適度なコクとキレのある、まろやかな苦味であり、

第7章 ゲンチオオリゴ糖

柑橘系の苦味に近い。

さらに，ゲンチオビオースの苦味は硫酸キニーネの苦味の約400分の1，ゲンチオトリオースの苦味はゲンチオビオースの約5分の1である[13]。甘味を有する糖質であるマルトオリゴ糖が重合度の増加に伴いその甘味が下がるのと同様，ゲンチオオリゴ糖においても重合度が増える程，苦味が下がることが分かる。

3.2 ヒト腸内フローラへの影響[14]

ゲントース＃80Pを7g/日，6名の健常者に10日間投与した。摂取前，摂取中，摂取後の腸内細菌の占有率の結果を図3に示す。ゲントース＃80P摂取中はBifidobacteriaの占有率が21.5％と，摂取前の8.5％から増加していることが分かる。糞便のpH測定では，ゲントース＃80P摂取中は摂取前と比較してpHが0.5低下し，便通の回数が増加したものが1名，硬さが改善されたものが3名と，6名中4名で便性の改善効果が観察された。

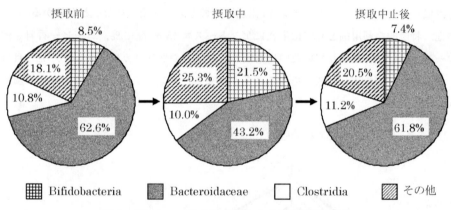

図3 ゲントース＃80P摂取による腸内菌叢の変化

4 安全性評価

ゲンチオオリゴ糖は古くから食経験のある蜂蜜[1]や海藻などに含まれていることから，安全な糖質であると言える。ラットを用いた単回経口投与の急性毒性試験では5g/kg体重の投与量でも全く異常は認められず，サルモネラ菌や大腸菌を用いた変異原性試験でも陰性との結果が得られた。以上の結果より，改めてゲンチオオリゴ糖の食品への使用における安全性が確認された。

5 用途展開や実用化

以下，図2の製造方法にて製造したグルコオリゴ糖含有シラップ「日食ゲントース＃45®」（以下，ゲントース＃45）について，その特性や利用例を述べる。

ゲンチオオリゴ糖を含有するゲントース＃45は，キレの良い苦味と甘さを兼ね備えた味質を

呈し，その甘味度は砂糖の約40％である．糖質でありながら苦味を呈するという特徴的な味質とともに，ゲンチオオリゴ糖の特異な機能を用いて，様々な用途で利用されているので，その一例を挙げる．

5.1 苦味付与効果[12, 15, 16]

ゲントース#45の最大の特徴は，苦味にある．その苦味も柑橘系の苦味に似た，適度なコクとキレのある苦味であり，苦味を有する飲食品に添加することで，その苦味や厚みを付与することが出来る．添加量が増える程，その苦味は顕著なものとなるが，コーヒーやココア，ビール系飲料では0.5〜1％（固形分換算（w/w），以下同様），チョコレートやココア風味のクッキーなどの菓子・ケーキ類でも3〜5％を目安に添加すれば，その苦味を感じることが出来る．

図4は市販コーヒー飲料にゲントース#45またはマルトオリゴ糖を各0.5％添加し，無添加のコントロールとともに官能評価試験を実施した結果である．苦味の強さの他，風味やコクについても評価し，いずれもゲントース#45添加区が最も高く評価されたことが分かる．

その他，特徴的な利用例としては牛乳にゲントース#45を7〜8％，コーヒー香料を添加すると，コーヒー豆は一切使用していないにも関わらず味質や風味はカフェオレで，見た目は牛乳という，そのギャップを楽しむ飲料を作ることが出来る．ノンカフェインのカフェオレ風飲料として如何であろうか．

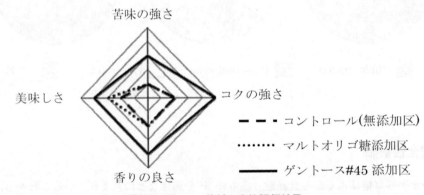

図4　コーヒー飲料の官能評価結果

5.2 果汁感増強効果[15, 16]

ゲントース#45のキレの良い苦味と甘さは，果汁を含む飲食品に添加することで，果汁らしさ，果汁感を増強する効果がある．0.5％（固形分換算（w/w），以下同様）ゲントース#45と6.5％果糖ぶどう糖液糖，オレンジ果汁などを用いて30％オレンジ果汁入り飲料を調製した．比較対照として7％果糖ぶどう糖液糖（コントロール），0.5％各種オリゴ糖と6.5％果糖ぶどう糖液糖を用いた試験区も同様に調製した（いずれも果汁由来を除く糖固形分7.0％）．各試験区をA〜Dと記載した30ml紙コップに約20mlずつ注ぎ入れ，果汁感の強さ，コクの強さ，キレの良さの3項目について，ボランティア10名（男性6名，女性4名）での順位法による官能評価試

第7章　ゲンチオオリゴ糖

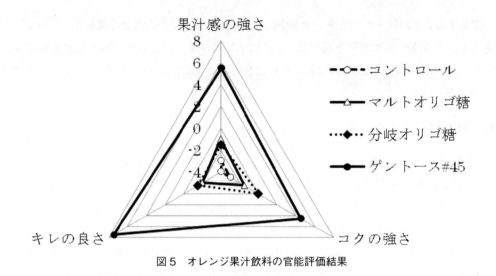

図5　オレンジ果汁飲料の官能評価結果

験を実施した。いずれも試験材料は室温にて官能評価を実施した。試験内容的に完全な順位付けが難しい可能性があるため，評価は同順位も可能とし，その場合も順位の合計が10となるよう調整した（例1．BとCが2位で同順位であった場合；A：1，B：2.5，C：2.5，D：4，例2．いずれも違いがなかった場合；A：2.5，B：2.5，C：2.5，D：2.5）。その合計順位を基に各試験区の評価結果を図5に取り纏めた。図5より，他の添加区と比較してゲントース#45添加区は，果汁感の強さ，コクの強さ，キレの良さの各項目とも，最も高い評価であることが分かる。

　様々な果汁で検証した結果，全般的にゲントース#45の評価は高く，特に柑橘系の果汁との相性が良いことが示唆された。柑橘系の果汁の場合，他のオリゴ糖では味がぼやけ，平坦な味になってしまうことがある。その点，ゲントース#45はキレを良くすることで，柑橘系果汁のすっきりとした後味を強調することが出来，またその苦味が柑橘系果汁が有する苦味と類似した傾向にある。ゲントース#45のキレの良い味質はまた，炭酸飲料との相性の良さにも繋がる。

5.3　その他の利用特性

　ゲントース#45は上述の苦味付与効果や果汁感増強効果の他，野菜などのエグ味軽減効果[12,17]や高甘味度甘味料の味質改善効果[16,18]，乳類の後味の改善効果[19]，澱粉の老化抑制効果[20]など，様々な機能が確認されている。

　果汁感増強効果と同様，野菜などのエグ味軽減効果や高甘味度甘味料の味質改善効果は，ゲントース#45を隠し味的に添加することで，味質のキレを良くしたり，不快な味をマスキングする機能であり，清涼飲料の場合では0.5～1％程度の添加量でその効果が期待できる。また，豆乳やパンプキンスープ，おしるこなどでもゲントース#45の添加により豆乳やカボチャ，小豆のエグ味が消え，甘さが引き立ったキレの良い味に仕上げることが出来，本来の旨味が強調される。いずれもゲントース#45の添加量は0.05～3％程度と非常に僅かな量でその効果が得られる。

　さらに，ゲンチオビオースはシグナル分子として認識し，生体防御や分化などに繋がる細胞応

オリゴ糖の製法開発と食品への応用

答を開始することが知られ，熟成トマト中に存在している。そのこととの関わりについては不明であるが，ゲントース＃80Pを菌床に与えることでヒラタケの生育を早める効果も確認されており[13,21]，今後，これら園芸分野における貢献も期待できる。

6 おわりに

「良薬口に苦し」の言葉に違わず，糖質でありながらも苦味を呈するゲンチオオリゴ糖は古来よりその生理機能が着目され，世界各地で食されてきた。その大量製造法が開発されたことで，その用途はそれまでの薬局方・漢方などに関わる分野から食品分野に広がり，今後は園芸分野への拡大が期待されている。生理機能に関しても，本稿記載の他，カルシウム吸収促進効果[22]なども確認されている。また，*P. multicolor* 由来酵素を用いて各重合度の純粋なゲンチオオリゴ糖が生成可能となったことで，重合度別の生理機能や特異な用途開発などの研究にも期待が持てる。

また，ゲンチオオリゴ糖はグルコースを構成糖とするにも関わらず苦味を呈し，さらに水素添加処理し，糖アルコールにすることでその苦味が消失することが知られている[23]。ゲンチオオリゴ糖の立体構造と味質の相関を検証することで，苦味という特異な味質のメカニズムの解明にも繋がることから，そのような視点での研究も進展している。

文　献

1) I. R. Siddigui *et al.*, "The sugar of honey, *Advances in carbohydrate chemistry and biochemistry*", p. 285, Academic Press, New York（1970）

2) J. H. Pazur *et al.*, "Oligosaccharides. *The carbohydrate* Ⅱ *A*", p. 111, Academic Press, New York（1970）

3) G. A. Adams *et al.*, *Can. J. Biochem. Physiol.*, **40**, 989（1962）

4) J. C. Dumville *et al.*, *Planta.*, **216**, 484（2003）

5) 水野卓ほか，"図解糖質化学便覧"，p. 71，共立出版（1971）

6) F. Nanjo *et al.*, *Agric. Biol. Chem.*, **48**, 1523（1984）

7) S. Peat *et al.*, *Nature,* **170**, 1056（1952）

8) 岡田嚴太郎ほか，Bio Industry，**7**，662（1990）

9) 海野剛裕ほか，応用糖質科学，**41**，327（1994）

10) 海野剛裕，応用糖質科学，**42**，83（1995）

11) 中久喜輝夫ほか，Foods & Food Ingredients J. Jpn., **167**，116（1995）

12) 特許 2721968

13) Y. Fujimoto *et al.*, *Carbohydr. Res.*, **344**, 972（2009）

14) 海野剛裕ほか，澱粉科学，**40**，21（1993）

第 7 章　ゲンチオオリゴ糖

15)　海野剛裕ほか，応用糖質科学，**52**，59（2005）
16)　藤本佳則，Bio Industry，**26**（4），68（2009）
17)　㈳菓子総合技術センター試験報告書，菓子セ 2 特研第 11 号（1991）
18)　日本食品化工㈱研究所　技術資料
19)　特開 2002-335903
20)　藤本佳則，月刊フードケミカル，**19**，31（2003）
21)　特開 2008-17782
22)　特開平 11-299453
23)　特許 3020583

第8章　コージオリゴ糖

久保田倫夫*

1　コージオリゴ糖

　グルコース（d-glucose）からなるグルコオリゴ糖では，結合がα型のものが，α-1,3結合のニゲロオリゴ糖，α-1,4結合のマルトオリゴ糖，α-1,6結合のイソマルトオリゴ糖が商品化されている。原料はすべて澱粉で，マルトオリゴ糖の場合，澱粉をβ-アミラーゼやα-アミラーゼでマルトオリゴ糖まで分解する。ニゲロオリゴ糖やイソマルトオリゴ糖の場合，澱粉をβ-アミラーゼやα-アミラーゼでマルトオリゴ糖まで分解した後，α-グルコシダーゼで転移・縮合して生成させる。α-1,2結合のコージオリゴ糖も研究開発が進んでいる。

2　コージビオース

　コージビオース（kojibiose）は，2分子のグルコースがα-1,2結合でつながった二糖（図1）で，天然界では，麹や蜂蜜などの中に存在する。また，α-グルコシダーゼ（glucosidase）の転移作用[3]やデキストラン（dextran）の部分加水分解物[4]にもみいだされている。コージビオースに，さらにα-1,2結合でグルコースがつながったオリゴ糖（図2），例えば，コージトリオース（kojitriose）やコージテトラオース（kojitetraose）[5]などはコージオリゴ糖と呼ばれている。また，還元末端側にマルトース構造をもつ4-α-kojibiosyl-glucose（図3）[6]や還元末端側にトレハロース構造を有するセラギノース（selaginose，図4）[7]などもコージオリゴ糖に含まれる。

3　コージビオースホスホリラーゼ

　コージオリゴ糖の生成は，コージビオースホスホリラーゼ（kojibiose phosphorylae，EC 2.4.1.230，KPase）が関与する。KPaseはコージビオースを可逆的に加リン酸分解し，グルコー

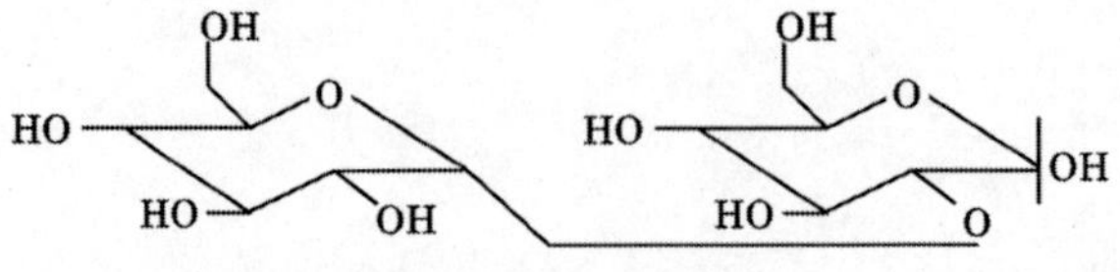

図1　コージビオースの構造

---

　*　Michio Kubota　㈱林原生物化学研究所　開発センター　取締役

第8章　コージオリゴ糖

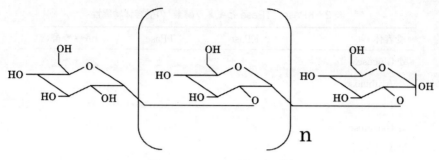

図2　コージオリゴ糖の構造

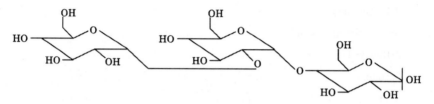

図3　4-α-kojibiosyl-glucose の構造

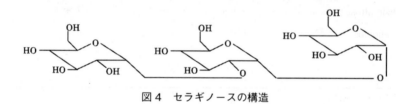

図4　セラギノースの構造

表1　KPase，TPase とキメラ酵素*の性質

	KPase	TPase	キメラ酵素*
最適 pH	5.5	7.0-7.5	5.5
最適温度（℃）	65	70	35
pH 安定性	5.5-9.7	6.0-9.0	4.6-9.5
温度安定性（℃）	65	6.0	50
分子量（Da）　SDS-PAGE	83,000	88,000	90,000
ゲルろ過	500,000	190,000	76,000

*　キメラ酵素（V-Ⅲ酵素）[14]：中央部 125 アミノ酸残基が KPase 配列で，残りの 660 アミノ酸残基が TPase 配列のキメラ酵素

スとβ-グルコース 1-リン酸（β-G1P）を生成する[8]。この反応は，α-1,2 グルコシド結合からβ-1 リン酸結合を生成する反転反応である。これまでに，KPase は *Thermoanaerobacter brockii*[7] と *Caldicellulosiruptor saccharolyticus*[9] に存在することがわかっている。*T. brockii* 酵素は，菌体内酵素で，775 アミノ酸残基からなり[10]，6 量体として存在する。本酵素は，最適 pH が 5.5，最適温度が 65 ℃，pH 安定性が 5.5-9.7，温度安定性が 65 ℃までである（表1）。基質特異性は高く，コージビオース以外のグルコ二糖をまったく加リン酸分解しないが，コージトリオースやコ

99

オリゴ糖の製法開発と食品への応用

表2　KPase，TPaseとキメラ酵素*の受容体特異性

受容体	KPase	TPase	キメラ酵素*
d-Glucose	＋＋＋	＋＋＋	＋＋＋
d-Arabinose	＋	－	－
d-Fructose	－	－	－
d-Galactose	＋	＋＋	－
d-Mannose	－	＋	－
l-Xylose	＋	－	－
d-Glucosamine	－	＋＋	－
N-Acetyl-d-glucosamine	－	＋	－
2-Deoxy-d-glucose	－	＋＋	－
Sorbitol	－	－	－
Trehalose	＋＋＋	－	＋＋＋
Maltose	＋＋＋	－	＋＋＋
Isomaltose	＋＋＋	－	＋＋＋
Cellobiose	＋＋		
Sucrose	＋＋		＋＋
Lactose	－	－	－

＊：表1と同じ

ージテトラオースには作用する。加リン酸分解の逆反応の糖転移では，その転移受容体特異性
（表2）は比較的に広く，グルコース，キシロース（xylose），ガラクトース（galactose），アラ
ビノース（arabinose），ソルボース（sorbose），グルコースからなるグルコ二糖，マルトオリゴ糖，
スクロース（sucrose），ミオイノシトール（myo-inositol），グリセリン（glycerol）などが転移
受容体となる[11, 12]。

4　酵素生産

　酵素生産では，T. brockii は嫌気培養でおこなわれるが，その生産性は低い。そのため，T.
brockii 染色体 DNA からクローン化した遺伝子を大腸菌や枯草菌に組換え，その培養菌体中に
大量発現した組換え酵素を用いているようである。その際，タンパク質部分に変異を導入し，耐
熱性の変異酵素も作製している[13]。また，KPase とトレハロースホスホリラーゼ（TPase，EC
2.4.1.64）のキメラ酵素も作製されており，そのキメラ酵素の転移受容体特異性が変化している
ことが報告されている[14]。

5 コージオリゴ糖生産

　コージオリゴ糖の生産には，KPase の糖転移反応を利用する。基質は，基本的に β–G1P（糖供与体）とグルコース（転移受容体）である。β–G1P のグルコース残基が α 型に反転し，転移受容体グルコースの 2 位水酸基に転移して，コージビオースを生成する。生成したコージビオースは転移受容体となりうるため，さらに β–G1P のグルコース残基が転移して，コージトリオースやコージテトラオースなどになる。β–G1P が 50mM のとき，グルコース 50mM（β–G1P：glucose＝1：1）からは重合度 5 までのオリゴ糖が生成し平均重合度は 1.95，グルコース 25mM（β–G1P：glucose＝2：1）からは重合度 6 までのオリゴ糖が生成し平均重合度は 2.71，グルコース 12.5mM（β–G1P：glucose＝4：1）からは重合度 7 までのオリゴ糖が生成し平均重合度は 3.58 であった[5]。このように糖供与体濃度が過剰になると，生成物の重合度は上昇し，さまざまな重合度のコージオリゴ糖が生成する。ある種の部位特異的に変異した KPase（S676N）は，生成するコージオリゴ糖の平均重合度を高め，wild-type では重合度 6 以上が生成しない条件で，変異酵素 KPase（S676N）は重合度 6 以上を 13.5 ％生成した[11]。

6 セラギノース

　β–G1P は，トレハロースを TPase で加リン酸分解するかマルトースをマルトースホスホリラーゼ（MPase，EC 2.4.1.8）で加リン酸分解することにより生成する。しかし，その生成した β–G1P を精製して用いると，工業的に高価な基質となる。そのため，トレハロースやマルトースを TPase や MPase で分解し，グルコースと β–G1P と生成させ，それにそのまま KPase を作用させ，コージビオースなどを製造する安価な方法が考えられている。トレハロースを出発基質として，TPase と KPase を作用させた場合，反応の糖組成は，グルコース 17.9 ％，トレハロース 26.7 ％，コージビオース 11.4 ％，セラギノース 32 ％，コージトリオース 7.0 ％，コージオリゴ糖（四糖以上）5.9 ％となり[15]，トレハロースにグルコースが α-2 転移したセラギノースが主成分となる。また，マルトースを出発基質とすれば，同様にマルトースに α-2 転移した 4-α-kojibiosyl-glucose が主成分となる。

7 分析

　コージオリゴ糖の分析は，一般に高速液体クロマトグラフィー（HPLC）を適用して迅速かつ正確に定量・分析が可能である。HPLC に用いる分析用カラムとしては，糖分析用カラム（Shodex SUGAR KS-801，昭和電工製など）が用いられる。検出器は示差屈折計（RI），移動層（流速 0.5ml/ 分）は脱気純水を用い，通常分析用カラム温度は 60 ℃で使用する。なお，以上の HPLC による分析の場合，注入した糖質は全量溶出され，ピーク面積比でコージオリゴ糖のそれ

ぞれの純度（％）が算出される。

8　用途

　コージオリゴ糖の開発中の製品で，製品の種類や規格は未定である。コージビオースはα-1, 2結合のグルコオリゴ糖のため，ニゲロース，マルトース，イソマルトースに比べ，その還元末端の還元性は低く，メーラード反応による着色も少ない。コージビオースの特性を以下に示す。

　① 　還元性：グルコースがα-2結合しているため，還元性は低い。

　② 　融点：コージビオース結晶の融点は190.4℃である。

　③ 　比旋光度：コージビオースの比旋光度は，3 ％（w/v）濃度，20℃で，＋136°である。

　④ 　溶解度：コージビオースの飽和濃度は，20℃で24.8 ％（w/w）である。

　⑤ 　安定性：コージビオース水溶液10 ％（w/w）で，120℃90分間の条件で，pH6.0で残存率は97.7 ％である。

　⑥ 　消化性：一般的に消化性を示し，固形分当たりのエネルギー値は4kcal/gである。

　三糖以上のコージオリゴ糖は，消化性が低く，難消化性オリゴ糖として機能しそうである[5, 6, 15]。

文　　　献

1) 　K. Matsuda and K. Aso, *Hakko Kogaku Zasshi*, **31**, 211 (1953)

2) 　T. Watanabe and K. Aso, *Nature*, **183**, 1740 (1959)

3) 　M. Takahashi *et al.*, *Agric. Biol. Chem.*, **33**, 1399 (1969)

4) 　K. Matsuda *et al.*, *Nature*, **191**, 278 (1961)

5) 　H. Chaen *et al.*, *J. Biosci. Bioeng.*, **92**, 177 (2001)

6) 　H. Chaen *et al.*, *J. Biosci. Bioeng.*, **92**, 173 (2001)

7) 　H. Chaen *et al.*, *J. Appl. Glycosci.*, **46**, 129 (1999)

8) 　H. Chaen *et al.*, *J. Appl. Glycosci.*, **46**, 423 (1999)

9) 　T. Yamamoto *et al.*, *Biosci. Biotechnol. Biochem.*, **75**, 1208 (2011)

10) 　T. Yamamoto *et al.*, *J. Biosci. Bioeng.*, **98**, 99 (2004)

11) 　T. Yamamoto *et al.*, *J. Appl. Glycosci.*, **53**, 123 (2006)

12) 　T. Yamamoto *et al.*, *J. Biosci. Bioeng.*, **101**, 427 (2006)

13) 　T. Yamamoto *et al.*, *J. Biosci. Bioeng.*, **100**, 212 (2005)

14) 　T. Yamamoto *et al.*, *Carbohydr. Res.*, **340**, 449 (2005)

15) 　T. Yamamoto *et al.*, *J. Biosci. Bioeng.*, **100**, 343 (2005)

第9章 環状四糖・五糖

久保田倫夫*

　本稿では，澱粉から酵素反応によって生成する環状四糖と環状五糖を扱う。環状四糖は，環状ニゲロシルニゲロース（CNN）*cyclo-* {→6} -α-D-Glc*p*- （1→3） -α-D-Glc*p*- （1→6） -α-D-Glc*p*- （1→3） -α-D-Glc*p*- （1→） と環状マルトシルマルトース（CMM）*cyclo-* {→6} -α-D-Glc*p*- （1→4） -α-D-Glc*p*- （1→6） -α-D-Glc*p*- （1→4） -α-D-Glc*p*- （1→） との二つを紹介する。環状五糖（CG5）は，*cyclo-* {→6} -α-D-Glc*p*- （1→4） -α-D-Glc*p*- （1→4） -α-D-Glc*p*- （1→4） -α-D-Glc*p*- （1→4） -α-D-Glc*p*- （1→） である。

1 環状四糖

1.1 CNN

　CNN は，ブドウ糖（グルコース）4 個から成る環状糖質で，α-1,3 グルコシド結合，α-1,6 グルコシド結合，α-1,3 グルコシド結合，α-1,6 グルコシド結合の順で結合しており，2 個のニゲロース（3-α-グルコシルグルコース）が 6 位で結合しているため，環状ニゲロシルニゲロースと呼ぶ。化学名は，*cyclo-* {→6} -α-D-Glc*p*- （1→3） -α-D-Glc*p*- （1→6） -α-D-Glc*p*- （1→3） -α-D-Glc*p*- （1→） （図 1） である。1994 年，G. L. Côté らは，砂糖から生成する多糖アルテルナンに分解酵素を作用させると，CNN が生成することを報告した[1]。

1.1.1 製造方法

　2002 年，Nishimoto らは，酵素的に澱粉から CNN が生成することを見いだした[2]。その反応には，*Bacillus globisporus* 由来のα-6-グルコシル転移酵素（1251 アミノ酸残基）[3]とイソマルトシル転移酵素（1064 アミノ酸残基）とが関与する。まず，α-6-グルコシル転移酵素によって，澱粉の非還元末端に 6-グルコシル転移し，6-グルコシル澱粉（イソマルトシル澱粉）が生成する。次に，イソマルトシル転移酵素によって，イソマルトシル澱粉の非還元末端にイソマルトシル転移し，3-イソマルトシル-イソマルトシル澱粉が生成する。イソマルトシル転移酵素は環状化反応も触媒し，3-イソマルトシル-イソマルトシル澱粉から CNN が生成する（図 2）。CNN 糖の製造方法としては，CNN を含む水飴の製造と，高純度の CNN の製造とがある[4]。両製造とも，原材料として，天然物である澱粉を用いる。澱粉の起源はコーン，バレイショ，カンショおよびタピオカなど，いずれでもよいが，一般的に安価で精製度の高いコーンスターチが薦められる。澱

＊　Michio Kubota　㈱林原生物化学研究所　開発センター　取締役

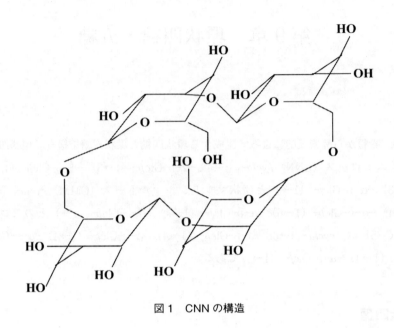

図1　CNNの構造

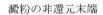
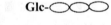
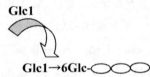
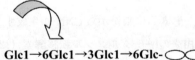
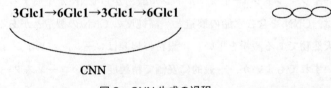

図2　CNN生成の過程

第9章 環状四糖・五糖

粉を澱粉液化酵素で液化した後，α-6-グルコシル転移酵素とイソマルトシル転移酵素とで環状化する。基質の反応効率を上げるためにシクロデキストリン合成酵素を用いる。環状ニゲロシルニゲロース含有水飴の製造では，この段階で酵素反応は終了する。高純度ニゲロシルニゲロースの製造では，さらにα-グルコシダーゼとグルコアミラーゼで枝の付いた環状ニゲロシルニゲロースの分岐構造を水解する。液化酵素としては，*B. subtilis* または *B. licheniformis* 起源の耐熱性α-アミラーゼ，α-6-グルコシル転移酵素とイソマルトシル転移酵素としては，*B. globisporus* 起源の酵素，シクロデキストリン合成酵素としては，*Bacillus* 属起源の酵素，α-グルコシダーゼ，グルコアミラーゼとしては，*A. niger* 起源の酵素を利用する。以上の原材料のうち，澱粉は天然物として古来よりヒトの食物として用いられてきたものであり，使用する酵素は，安全性が確認されて，既存添加物として厚生労働省より認可されているものである。

1.1.2 分析方法

一般に高速液体クロマトグラフィー（HPLC）を適用して迅速かつ正確に定量・分析が可能である。HPLC に用いる分析用カラムとしては，カチオン交換樹脂カラム（MCI GEL CK04SS，三菱化学製など）が用いられる。検出器は示差屈折計（RI），移動層（流速 0.4ml/分）は脱気純水を用い，通常分析用カラム温度は 80℃で使用する。なお，以上の HPLC による分析の場合，注入した糖質は全量溶出され，ピーク面積比で CNN の純度（％）が算出される。

1.1.3 製品の種類

CNN 製品の種類は純度 50％程度の水飴と純度 98％以上の結晶粉末がある。規格はまだ設定されていない。

CNN の性質は以下のとおりである。

① 還元性：4個もグルコースが環状に結合しているため，還元性はない。

② 融点：5含水結晶の融点は観測されることなく，250℃で分解した。

③ 比旋光度：5％（w/v）濃度，20℃で，＋243.4°である。

④ 溶解度：100mL の水への飽和は，30℃で 80.1mmol，60℃で 114.5mmol，80℃で 231.9mmol である（表1）。

⑤ 粘度：25℃で 30％（w/w）濃度で，3.68mPa·s である。

⑥ 吸湿性：5含水結晶は，いずれの相対湿度下でもほとんど吸湿性を示さない。

⑦ 安定性：水溶液4％（w/w）で，100℃ 24 時間の条件で，pH3-10 で安定である。

⑧ 消化性：唾液アミラーゼ，胃液，膵液アミラーゼで分解されない。小腸粘膜酵素で僅かに分解される。固形分当たりのエネルギー値は不明である。

安全性は，食品として，単回投与毒性試験，AMES テスト，染色体異常試験，13 週間反復投与毒性試験があり，化粧品として，単回経皮毒性試験，皮膚一次刺激性試験，連続皮膚刺激性試験，皮膚感作性試験，眼刺激性試験などがあり，いずれも安全性に問題がない。JECFA による安全性評価が済んでおり ADI 値は特定されていない。天然界では，酒や酒粕に含まれていることが報告されている[5]。

オリゴ糖の製法開発と食品への応用

表1　CNN と CMM の水に対する溶解性

温度（℃）	溶解性（mmol/100mL　水）	
	CNN	CMM
10	67.1	10.4
20	71.1	10.9
30	80.1	12.0
40	90.4	13.6
50	114.5	16.1
60	143.8	19.2
70	173.9	24.3
80	231.9	32.1

1.1.4　利用

　CNN は，低級アルコール類（エタノールからブタノールなど）の保持を示すことが報告されており[6]，油溶成分の粉末化基材に適している。胆汁酸と相互作用し，脂肪吸収に抑制的に働き，体脂肪低減に期待される[7]。また，腸内免疫にも効果的な作用を有し[8]，大腸ガン抑制作用の可能性も示されている[9]。

1.2　CMM

　CMM は，ブドウ糖（グルコース）4個から成る環状糖質で，α-1, 4 グルコシド結合，α-1, 6 グルコシド結合，α-1, 4 グルコシド結合，α-1, 6 グルコシド結合の順で結合しており，2個のマルトースが6位で結合しているため，環状マルトシルマルトースと呼ぶ。化学名は，*cyclo*- {→6} -α-D-Glc*p*- (1→4) -α-D-Glc*p*- (1→6) -α-D-Glc*p*- (1→4) -α-D-Glc*p*- (1→)（図3）である。

1.2.1　製造方法

　Mukai らは，酵素的に澱粉から CMM が生成することを見いだした[10]。その反応には，*Arthrobacter globiformis* 由来のα-6-マルトシル転移酵素（583アミノ酸残基）[11]が関与する。まず，澱粉の非還元末端に6-マルトシル転移し，6-マルトシル澱粉が生成する。次に，マルトシル澱粉の非還元末端にさらにマルトシル転移し，6-マルトシル-マルトシル澱粉が生成する。α-6-マルトシル転移酵素は環状化反応も触媒し，6-マルトシル-マルトシル澱粉から CMM が生成する（図4）。CMM 生成の基質としては，アミロースが最もよく，それからの生成率は44％である（表2）。製造の原料は，澱粉にイソアミラーゼを作用させアミロース化したものを用いればよいと思われる。

1.2.2　分析方法

　一般に高速液体クロマトグラフィー（HPLC）を適用して迅速かつ正確に定量・分析が可能である。HPLC に用いる分析用カラムとしては，カチオン交換樹脂カラム（MCI GEL CK04SS,

第9章 環状四糖・五糖

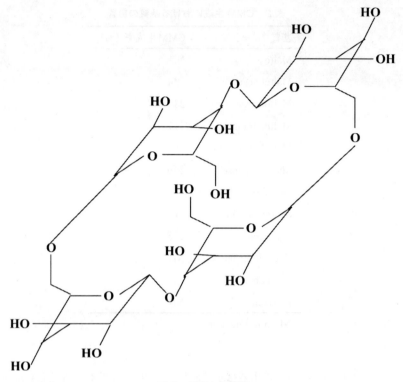

図3 CMM の構造

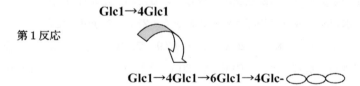

第1反応

第2反応　環状化

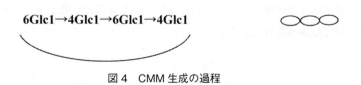

図4 CMM 生成の過程

107

オリゴ糖の製法開発と食品への応用

表2　CMM生成における基質の影響

基質	CMM生成率（%）
Maltose	ND
Maltotriose	2.4
Maltotetraose	28.6
Maltopentaose	24.7
Maltohexaose	41.6
Maltoheptaose	36.6
Amylose	44.0
Soluble starch	31.4
Glycogen	29.5
Cyclodextrins	ND
Pullulan	ND
Dextran	ND

ND, not detected.

三菱化学製など）が用いられる。検出器は示差屈折計（RI），移動層（流速0.4ml/分）は脱気純水を用い，通常分析用カラム温度は80℃で使用する。なお，以上のHPLCによる分析の場合，注入した糖質は全量溶出され，ピーク面積比でCMMの純度（%）が算出される。

1.2.3　製品の種類

CMMの性質は以下のとおりである。

① 　還元性：4個もグルコースが環状に結合しているため，還元性はない。

② 　融点：5含水結晶の融点は観測されることなく，275℃で分解した。

③ 　比旋光度：5%（w/v）濃度，20℃で，+207.9°である。

④ 　溶解度：100mL水に対する飽和は，30℃で12.0mmol，60℃で19.2mmol，80℃で32.1mmolである（表1）。

⑤ 　安定性：水溶液4%（w/w）で，100℃24時間の条件で，pH4-10で安定であり，pH2では84%分解し，pH3では22%分解する。

⑥ 　甘味度：砂糖の18%の甘みである。

⑦ 　消化性：唾液アミラーゼ，胃液，膵液アミラーゼ，小腸粘膜酵素いずれでも分解されない。

1.2.4　利用

CMMは，消化酵素で分解しないことから難消化オリゴ糖の機能が期待されるが，腸内細菌による分解については調べられていない。

2 環状五糖

2.1 CG5

CG5 は，ブドウ糖（グルコース）5 個から成る環状糖質で，4 個の α-1, 4 グルコシド結合と 1 個の α-1, 6 グルコシド結合で連結している。化学名は，*cyclo*-｛→6｝-α-D-Glc*p*-（1→4）-α-D-Glc*p*-（1→4）-α-D-Glc*p*-（1→4）-α-D-Glc*p*-（1→4）-α-D-Glc*p*-（1→）である。本稿では，CG5 を扱うが，環状五糖としては，α-6-グルコシル転移酵素とイソマルトシル転移酵素によって澱粉から *cyclo*-｛→6｝-α-D-Glc*p*-（1→3）-α-D-Glc*p*-（1→6）-α-D-Glc*p*-（1→4）-α-D-Glc*p*-（1→3）-α-D-Glc*p*-（1→）が生成することも報告されている[12]。

2.1.1 製造方法

Watanabe らは，酵素的に澱粉から CG5 が生成することを見いだした[13]。その反応には，*Bacillus circulans* 由来のグルカン転移酵素（960 アミノ酸残基）[14]が関与する。本酵素は，三糖以上の α-1, 4 グルカンに作用し，分子間転移では，α-1, 4 転移の不均化反応を触媒するが，分子内転移では，α-1, 6 転移を触媒し，環状化し，CG5 を生成する[15]。CG5 生成の基質としては，アミロースが最もよく，それからの生成率は 27.2 ％である（表3）。製造の原料は，澱粉にイソアミラーゼを作用させアミロース化したものを用いればよいと思われる。

2.1.2 分析方法

一般に高速液体クロマトグラフィー（HPLC）を適用して迅速かつ正確に定量・分析が可能である。HPLC に用いる分析用カラムとしては，カチオン交換樹脂カラム（MCI GEL CK04SS，

表3　CG5 生成における基質の影響

基質	CG5 生成率（％）
Maltose	ND
Maltotriose	0.9
Maltotetraose	4.3
Maltopentaose	8.9
Maltohexaose	12.7
Maltoheptaose	15.8
Amylose	27.2
Solble starch	26.5
Glycogen	14.6
Cyclodextrins	ND
Pullulan	ND
Detran	ND

ND, not detected.

三菱化学製など）が用いられる。検出器は示差屈折計（RI），移動層（流速 0.4ml/分）は脱気純水を用い，通常分析用カラム温度は 80℃で使用する。なお，以上の HPLC による分析の場合，注入した糖質は全量溶出され，ピーク面積比で CG5 の純度（％）が算出される。

2.1.3 製品の種類

CG5 の性質は以下のとおりである。

① 還元性：5 個もグルコースが環状に結合しているため，還元性はない。

② メーラード反応による着色はない。

③ 比旋光度：20℃で，＋71.9°である。

④ 安定性：水溶液 4 ％（w/w）で，100℃ 24 時間の条件で，pH5－で安定であり，pH3 では約 65 ％分解し，pH2 ではほとんど分解し，α/CD より酸分解を受けやすい。

⑤ 消化性：唾液アミラーゼ，胃液，膵液アミラーゼでは，分解を受けず，小腸粘膜酵素ではわずかに分解される。

⑥ 計算上，内部に 5 Å程度の空間があり，抱接が期待される。

文　献

1) G. L. Côté *et al., Eur. J. Biochem.*, **226**, 641（1994）
2) T. Nishimoto *et al., Biosci. Biotechnol. Biochem.*, **66**, 1806（2002）
3) H. Aga *et al., J. Biosci. Bioeng.*, **95**, 215（2003）
4) H. Aga *et al., J. Biosci. Bioeng.*, **94**, 336（2002）
5) H. Watanabe *et al., J. Appl. Glycosci.*, **51**, 345（2002）
6) 奥和之ら，食科工，**54**，326（2007）
7) T. Hashimoto *et al., J. Appl. Glycosci.*, **53**, 233（2006）
8) K. Hino *et al., Biosci. Biotechnol. Biochem.*, **70**, 2481（2006）
9) 奥和之，片山（須川）洋子，*Digestion & Absorption*，**28**，27-34（2005）
10) K. Mukai *et al., Carbohydr. Res.*, **340**, 1469（2005）
11) K. Mukai *et al., Appl. Environ. Microbiol.*, **72**, 1065（2006）
12) H. Watanabe *et al., Carbohydr. Res.*, **340**, 1577（2005）
13) H. Watanabe *et al., Carbohydr. Res.*, **341**, 957（2006）
14) H. Watanabe *et al., Biosci. Biotechnol. Biochem.*, **70**, 2690（2006）
15) H. Watanabe *et al., Biosci. Biotechnol. Biochem.*, **70**, 1954（2006）

【第2編　ショ糖関連オリゴ糖の製法と機能特性】

第10章　グリコシルスクロース（カップリングシュガー®）

齊藤典行*

1　概要

　グリコシルスクロースは，ショ糖分子のグルコース側に1～数個のグルコースが結合した一連のオリゴ糖につけられる総称で，これらを主成分として含有する水飴をカップリングシュガー（商品名）と呼んでいる。砂糖結合水飴とも呼ばれる。

　カップリングシュガーの主成分の一つであるショ糖分子のグルコース側にグルコースが1個結合した3糖類（エルロースと呼ばれる）の化学名は，O-α-d-グルコピラノシル-（1→4）-O-α-d-グルコピラノシル-（1→2）-β-d-フラクトフラノシドである（図1）。

　カップリングシュガーは，砂糖の持つ諸特性に加え，多くの特徴を併せ持った機能性糖質である。詳細には，砂糖の甘味品位，水飴の艶出し，砂糖の結晶析出抑制効果など両甘味素材の優れた物性を兼ね備えた甘味料である。このため，菓子類をはじめとした多くの加工食品に使用されている。

2　製造方法

　カップリングシュガーは，澱粉とショ糖を原料として，シクロデキストリングルカノトランスフェラーゼと呼ばれる転移酵素を作用させて製造される。酵素の起源としては，*B. macerans*,

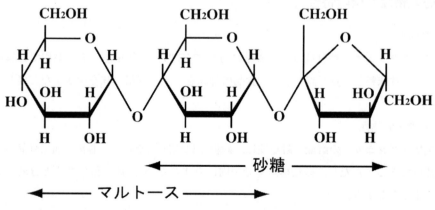

図1　グルコシルスクロースの構造式

---

*　Noriyuki Saito　㈱林原　糖質事業本部　食品素材事業部　食品素材営業部　課長

オリゴ糖の製法開発と食品への応用

表1　カップリングシュガーの一般規格

項　目	規　格
固形分	74.0 % 以上
強熱残分	0.05 % 以下
pH（30 % 水溶液）	4.0～6.5
着色度（30 % 水溶液）	0.100 以下
濁度（30 % 水溶液）	0.050 以下
糖組成（固形分当り）	
グルコース＋フラクトース	7.0±2.0 %
スクロース	13.0±2.0 %
グルコシルスクロース＋マルトシルスクロース	22.0±4.0 %
重金属（Pb として）	5ppm 以下
ヒ素（As_2O_3 として）	2ppm 以下
生菌数	300 個/g 以下
大腸菌群	陰性

B. megaterium，*B. circulans*，*B. stearothermophilus*，*Klebsiella pneumoniae* などがあげられる。

　酵素反応後は，加熱処理により酵素失活させ，珪藻土ろ過し，中間濃縮する。さらに，活性炭による脱色，珪藻土ろ過，イオン交換樹脂による脱塩，仕上げろ過，濃縮工程を経て製品化される。

　カップリングシュガーの一般規格を表1に示す。

3　基本物性と機能特性

（1）　甘味度

カップリングシュガーの甘味度は，砂糖に対して55 % と低甘味である。温和で良質の甘味質を有し，他の甘味料とも良く調和する。食品の甘味を抑え，素材の味を生かすなど優れた効果を発揮する。

（2）　耐酸・耐熱性

カップリングシュガーの耐酸・耐熱性は，砂糖とほぼ同等であり，通常の加工食品へは砂糖と同様に使用できる。ただし，砂糖構造を分子内に有するため，pH が低すぎると分解する恐れがあるため注意を要する。

（3）　着色性

カップリングシュガーは，ブドウ糖や異性化糖に比べ，褐変（メイラード反応）が少なく，着色を嫌う食品にも利用できる。

第10章 グリコシルスクロース（カップリングシュガー®）

表2 試験配合

糖質	各糖質添加固形分（%）				
	0	1	2	3	4
砂糖	74	75	76	77	78
酵素水飴	—	75	76	77	78
カップリングシュガー	—	75	76	77	78

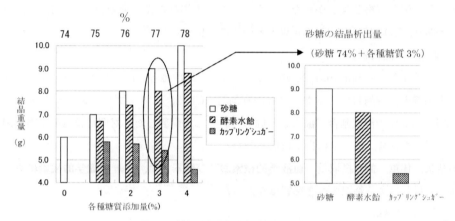

図2 砂糖の結晶析出抑制効果の比較

(4) ツヤ・テクスチャーの改善

カップリングシュガーは，砂糖に比べ粘度が高いため，食感を改善したり食品のツヤを出すのに効果的である。併せて，食品のコク味付けなどにも効果があり品質の向上に役立つ。

(5) 保水性

カップリングシュガーは，非結晶性の糖質で保水性が高いため，特に寒天ゲルにおける離水防止には効果がある。

(6) 砂糖の結晶析出抑制

Brix74の砂糖溶液に砂糖，酵素水飴，カップリングシュガーを固形分で0，1，2，3，4％添加し，シードとして砂糖を0.02％添加後，25℃にて3週間保存（試験配合は表2参照）。砂糖結晶の析出状況を観察するとともに，始発及び保存3週間後の上清のBrixの差を結晶重量として砂糖の結晶析出抑制効果を比較した。

その結果，カップリングシュガーは，砂糖を高配合することで結晶析出の恐れがある食品に，砂糖の結晶化を効果的に抑制することが確認された（図2）。

4 安全性評価

カップリングシュガーの小腸粘膜酵素（グルコアミラーゼおよびスクラーゼ・イソマルターゼ複合体）による消化性を，ショ糖，マルトースなどと比較検討し，本糖質の消化性が既知糖類と

異なるものではないことが明らかにされている。また，急性毒性試験[1]，亜急性毒性試験[2]，慢性毒性試験[3]，変異原性試験[4]などにより安全性が確認されている。

(1) 急性毒性試験

被験動物の dd 系マウス（雄）を1群10匹として5群を編成し，カップリングシュガーを濃溶液にし，マーゲンゾンデによる強制経口投与を行った。1週間の観察の結果，各群のマウスとも体毛光沢，眼色素などに異常はなく，下痢や体重減少などの特記すべき所見も認められず，また1例の死亡例も観察されなかった。したがって，本実験の投与量の範囲では LD_{50} 値の算出は不可能であり，LD_{50} 値は 31.37g/kg 以上ということになる。

(2) 亜急性毒性試験

被験動物は4週齢の Spraque-Dowley 系ラット（1群雌雄各5匹）を用いた。カップリングシュガー実験群の混合飼料は日本クレアの飼育飼料（CE-2）にカップリングシュガーを 10.0 %，5.0 %および 1.0 %の濃度割合で混入し，固形飼料として調製した。対照群は CE-2 固形飼料のみとし，全群とも飼料，飲料水は自由摂取させた。

その結果，体重，飼育摂取量，血液学的検索および臓器重量，病理組織学的検索にカップリングシュガー投与による特記すべき影響はなかった。

(3) 慢性毒性試験

被験動物の4週齢ラット（JCL-SD）は1群雌雄25匹に増やし，対照群を加え3群編成とした。飼育条件およびその他の検査項目はすべて亜急性毒性試験と同様とし，雄群は15ヶ月間，雌群は18ヶ月間にわたる長期飼育実験を行った。

その結果，発育状態，生存率，血液検査所見，臓器重量，病理学的所見の各項目において，雌雄ともに対照群と実験群の間に特記すべき差は認められなかった。

(4) 変異原性試験

Salmonella typhimurium のヒスチジン要求株（His⁻） TA100 と TA98 を用い変異原性試験を実施した。

カップリングシュガー，マルトシルフラクトシド，ショ糖，ラクトース，グルコース，シクロデキストリン，サッカリン，プルランの変異原性がそれぞれ検討された結果，これらいずれの物質においても変異原性は何ら認められなかった。なお，このときポジティブコントロールとして用いたベンツピレンや食品添加剤 AF_2 ではいずれにおいても強い変異原性が認められている。

(5) 代謝試験

^{14}C-標識化合物を用いた全身オートラジオグラフィーにおいては，毒物投与のときによく見られるような腎臓および膀胱の黒化像は認められず，体内動態もショ糖のそれとほぼ同一であった。また，経口投与直後における体内，呼気および排泄物中の ^{14}C の動向からも本糖質の分解・吸収および代謝の様式が，本質的にショ糖と異なるものではないとの結論が得られた[4]。

第10章　グリコシルスクロース（カップリングシュガー®）

5　食品への応用[5]

5.1　和菓子類

練りあん，加合あん，もち物，蒸し物，焼き物，流し物，練り物について，カップリングシュガーを用いて利用効果を確認した結果，以下に主な効果を列挙する。

① 水あめの全量置き換えにより，味質改善が認められ，さらに砂糖使用量の 20～40％の置き換えにより，低甘味で，上品に仕上がり，素材の持つ風味が引き立ち，嗜好性が向上する。

② 低着色性なので，ヤケが少ない。

③ 食品表面のツヤ，保水性が向上する。

④ 上割あん，もなかあん，ようかんなどにおいて，砂糖の結晶析出を抑制する。

5.2　洋菓子類

スポンジケーキ，バターケーキ，ババロア，ゼリー，カスタードクリーム，バタークリーム，カスタードプディングについて，カップリングシュガーの利用効果を，砂糖配合量の主に 20％，40％で検討した結果，以下に主な効果を列挙する。

① 起泡生地におけるホイッピング性と安定性を向上させる。

② 脂肪のクリーミング性を向上させる。

③ 製品組織をソフト化する。

④ 嗜好性においては，特に 20％置き換え区のものは，口当たり，甘味の好みなどにおいて，砂糖単独区よりも優位な向上が認められる。しかし，40％区になると，一部の製品を除いて評価は低下の傾向にあった。

⑤ ゼリー，カスタードクリームおよびバタークリームの配合で，ワインやラムなどの酒類で味付けする場合には，控えめにする方が置き換え効果がある。

文　　　　　献

1)　今堀彰他，虫歯と Coupling Sugar，**1**，30（1975）
2)　今堀彰他，虫歯と Coupling Sugar，**2**，34（1976）
3)　今堀彰他，虫歯と Coupling Sugar，**3**，36（1977）
4)　竹内叶他，虫歯と Coupling Sugar，**4**，35（1978）
5)　社団法人菓子総合技術センター，菓子用新素材の適正利用技術シリーズ No. 5，9，有限会社三勇社（昭和 61 年）

第11章　フラクトオリゴ糖

上野慶一*

1　概要

　フラクトオリゴ糖は，ショ糖のフラクトース残基に1～3分子のフラクトースが結合した構造をもつ糖質の混合物の総称で，鎖長の短い方から1-ケストース（GF2），ニストース（GF3），1^F-フラクトフラノシルニストース（GF4）という（図1）。天然界では，エシャロット・タマネギ・アーティチョーク・チコリ・ニンニク・バナナなどの野菜や果物に含まれる[1,2]。物理化学的特性はショ糖と似ているが，整腸作用やミネラル吸収促進作用など生理学的特性においてショ糖にはない有用性をもっていることが特長である。

2　製造方法

　当社では，サトウキビ由来のショ糖に*Aspergillus niger*起源の糖転移酵素β-fructosylfuranosidaseを作用させてフラクトオリゴ糖を工業的に生産し[3]，メイオリゴ®の商標で，当社から企業向けの原料として，㈱明治から消費者向けの端末商品としてそれぞれ販売している。Bx50～60のショ糖溶液に対して本酵素を作用させた後，脱色脱塩処理を施し，Bx75まで濃縮することで，フラクトオリゴ糖を主成分とするメイオリゴGを得ている。メイオリゴPは，メイ

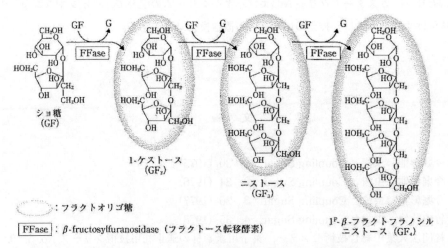

図1　フラクトオリゴ糖の構造と酵素法による生成反応

＊　Keiichi Ueno　㈱明治フードマテリア　新素材事業部

第11章　フラクトオリゴ糖

表1　メイオリゴの種類と規格

商品名	形状	水分	固形分中の フラクトオリゴ糖	荷姿
メイオリゴG	液体	25％以下	55％以上	NET25kg 18ℓ缶入
メイオリゴP （液体）	液体	25％以下	95％以上	NET25kg 18ℓ缶入
メイオリゴP （粉末）	粉末	5％以下	95％以上	NET10 or 20kg カルトン入
メイオリゴP （顆粒）	顆粒	5％以下	95％以上	NET10kg カルトン入

オリゴGに含まれるグルコースおよびショ糖をイオン交換クロマトにより取り除いたもので，様々な用途に利用できるよう液体品，粉末品，さらに乾式造粒加工を施した顆粒品をラインナップしている（表1）。

3　生理機能と作用機序の最新知見

3.1　ビフィズス菌増殖効果

個人差はあるものの，ヒトの大腸には100種類100兆個以上の腸内細菌が生息している。これらは腸内細菌叢あるいは腸内フローラと呼ばれ，ヒトにとって有益なビフィズス菌や乳酸桿菌（善玉菌）とともに有害なウエルシュ菌や大腸菌（悪玉菌）が生息している。健康的な腸管を維持するためには善玉菌を増やすことが望ましい。メイオリゴはビフィズス菌など善玉菌を選択的に増やす特長があり[4,5]，フラクトオリゴ糖として1g/日摂取すればビフィズス菌が増加することがヒト試験において確認されている[6]。また，様々な菌種を用いた資化性試験において，フラクトオリゴ糖は幅広い善玉菌に効率よく利用されることが確認されている。

3.2　整腸作用

水溶性食物繊維と同様の整腸作用がフラクトオリゴ糖に認められ[7]，ビフィズス菌の増殖[4,5]，短鎖脂肪酸の生成[8]，大腸上皮細胞の活性化[9]，蠕動運動の活発化，便量の増加[10]，腸内細菌叢の改善に伴う腐敗物質生成の抑制[8]などの作用が総合的に働くことで整腸作用が発現されると考えられている。

フラクトオリゴ糖を3g配合した豆腐一丁を2週間毎日摂取したところ，便秘傾向者において排便回数が非摂取期と比較して有意に増加した。また，糞便フローラ検索により *Bifidobacterium* の菌数および総菌数に占める占有率が有意に上昇し，逆に *Bacteroidaceae* の占有率が有意に低下することが確認された[11]（図2）。

低年齢層への応用事例としては，1988年，フラクトオリゴ糖を配合した育児用調製粉乳が市

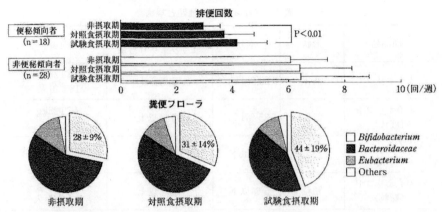

フラクトオリゴ糖3.0gを配合した豆腐1丁（150g）を食した時の排便回数と腸内細菌叢の変化を，健康な女子大生を対象に調査した．

図2　フラクトオリゴ糖配合豆腐摂取による排便状況の変化

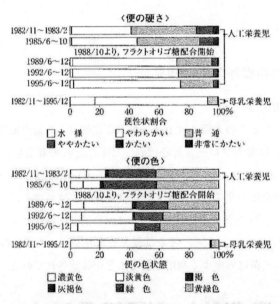

フラクトオリゴ糖の配合開始を境に，人工栄養児の便性が母乳栄養児のものに近づいたことが疫学的な追跡調査で確認されている．

図3　育児用粉乳へのフラクトオリゴ糖配合効果

販されており，人工栄養児の便性状が母乳栄養児のものに近づくとの効果が疫学的な調査で明らかになっている[12]（図3）。

3.3　難消化性

　フラクトオリゴ糖は，ヒトがもつ消化酵素による分解作用を受けないため，消化吸収されにくく，エネルギーになりにくい。一般的な糖質は唾液や小腸から分泌される消化酵素で単糖まで分

第11章 フラクトオリゴ糖

解され体内に吸収されるが，フラクトオリゴ糖はこれらの酵素では分解されずそのまま大腸に到達する。フラクトオリゴ糖は大腸でビフィズス菌などにより資化されプロピオン酸，酪酸，乳酸などの短鎖脂肪酸が生成される。これらの脂肪酸は大腸から吸収され更に代謝されることにより2kcal/gのエネルギーを生じる[13~15]。フラクトオリゴ糖摂取後の血糖値および血中インシュリンを測定したところ，対照のグルコースの場合は摂取後急速にこれらの値が上昇したが，フラクトオリゴ糖の場合はいずれも上昇が認められなかった。

3.4 ミネラル吸収促進作用

ラット試験では，フラクトオリゴ糖の摂取量依存的にカルシウムおよびマグネシウムの吸収率が高まり，その作用はラクトースと比較しても優れていることが確認されている[16]。これは，大腸でビフィズス菌などにより生成される短鎖脂肪酸が，カルシウムやマグネシウムを溶けやすくしていることなどが影響している。

胃切除ラットではカルシウム吸収能が低下し，それに伴い骨形成不良となることが知られているが，フラクトオリゴ糖7.5％配合飼料を摂取したラットでは骨形成不良が生じにくいことが示されている[17]（写真1）。

ヒトを対象とした試験では，フラクトオリゴ糖3g配合の麦芽飲料を摂取したときに未配合の対照飲料と比較して有意にカルシウム吸収が高まることが，尿中 ^{44}Ca 安定同位体排泄を指標とした評価方法により確認されている[18]。

3.5 難う蝕性

う蝕（虫歯）は *Streptococcus mutans* のもつ酵素によってショ糖から不溶性グルカンと呼ばれる粘着性物質ができ，菌体とともに歯垢として歯の表面に付着することからはじまる。不溶性グルカンは更に *Streptococcus mutans* のもつ別の酵素により乳酸などの有機酸に変化し，エナメル質を溶かす（脱灰）ことで虫歯が発生する。フラクトオリゴ糖は *Streptococcus mutans* による資化を受けにくく，不溶性グルカンの生成はまれである。また，乳酸の生成がショ糖と比較してかなり少ない。よって，フラクトオリゴ糖は虫歯の原因となりにくい難う蝕性糖質といえる[19]。

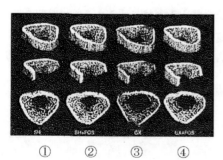

①：偽手術を受け，コントロール食を摂餌
②：偽手術を受け，フラクトオリゴ糖含有食を摂餌
③：胃切除手術を受け，コントロール食を摂餌
④：胃切除手術を受け，フラクトオリゴ糖含有食を摂餌
写真は，右大腿骨の骨幹断面の反射電子像

写真1　フラクトオリゴ糖による骨形成不良改善効果（ラット試験）

オリゴ糖の製法開発と食品への応用

3.6 便臭軽減作用

フラクトオリゴ糖を摂取すると善玉菌が選択的に増殖し，相対的に悪玉菌の生育が抑制される。その結果，P-クレゾール，スカトール，インドールなどの便中腐敗物質の生成が抑制され，便臭が軽減すると報告されている[20~22]。フラクトオリゴ糖を介護食に配合すれば，排便がスムーズになるなどとともに，便臭不快感の軽減が期待される。

4 安全性評価

4.1 食経験

フラクトオリゴ糖は，タマネギ・ニンニク・バナナをはじめ人々が日常生活で食する機会の多い野菜や果物にも含まれており，十分な食経験があるといえる。また，メイオリゴは1984年の発売以来，国内外の多くの加工食品に利用されており，オリゴ糖としての長期の使用実績がある。国内では厚生労働省からトクホの関与成分として認められ，米国ではFDA（米国食品医薬品局）からGRAS（Generally Recognized As Safe）の認定がなされている。

4.2 毒性試験

マウス・ラットを用いた急性毒性試験，慢性毒性試験において安全性が確認されている[23]。

4.3 下痢に対する最大無作用量

フラクトオリゴ糖は難消化性の糖質であるため，一度に大量摂取した場合，一過性の下痢が誘発される可能性がある。下痢を生じさせない最大摂取量（最大無作用量）は，体重1kgあたり成人男性で0.3g，成人女性で0.4gと報告されている[24]。

5 用途展開や実用化

ショ糖に似た癖のない甘さを持っているフラクトオリゴ糖は，一般食品，健康食品，粉ミルク等に幅広く利用されている。優れた生理効果や高い安全性をもつことなどから，特定保健用食品（トクホ）の許可を得た食品も数多くあり，「おなかの調子を整える食品」，「ミネラルの吸収を助ける食品」として，飲料・テーブルシュガー・錠菓・充填豆腐などが発売されている。経管栄養剤として多くのメーカーがフラクトオリゴ糖を採用していることは，医療界からも高い信頼性を得ているものと自負している。

第 11 章　フラクトオリゴ糖

文　　献

1)　日高秀昌，治療学，**14**（5），635（1985）
2)　J. M. Campbell *et al.*, *J. Agric. Food Chem.*, **45**, 3076（1997）
3)　日高秀昌，ネオシュガー研究会報告（ネオシュガー研究会，東京）（1982）p. 5
4)　日高秀昌ら，理研腸内フローラシンポジウム4「腸内フローラと食物因子」（学会出版センター）（1984）p. 39
5)　Tomotari Mitsuoka *et al.*, *Die Nährung*, **31**, 427-436（1987）
6)　光岡知足，第3回ネオシュガー研究会報告（ネオシュガー研究会，東京）（1986）p. 31
7)　Takahisa Tokunaga *et al.*, *J. Nutr. Sci. Vitaminol*, **32**, 111（1986）
8)　Hidemasa Hidaka *et al.*, *Bifidobacteria Microflora*, **10**, 65-79（1991）
9)　Howard *et al.*, *J. Pediatr. Gastroenterol. Nutr.* **21**, 297-303（1995）
10)　今井ら，健康・栄養食品研究，**1**，42-46（1998）
11)　尾池洋美ら，健康・栄養食品研究，**2**，43-51，39（1999）
12)　小児保健研究（1984-1999）
13)　Tsuneyuki Oku *et al.*, *J. Nutr.*, **114**, 1574-1581（1984）
14)　Takahisa Tokunaga *et al.*, *J. Nutr.*, **119**, 553-559（1989）
15)　山田和彦ら，消化と吸収，**13**，88-91（1990）
16)　太田篤胤，日本栄養・食糧学会誌，**46**（2），123（1993）
17)　Morohashi T. *et al.*, *J. Pharmacol.*, **82**, 54-58（2000）
18)　福島洋一ら，健康・栄養食品研究，**5**（1），49-60（2002）
19)　平澤正知，第2回ネオシュガー研究会報告（ネオシュガー研究会，東京）（1984）p. 21
20)　徳永隆久ら，ビフィズス，**6**，143-150（1993）
21)　Hidemasa Hidaka *et al.*, *Bifidobacteria Microflora*, **5**（1），37-50（1986）
22)　亀岡信悟ら，臨床栄養，**68**，823-829（1986）
23)　武田植人，ネオシュガー研究会報告（ネオシュガー研究会，東京）（1982）p. 17
24)　秦葭哉ら，Geriat. Med.（老年医学），**23**, 817-828（1985）

121

第 12 章　イソマルチュロース（パラチノース®）

永井幸枝[*1]，宮坂清昭[*2]

1　概要

イソマルチュロース（6-O-d-glucopyranosyl-d-fructose, isomaltulose）は，ドイツの Offstein（ラテン名で Palatin 州）において発見された天然の糖であり，日本では発見された地名に因んだ Palatinose という名称で知られている（パラチノース®は三井製糖の登録商標である）。イソマルチュロースはスクロースの構造異性体であり，グルコース 1 分子とフラクトース 1 分子が α-1,6 結合した二糖類である（図 1）[1]。甘味度はスクロースの 50％弱であるが，スクロースと同様の良質な甘味質を呈する。さらに，非う蝕原性の糖質でもあるため，わが国において，20 年以上にわたり菓子や飲料等の様々な食品に使用されており，食経験も充分な糖質である[2]。また，虫歯の原因になりにくい食品素材として特定保健用食品の関与成分にもなっている。

2　製造方法

イソマルチュロースが工業生産されるようになったのは，1957 年にドイツの Weidenhagen と Lorenz が，甜菜糖製造工場から分離したグラム陰性細菌である *Protaminobacter rubrum* の菌体内に，スクロースをイソマルチュロースに効率的に変換する酵素を見出したことを発端としてい

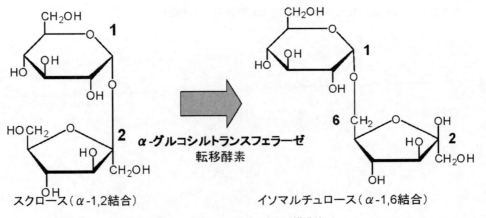

図 1　イソマルチュロースの構造式

---

*1　Yukie Nagai　三井製糖㈱　商品開発部
*2　Kiyoaki Miyasaka　三井製糖㈱　商品開発部

第12章　イソマルチュロース（パラチノース®）

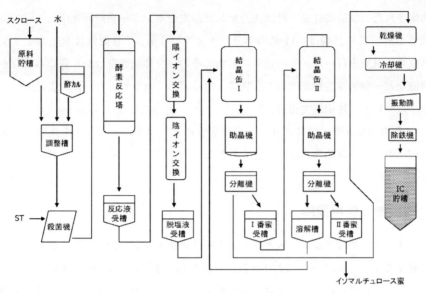

図2　イソマルチュロースの製造工程

る。この酵素は，スクロースを分子内転移によりイソマルチュロースに変換するα-グルコシルトランスフェラーゼ（isomaltulose synthase）であった。当初はこの菌体の生菌または死菌体にスクロース溶液を反応させ，反応液中のイソマルチュロースを回収する試みが成された。その後，この酵素を固定化したものを反応塔に充填し，スクロース溶液を通液することにより，連続的に大量生産することが可能になった。反応率が98％以上になるような流速で40％スクロース溶液を反応塔に通液すると，得られる反応液の糖組成は，イソマルチュロースが85％以上，残りの13％はトレハルロース，グルコース，及びフラクトースである。反応液は強酸性カチオン交換樹脂のH型，弱塩基性アニオン交換樹脂のOH型のカラムに順次通液して脱塩し，濃縮及び結晶化によりイソマルチュロース結晶が得られる（図2）。

3　安全性評価

急性毒性試験はSprague-Dawley系ラットを用い，体重1kg当たり検体32gという技術的限界量を投与した場合でさえ，14日間の観察期間中死亡例は全く認められず，体重増加も正常であり，病理解剖でも異常は認められなかった（試験委託先：財団法人食品薬品安全センター秦野研究所）。

亜慢性毒性試験はSprague-Dawley系ラットを用い，1日1回26週間，定量（3群：1,500，3,000，及び4,500mg/kg）を経口投与した。その結果，観察期間中死亡例，特記すべき中毒症状は全く認められず，尿検査所見，眼科学的検査所見，血液学的検査所見，血液生化学的所見，いずれも異常は認められなかった（試験委託先：財団法人食品薬品安全センター秦野研究所）。

細菌による変異原性試験は「Amesテスト」によって行われ，どの検体についても変異原性が

ないと判定された（試験委託先：財団法人食品薬品安全センター秦野研究所）。

ヒトによる経口投与試験は，11名のボランティアにより，7日間毎日50gのイソマルチュロースを摂取する試験を行った。その結果，下痢，その他身体的異常は全く認められなかった。また，肝機能など一般的臓器機能検査でも異常は全く認められなかった（試験委託先：北里大学薬学部臨床薬理学教室　片桐鎮夫報告書）。

また，18名のボランティアにより，一度に79gのイソマルチュロースを摂取する試験も行ったが，下痢，その他身体的異常は全く認められなかった（三井製糖株式会社社内報告書）。

4　生理機能と作用機序

イソマルチュロースはグルコースとフラクトースのα-1,6結合からなる二糖類である。小腸粘膜上に局在するイソマルターゼにより単糖に分解され，小腸内で完全に吸収されるため4kcal/gを有する。その消化吸収速度はスクロースの約1/5とされており，スクロースよりも血糖値の上昇が緩慢かつ低値を示し（図3），インスリン分泌が少なく抑えられる（図4）[3]といった特徴がある。

イソマルチュロースは他の糖質と併用することで，他の糖質に由来する血糖上昇を抑制する作用があることが報告されている。例として，スクロースと同時に摂取した場合の血糖上昇推移を示す（図5）[4]。イソマルチュロースはスクラーゼやイソマルターゼといったグルコシダーゼへの親和性が高い一方，その加水分解速度は遅い。これにより他の糖質へのグルコシダーゼの作用は阻害され，他の糖質の消化吸収が緩慢になり，結果として糖質全体としての血糖上昇が抑制される。イソマルチュロースはスクロース以外にもマルトース，デンプン，デキストリン，限界デキストリン等の消化を緩慢にすることが報告されており，様々なグルコシダーゼの阻害作用があると考えられている。また，イソマルチュロースは単糖類であるグルコースに由来する血糖上昇を

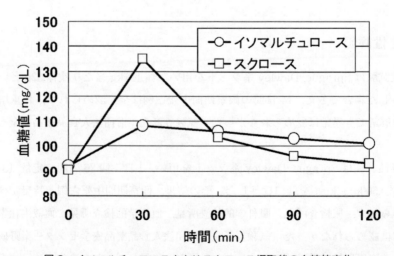

図3　イソマルチュロースまたはスクロース摂取後の血糖値変化

第12章 イソマルチュロース（パラチノース®）

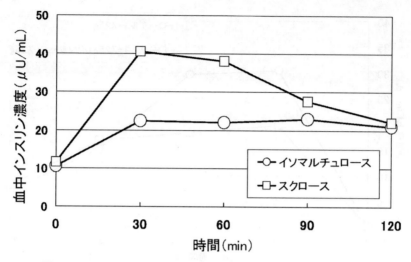

図4　イソマルチュロースまたはスクロース摂取後の血中インスリン

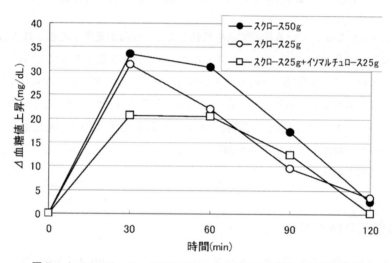

図5　イソマルチュロースのスクロースに対する血糖値上昇抑制効果

抑制する作用も報告されており（図6)[5]，ラットの腸管試験により実際にグルコースの消化吸収が緩慢になる現象が確認されているが，こちらの詳細なメカニズムは不明である。

甘味料あるいは糖質源としての介入試験も実施されており，ヒトが日ごろ摂取している砂糖の一部をイソマルチュロースに置換して数ヶ月摂取することにより，肥満者において非介入群よりも内臓脂肪が減少するとした報告[6]や，健常人においてインスリン抵抗性指数であるHOMA-IRが改善する[7]といった報告がなされている。このような摂取の際，体調に異常を訴える人はいなかった。

イソマルチュロースは非う蝕，抗う蝕性の甘味料としても知られており，パラチノース®の名称で特定保健用食品（虫歯の原因になりにくい食品）の関与する成分として認められている。イソマルチュロースは代表的な虫歯菌（*Streptococcus mutans*）に資化されないために歯垢が形成

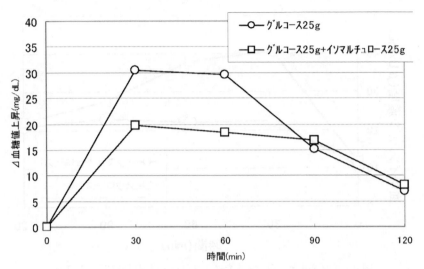

図6 イソマルチュロースのグルコースに対する血糖値上昇抑制効果

されず，また歯垢が存在している状態で歯垢に接しても，虫歯が発生するとされる口内 pH が 5.5 以下に下がることはない[8]。さらに，スクロースによるう蝕を抑制する効果も報告されている[9]。

イソマルチュロースは満腹感が持続しやすい糖質であることが経験的に知られており，その理由は摂取後の血糖値が高めに維持されるからである，と考えられていた。近年になって，イソマルチュロースはスクロースと比較して満腹ホルモンである GLP-1 の分泌を促進しやすく，逆にグレリンといった空腹ホルモンの分泌を抑制することが報告されており，これらも満腹感を持続させる一因であると考えられている[10,11]。

5 用途展開及び実用化

砂糖に非常に近い自然な甘味質を示す糖質であることから，国内外で飲料，乳飲料，菓子等の食品に利用されている。甘味度が低くすっきりした後味が特徴であることから，果汁を配合した食品の場合，果汁感を引き立たせる効果がある。また，豆類や魚類など特有の不快な味のマスキングに用いられる。物性的には低吸湿性であることから，ドーナツシュガー，グレージング，アイシング等でなきの抑制に用いられることもある（図7）。

緩下作用が無い 4kcal/g の糖質であり，血糖上昇しにくくインスリン低刺激性であることから，エネルギー摂取を主な目的とする食品の糖質源としても用いられる。糖尿病患者や糖尿病性腎症患者向けの飲料や流動食，ゼリー等，医療分野での利用が広がっている他，運動分野でも利用されている。

特定保健用食品（虫歯の原因になりにくい食品）の関与する成分として認められていることから，非う蝕，抗う蝕を謳うガム，キャンディー等でエネルギー摂取の必要な子供向けの菓子類にも利用されている。

第12章 イソマルチュロース（パラチノース®）

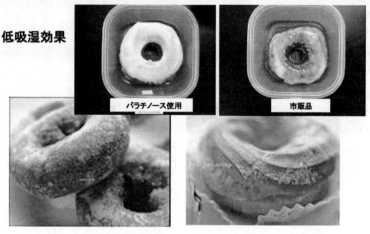

図7　パラチノース使用グレージング及びドーナツシュガー

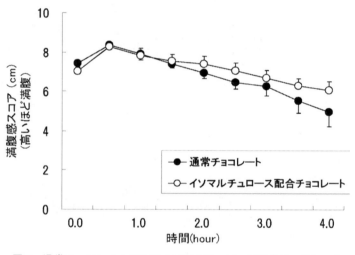

図8　通常チョコレートまたはイソマルチュロース配合チョコレート摂取後の満腹感持続性（VAS）

　砂糖の一部をイソマルチュロースで置換したチョコレートは，砂糖のみで作った通常のチョコレートよりも満腹感を長続きさせる（図8)[12]といった報告があるように，体感できる満腹感効果を得られることから，満腹感持続をコンセプトとした飲料や菓子も登場している。

　　　　　　　　　　　文　　献

1)　中島良和，澱粉科学，**35**，131（1988）
2)　B. A. R. Lina *et al., Food Chem. Toxicol.*, **40**, 1375（2002）

3) K. Kawai *et al.*, *Endocrinol. Japon*, **32**, 933（1985）

4) J. Kashimura *et al.*, *J. Agric. Food Chem.*, **56**, 5892（2008）

5) 樫村淳ほか，精糖技術研究会誌，**51**，19（2003）

6) Y. Yamori *et al.*, *Clinical and Experimental Pharmacology and Physiology*, **34**, S5（2007）

7) M. Okuno *et al.*, *Int. J. Food Sci. Nutr*, **61**, 643（2010）

8) K. Ohta *et al.*, *Bull. Tokyo dent. Coll.*, **24**, 1（1983）

9) T. Ooshima *et al.*, *Infection and Immunity*, **39**, 43（1983）

10) T. Hira *et al.*, *J. Nutr. Sci. Vitaminol.*, **57**, 30（2011）

11) J. G. P. van Can *et al.*, *Br. J. Nutr.*, **102**, 1408（2009）

12) 奥野雅浩ほか，精糖技術研究会誌，**57**，23（2009）

第13章 ラクトスクロース

伊藤哲也[*1], 藤田孝輝[*2]

1 はじめに

ラクトスクロース（乳糖果糖オリゴ糖，LSと略す）は，β-d-fructofuranosyl 4-O-β-d-galactopyranosyl-α-d-glucopyranoside または 4^G-galactosyl-sucrose で示され，その分子構造中に乳糖とショ糖の構造を有する3糖類である（図1）。1957年にイスラエルのAvigad がショ糖と乳糖に *Aerobacter levanicum* のレバンスクラーゼを作用させてLSをはじめて合成した[1]。このレバンスクラーゼは，ショ糖に作用させると β-2,6結合の高分子フラクタンであるレバンを合成するが，アルドースなどの受容体存在下でショ糖に作用させると，受容体分子の1位の水酸基に選択的にフラクトシル基を転移させ，非還元性のヘテロオリゴ糖を生成する。しかし，レバンスクラーゼは，培養や反応中にレバンを作るため粘度が高くなり扱い難く，酵素の生産性が低いといった問題点があった。また，*Aspergillus niger* や *Penicillium* 属などのカビが生産する β-フラクトフラノシダーゼ（β-FFase）もフラクトシル基転移反応を行うことが古くから知られていたが[2]，カビ由来の β-FFase は，ショ糖自身に転移しフラクトオリゴ糖を生成するが受容体特異性が低く，フラクトースを含むヘテロオリゴ糖の生産には不向きであった。現在では，LSの工業的生産はレバンを合成せず，幅広い受容体特異性を示し，フラクトシル基転移活性が高い *Arthrobacter* sp. K-1[3] や *Bacillus* sp. V230[4] といった細菌が生産する β-FFase が用いられている。本稿では，筆者らが見出した *Arthrobacter* sp. K-1 由来の β-FFase を用いた LS の工業的生産方法とその特性について紹介する。

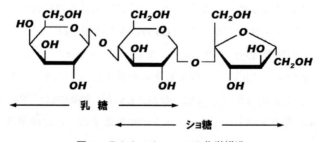

図1 ラクトスクロースの化学構造

---

* 1 Tetsuya Ito 塩水港精糖㈱ 生産・開発グループ 糖質研究所 研究室長
* 2 Koki Fujita 塩水港精糖㈱ 生産・開発グループ 技術部 取締役

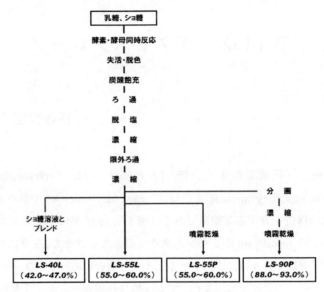

図2　LS製品の製造フロー

2　LSの工業的生産方法

　ショ糖と乳糖を約1:1の比で濃度40％に溶解し，β-FFaseを作用させるとLSが生成する。しかし，本反応ではグルコースが副生するためLSの生成量は30％に過ぎない。そこで，インベルターゼ欠損酵母（オリエンタル酵母工業㈱製）を酵素と同時に添加し30～35℃で反応することによって，LSの生成率を55％以上に高めている。当社では，酵素・酵母反応を加熱によって停止した後，図2に示した製造フローにしたがってLS含量が異なる各種製品を製造している。

3　LSの安全性

　LSは，げっ歯類を用いた急性毒性試験では異常は認められず，変異原性試験でもAmes test, Rec-assayともに変異原性は認められなかった。一般に難消化性の糖質には緩下作用があることが知られているが，下痢の発生を指標としたLSの最大無作用量は，成人男女ともに体重1kg当たり0.6g（体重50kgの場合30g）であった[5]。また，奥らの試験では女子の場合は体重1kg当たり0.8g（体重50kgの場合40g）の摂取でも下痢の発生は見られず[6]，きわめて下痢を起こし難いオリゴ糖であることが明らかとなった。なお，LSは，食品中には牛乳にショ糖を添加してブルガリアヨーグルト菌で発酵するとヨーグルト中に生成することが確認されている[7]。

4　LSの諸物性

　LSの甘味度はショ糖の約30％であり，乳糖より少し甘い程度である。粉末品の吸湿性は非常

第13章 ラクトスクロース

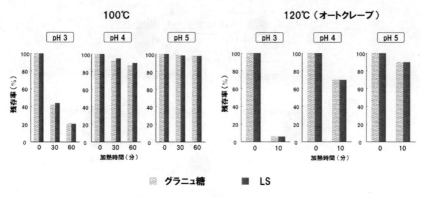

図3 LSの酸性条件下での安定性

に高いが，液状品の水分保持能力はショ糖より優れている．水分活性はショ糖と同程度であり，粘度はショ糖より若干高い値を示す．浸透圧，酸性条件下における加熱安定性（図3）や保存安定性は，ショ糖のそれらとほとんど同じである．

5 LSの消化性[8]

LSは，*in vitro*での消化試験において唾液および膵液のα-アミラーゼで全く分解を受けず，人工胃液で1.5%，小腸粘膜酵素でもわずか1.6%しか分解されなかった．また，難消化性糖質は，腸内細菌によって資化されると生成した水素ガスの一部が呼気中に排出されることが知られているが，LS摂取後の呼気中水素ガスの排出挙動は，難消化性のマルチトールと類似しており，LSが消化吸収されずに大腸に到達し，腸内細菌によって代謝されることが示された．さらに，消化性の糖質を摂取した場合には，急激な血糖値およびインスリン濃度の上昇がみられるが，LSを経口摂取した場合，血糖値およびインスリン濃度の上昇は，ほとんど認められなかった．

6 腸内細菌による資化性

大腸に棲息する腸内細菌には，ヒトの健康維持に有効な役割を果たす乳酸菌やビフィズス菌のような有用菌と有害物質を作り下痢や便秘など疾病を引き起こす原因となる有害菌が存在し，これらが腸内でバランスを保って腸内菌叢を形成している．したがって，有用菌優勢の菌叢を保つことが健康を維持するうえで重要となる．LSは，*in vitro*の試験において有用菌であるビフィズス菌や一部の乳酸菌に選択的に資化され，悪玉菌のClostridiaや*Escherichia coli*には資化され難いことが示されている[8]．また，健康な男性8名を対象にLS 1g/日を1週間，次いで2g/日を1週間摂取させ，その後，LS非摂取を2週間，さらにLS 3g/日を1週間摂取させたところ，図4に示したようにLS摂取期間はBifidobacteriaの菌数が有意に増加し，Bacteroidaceae，*C. perfringens*を含むレシチナーゼ陽性Clostridiaの菌数は減少した．Bifidobacteriaの占有率は，

オリゴ糖の製法開発と食品への応用

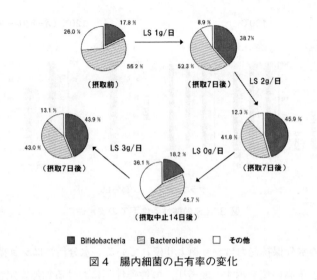

図4　腸内細菌の占有率の変化

LS 摂取前の 17.8 % が 1g/日 1 週間の摂取で 38.7 %，さらに 2g/日 1 週間の摂取で 45.9 % と上昇したが，摂取中止後 2 週間で 18.2 % と摂取前のレベルに戻り，3g/日 1 週間の摂取では再び 43.9 % に増加した。また，便中のアンモニアや硫化物などの腐敗産物は減少し，便 pH の低下，重量と水分量の増加傾向を示した[9]。以上の結果より，LS は，1 日当たり 1〜2g の少量摂取でも腸内環境改善効果を示すことが明らかとなった。

7　整腸効果

都内の女子学生 126 名[10]，16〜76 歳の女性 112 名[11]，阪神地区在住の成人女性 110 名[12] を対象として 1 日当たり 2〜6g の LS を摂取させた結果，いずれの試験においても有意に排便回数および排便日数が増加し，その効果は対照期の排便回数が週 4 回以下の便秘傾向者ほど顕著であった。さらに，LS の摂取により便の黄色化など便性状の改善も確認された。このような LS の整腸効果は，一般の健常者ばかりではなく，妊婦[13]や排泄機能が衰えてきた高齢者[14]に対しても有効であり，老人ホームなどでは，緩下剤や浣腸の使用頻度の減少など老人の健康維持に役立っている。さらに，ビスケット，キャンディー，果実飲料，粉末清涼飲料，菓子パン，乳酸菌飲料，即席味噌汁，鉱水などの食品形態でも同様の試験が実施され，これらは特定保健用食品として整腸機能が表示許可されている。

8　ミネラルの吸収促進効果

近年，急激な高齢化に伴い骨粗鬆症への関心が高まっている。骨粗鬆症は，患者とその予備軍を併せると 1,000 万人を越えるといわれている。骨粗鬆症は，骨の組成に変化はないが全骨量が減少する疾患であり，骨の強度が弱くなるため，ちょっとしたことでも骨折してしまう。日本で

第13章 ラクトスクロース

は寝たきりの老人が非常に多いが，原因の1位は脳卒中などの脳血管障害で，2位が骨折であり，骨粗鬆症は深刻な社会問題となっている。また，若い女性のダイエットによる骨密度の減少，運動不足による児童の骨塩量の減少と骨折の増加など，カルシウム（Ca）摂取と骨形成は，世代を越えた重要な問題である。難消化性オリゴ糖は，発酵により生じた短鎖脂肪酸が腸管内のpHを低下させるため，Caの溶解性を高め，大腸においてCaの吸収を促進すると考えられている。

LSに関しては，ラットを用いた試験においてLS摂取群でCa吸収率および保有率が高まり，脛骨および大腿骨において海綿骨の骨密度とCa含量の増加が認められ，脛骨および大腿骨の破断強度が強くなることが報告されている[15]。成人健常女性17名を対象に実施した試験では，1日当たり6.6gのLSを92週間摂取させたところ，Caの腸管吸収が促進し，糞便中のCa排泄量が低下した。また，LS摂取により尿中の骨吸収マーカーであるデオキシピリジノリンが減少することから骨の構造を維持するコラーゲンの分解が抑制されることが示された。さらに，試験期間中に6日間のミネラル出納試験も実施され，腸内菌叢の改善にともなってCaやマグネシウムのみかけの吸収率（図5）が高まることが報告されている[16]。健常男性16名を対象としてLS 3gを単回摂取した時のCa吸収に及ぼす影響を調べた試験では，LS摂取時は対照であるマルトース摂取時と比較して尿中Ca排泄量が有意に増加し，一方でデオキシピリジノリンは有意に低下した[17]。さらに，LSを20日間投与したラットにて放射性同位体 ^{45}Ca の吸収と骨への取り込みについて検討を行った結果，LS投与群の盲腸内容物，大腸内容物および糞中の ^{45}Ca量は対照群に比べ有意に低値であり，図6に示したように脛骨および大腿骨中の ^{45}Ca量は有意に高値を示した[18]。したがって，LS投与により消化管下部からのCa吸収が高まり，体内に吸収されたCaは骨に取り込まれることが明らかとなった。これらの結果より，LSを3g含む卓上甘味料は整腸に加えてCa吸収促進でも特定保健用食品として表示許可されている。

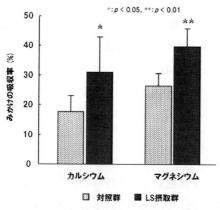

図5 ミネラル吸収に及ぼすLSの影響

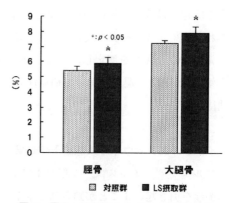

図6 脛骨と大腿骨への ^{45}Ca の取り込み

9 乳糖不耐症の症状の軽減[19]

牛乳はCaの供給源として優れた食品であるが，牛乳を飲むとおなかがゴロゴロする，下痢，腹痛などを訴える乳糖不耐症者は日本人には多い。このような乳糖不耐症者にLSを摂取させることによって腸内菌叢を改善し，乳糖の分解が促進され症状が緩和されることが報告されている。

10 脂肪蓄積抑制効果

高脂肪食で誘導される肥満ラットにLSを投与すると肥満が抑制されることが報告されている[20]。また，ラットにLSを5％含む飼料を8週間与えた場合，LS摂取群は対照群と比較して内臓脂肪組織重量が有意に低値を示したことが報告されている[21]。また，これらの試験においてLSが脂質の腸管吸収を阻害することが示唆されている。

11 免疫調節作用

11.1 アレルギー症状の緩和効果

花粉症，食物アレルギー，アトピー性皮膚炎などのアレルギー疾患は，免疫グロブリンE（IgE）の過剰産生が発症原因の一つであると考えられている。マウスにLSを2％あるいは5％含む飼料を5週間与え，飼育1週間後および3週間後に卵白アルブミン（OVA）を腹腔内投与してIgEを誘導し，血清中のOVAに対するIgE量を測定したところ，LS摂取群において抗原特異的IgEが有意に抑制されたという報告[21]があり，アレルギー症状を緩和することが期待される。

11.2 腸管における感染防御効果

腸管粘膜に分泌される免疫グロブリンA（IgA）は，病原菌やウイルスなどと結合して体内への侵入を防ぎ，最終的に糞便中に排出される。よって，糞便中のIgA濃度は，生体の腸管免疫能すなわち感染防御能を表す良い指標となる。マウスにLSを2％あるいは5％含む飼料を4週間与え糞便中のIgA量を測定した結果，LS摂取群は，対照群と比較してIgAが有意に増加したという報告[22]があり，腸管において病原性大腸菌やノロウイルスなどに対する抵抗力が高まることが期待される。

11.3 インフルエンザウイルス感染予防効果[23]

インフルエンザウイルスは，A型およびB型がヒトに感染し，急性呼吸器症状および小児における脳症を引き起こすことが知られている。近年では，高病原性鳥インフルエンザウイルスがヒトへの感染能力を得て新型インフルエンザウイルスとなり，パンデミック（大流行）を引き起

第13章　ラクトスクロース

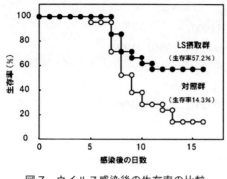
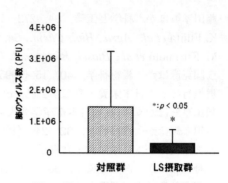

図7　ウイルス感染後の生存率の比較　　　図8　肺におけるウイルス数の比較

こす危険性が危惧されている。マウスにLSを5％含む飼料を4週間摂取させた後，インフルエンザウイルス（A型，H1N1）を300PFU経鼻感染させた。その結果，LS摂取群の生存率は対照群と比較して有意に高値を示し，インフルエンザウイルス感染16日後の生存率は，対照群が14.3％であったのに対し，LS摂取群では57.2％のマウスが生存していた（図7）。また，マウスにLSを5％含む飼料を2週間摂取させた後，インフルエンザウイルス（A型，H1N1）を75PFU経鼻感染させた。感染7日後にマウスを解剖し，肺のインフルエンザウイルス数を測定したところ，対照群に比べLS摂取群では肺のインフルエンザウイルス数は有意な低値を示した（図8）。これらの結果より，LSのインフルエンザウイルス感染予防効果が明らかとなり，その作用のメカニズムのひとつとして肺におけるウイルス増殖抑制である可能性が示唆された。

12　おわりに

　LSはビフィズス菌に選択的に資化されることによって整腸機能を有するオリゴ糖として開発され，その後，ビフィズス菌の増殖に起因すると思われるミネラルの吸収促進効果が明らかとなった。2011年11月21日現在，LSが関与成分として使用されている特定保健用食品は31品目（おなかの調子を整える食品：29品目，ミネラルの吸収を助けおなかの調子を整える食品：2品目）あり，最も多くの表示許可を得ているオリゴ糖である。また，LSは，特定保健用食品以外にも様々な食品やペットフード，家畜飼料，競走馬補助食品などに利用されている。今後，脂肪蓄積抑制効果や免疫調節機能に関するヒトを対象とした試験が実施され，その効果が証明されれば，LSの用途はますます拡大するものと考えられる。

文　　献

1)　G. Avigad：*J. Biol. Chem.*, **229**, 121（1957）

2) 藤田孝輝ほか：科学と工業，**64**，272（1990）

3) K. Fujita *et al., Agric. Biol. Chem.*, **54**, 913（1990）

4) M. Kurimoto *et al., Biosci. Biotechnol. Biochem.*, **63**, 1107（1999）

5) 三国克彦ほか：澱粉科学，**40**，15（1993）

6) 奥恒行ほか：日本栄養・食糧学会誌，**52**，201（1999）

7) 須山亨三ほか：第88回日本畜産学会大会講演要旨，p276（1994）

8) 藤田孝輝ほか：澱粉科学，**38**，249（1991）

9) 緒方幸代ほか：日本栄養・食糧学会誌，**46**，317（1993）

10) 飯野久和ほか：医学と薬学，**33**，855（1995）

11) 北岡久美子ほか：新薬と臨床，**44**，780（1995）

12) 緒方幸代ほか：日本食品化学学会誌，**1**，39（1994）

13) 真田幸一ほか：母性衛生学会誌，**34**，25（1993）

14) 大池教子ほか：日本食物繊維学会誌，**11**，49（2007）

15) 藤田孝輝ほか：日本栄養・食糧学会誌，**52**，343（1999）

16) F. Teramoto *et al., J. Nutr. Sci. Vitaminol*, **52**, 337（2006）

17) 菊池恵理子ほか：日本食品新素材研究会誌，**6**，7（2003）

18) E. Kisino *et al., Biosci. Biotechnol. Biochem.*, **70**, 1485（2006）

19) 奥和之ほか：日本栄養・食糧学会誌，**55**，353（2002）

20) L. Han *et al., J. Trad. Med.*, **16**, 66（1999）

21) A. Mizote *et al., Biosci. Biotechnol. Biochem.*, **73**, 582（2009）

22) Y. Taniguchi *et al., Biosci. Biotechnol. Biochem.*, **71**, 2766（2007）

23) K. Hino *et al., J. Appl. Glycosci.*, **54**, 169（2007）

24) 岸野恵理子ほか：第40回日本免疫学会学術集会抄録，p187（2011）

第14章　ラフィノース

堀内賢一*

1　概要

1843年，ラフィノースはJohnstonにより，*Eucalyptus manna*（ユーカリノキ）から初めて結晶として単離された。その後，1876年にLoiseauにより，ビート（てん菜）糖製糖工場の廃糖蜜に含まれていることが見いだされ，ラフィノースと命名された[1]。ラフィノースは，別名メリトリオース，ゴッシポース，あるいはメリトースともよばれる。

ラフィノースは，ショ糖にガラクトースがα-1,6結合した単糖3分子で構成されるオリゴ糖である。その構造を図1に示す。ラフィノースは自然界に広く分布し，ショ糖原料であるてん菜をはじめ，豆類，キャベツ，トウモロコシ，馬鈴薯，ブドウ，サトウキビ，麦類，ユーカリの葉，ワタなど多くの植物に少量存在する。特に豆類には比較的多く含まれ，大豆には乾物あたり約2％含まれるという報告がある。てん菜中のラフィノースは，秋の収穫前後，気温の低下とともに増加することから，冷凍に対する生体保護成分として考えられている。

2　製造方法

ラフィノースの工業的生産は日本甜菜製糖㈱が行っており，てん菜からショ糖を製造する時の副産物として製造・販売している。同社ラフィノースは北海道内の製糖工場で製造されており，

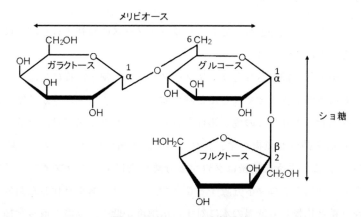

図1　ラフィノースの構造式
O-α-d-Galactopyranosyl-(1→6)-O-α d-Glucopyranosyl-(1→2)-β-d-fructofuranoside

---

*　Kenichi Horiuchi　日本甜菜製糖㈱　総合研究所　第2グループ　研究員

オリゴ糖の製法開発と食品への応用

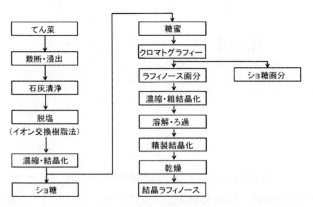

図2　ラフィノースの製造方法

表1　ニッテンラフィノース製品規格

	項目	規格	試験法，その他
一般規格	外観 純度（固形物換算） ショ糖（固形物換算） 乾燥減量 灰分 pH	白色粉末 98％以上 2％以下 15％以下 0.1％以下 5〜7（5％溶液）	高速液体クロマトグラフィー（5水和物換算） 高速液体クロマトグラフィー 減圧乾燥法 550℃灰化法 ガラス電極法
微生物	一般生菌数 大腸菌群 カビ 酵母	300個/g以下 陰性 10個/g以下 10個/g以下	平板培養法 BGLB法 平板培養法 平板培養法
物質 有害性	重金属（Pbとして） ヒ素（As_2O_3として）	検出せず（検出限界0.5ppm） 検出せず（検出限界0.1ppm）	食品添加物公定書に準拠 食品添加物公定書に準拠

荷姿：段ボール入りNet10kg（内装ポリ袋）
原材料表示例：ラフィノース，ショ糖

原料となるてん菜は全て「北海道産」である。ラフィノースの製造工程を図2に，同社ラフィノース製品の規格を表1に示す。

　ショ糖と共に浸出工程で抽出されたラフィノースは，ショ糖と同様に高温・高アルカリ下で安定であるため，石灰清浄工程などでほとんど減少することなく，大部分が糖蜜に移行する。とりわけ，イオン交換樹脂により糖汁の脱塩処理を行っている製糖工場では，糖液中の灰分やアミノ酸，有機酸など電荷を持つ不純物が除去されており，糖蜜中のラフィノース純度は最終的に約10％にまで達する。このような糖蜜はクロマト分離技術によってラフィノースを分離回収する好適な材料となり，糖蜜をクロマト分離することでラフィノースを富化した画分が得られる。ラフィノースはショ糖と比較して低温の水に対する溶解度が低く，高濃度液を冷却すると比較的容易に針状の5水和物結晶が析出する性質を利用して，ラフィノース富化画分を濃縮，冷却することにより高純度のラフィノース結晶を製造している[2]。

3 生理的機能と作用機序

3.1 腸内菌叢の改善と整腸作用

　ヒトの腸内には総数で百兆数百種を超える腸内細菌が生息し，ヒトの健康に有効な役割を行うビフィズス菌などの有用菌や，ウエルシュ菌のような有害菌が共存して腸内フローラを形成しており，有用菌に優位な腸内環境とすることが健康を維持する上で大変重要である。ラフィノースは，多くのオリゴ糖と同様に人の消化酵素で分解されない難消化性のオリゴ糖である。そのため，摂取したラフィノースの大部分は，小腸では消化吸収されずに大腸に達し[3]，主にビフィズス菌の栄養源として利用される[4]。ラフィノースはビフィズス菌によって，酢酸や乳酸などの有機酸に代謝され，腸内が酸性化されることで，ビフィズス菌に優位な腸内環境が作られる。これに伴い，有害菌が産生するアンモニア等の悪臭有害物質の腸内発生は抑制される。

　辨野らはラフィノース1日15gを健康成人に経口投与した時に，ビフィズス菌が有意に増加し，バクテロイデスやクロストリディウムなどの有害菌が有意に減少することを報告している[5]。また，図3に示すように成人を対象にした臨床試験の結果，ラフィノース5水和物を1日3g以上摂取することで，用量依存的に腸内のビフィズス菌が増加することが明らかとなっている[6]。さらに，便通改善や有害菌の減少，それに伴うアンモニア等の腸内腐敗物質の低減といった効果が確認されている[7]。

3.2 アトピー性皮膚炎の改善効果

　最近の研究から，ラフィノースにはアトピー性皮膚炎の改善に効果があることが分かってきた。松田らは，アトピー性皮膚炎と診断され，約2週間の食事指導と非ステロイド外用剤等によって症状の改善が認められなかった乳幼児・小児中心の50名を対象に，前記の治療法に加え，ラフィノースを年齢に応じ1〜6g/日処方した結果，投与1〜2週間後より症状の改善が認められ，計

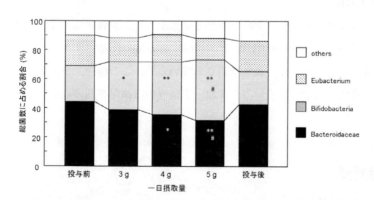

図3　健常成人へのラフィノースの投与と糞便フローラの変化
　　成人10名（男性9，女性1）に各量のラフィノースを10日間ずつ摂取させた。
　　*，**；摂取前に対して有意差あり（$p<0.05$, $p<0.01$）
　　　#；3g摂取に対して有意差あり（$p<0.05$）

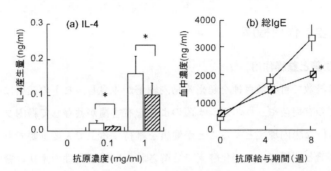

図4 アレルギーモデルマウス（OVA23-3）に抗原を経口投与した時のTh2細胞関連の免疫応答
a：腸管膜リンパ節ヘルパーT細胞のIL-4産生，b：血中総IgEに対するラフィノース添加飼料の効果
□コントロール飼料群　　▨5％ラフィノース飼料群
（＊：コントロール群に対して有意差あり（$p<0.05$））

5週間の投与で，皮膚症状の改善において約7割の患者で著効ないし有効であったと報告している[8]。千葉らは，思春期・成人のアトピー性皮膚炎患者38名を対象にした試験において，ラフィノース4g/日の投与を平均4ヶ月間実施した結果，増悪例はなく約7割の患者で皮疹の改善が認められたと報告している[9]。

ラフィノースによるアトピー性皮膚炎の改善効果の作用機序を調べるために，東京大学と日本甜菜製糖㈱の共同研究において，食品アレルギーマウスにラフィノースを投与したところ，アレルギー発症に関わるヘルパーT（Th）細胞のTh1/Th2バランスが改善されて，Th2応答（インターロイキン4産生）が有意に低下し，アトピー性皮膚炎をはじめ，喘息，花粉症に代表されるⅠ型アレルギー疾患の誘発抗体であるIgE（イムノグロブリンE）抗体の産生が抑制されることが明らかとなった（図4）[10]。一方，北海道大学の研究において，喘息モデルラット試験において観察される肺胞炎症に対して，ラフィノースが有効であることも報告されている[11]。

3.3 保存性向上効果

ラフィノースには臓器の保存性を向上させる効果があり，臓器移植に使われるドナー臓器の冷却保存液（ビアスパン®，University of Wisconsin solution（UW solution）としても知られる）における有効成分の一つとして，長年使用されている[12]。この場合，ラフィノースはパイロジェンフリーの品質規格で製造されている。また，牛精液の冷凍保存剤の成分として国内で長い利用実績がある[13]。

4　安全性評価

ラフィノースは，てん菜由来の糖蜜から分離精製して得られる純粋な天然オリゴ糖である。さらに，前述したように豆類や根菜類に含まれており食経験も豊富であることから，安全性は高い。また，変異原性試験は陰性であり，急性毒性試験に関しては，6,000mg/kgラット単回投与によ

第14章 ラフィノース

る異常例がないことが，第三者により確認されている。

5 用途展開と実用化

ラフィノースは，5水和物として安定であり，相対湿度90％で6ヶ月間全く吸湿しないことが最大の特徴である（図5a）。従って，そのまま単品で，または他の素材と混合して，粉末，顆粒，タブレットなどの各種形状への加工が容易なことから，サプリメントへの採用も多い。さらに，吸湿を嫌う乳酸菌末と相性が良く，凍結乾燥前の乳酸菌と混合すれば生存率の向上も期待できることもあり，乳酸菌製剤などの低水分活性が要求される商品の保存性向上に有効である。

ラフィノースは，非還元性糖であるためメイラード反応による着色性が著しく低い。さらに，甘味度がショ糖の22％と低く，ショ糖に近いクセのない甘みをもつ（図5b）ことから，食品本来の味や色への影響が少ないことも大きな特徴である。さらに，ショ糖と同程度の熱安定性を持ち，中性域では160℃まで安定である。これらの特性を生かして様々な形態の食品に利用できる。

また，人工乳幼児は母乳栄養児と比較して腸内ビフィズス菌が少なく，緑便化することが問題となっていたが，ラフィノースを粉ミルクに配合することで緑便化を大幅に改善できることが明らかとなり，大手乳業メーカの製品に採用されている[14]。

一方，発酵食品や，酸性飲料にラフィノースを添加すると，酵母や酸の作用によってラフィノースが加水分解され，一部がメリビオースとなるが，メリビオースもラフィノースと同様に整腸効果や免疫改善効果を有することが報告されている[15]。

このように，ラフィノースは機能性を有し，整腸作用で特定保健用食品素材として評価を得たオリゴ糖であり，様々な食品への応用が検討されている。ラフィノースはてん菜を原料とするがゆえ生産量には限界があるものの，今後さらに研究開発を進め，健康に寄与できる食品素材として，ラフィノースを育てていきたいと考えている。

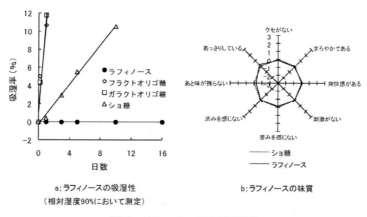

図5 ラフィノースの用途特性

文　　献

1) Brown, C. A., Gamble, C. A., *Ind. Eng. Chem.*, **13**（9）, 793–797（1921）
2) Sayama, K. *et al.*, *Zuckerindustrie*, **117**, 893–898（1992）
3) Saunders, D. R. *et al.*, *Am. J. Physiol.*, **241**, 397–402（1981）
4) Hidaka, H. *et al.*, *Bifidobacteria Microflora*, **10**, 65–79（1991）
5) Benno, Y. *et al.*, *Bifidobacteria Microflora*, **6**, 59–63（1987）
6) 藤崎裕之ほか，ビフィズス，**8**, 1–5（1994）
7) 名倉泰三ほか，腸内細菌学雑誌，**13**, 1–7（1999）
8) 松田三千雄ほか，アレルギーの臨床，**241**, 1092–1095（1998）
9) 千葉友幸ほか，アレルギーの臨床，**283**, 1039–1043（2001）
10) Nagura, T. *et al.*, *Br. J. Nutr.*, **88**, 421–426（2002）
11) Watanabe, H. *et al.*, *Br. J. Nutr.*, **92**, 247–255（2004）
12) Jamieson, N. V. *et al.*, *Transplantation*, **46**, 512–516（1988）
13) 川倉一彦ほか，化学と工業，**41**, 704–707（1998）
14) 早澤宏紀ほか，特開平 10-70954（1998）
15) Tomita, K. *et al.*, *Biosci. Biotechnol. Biochem.*, **71**, 2774–2780（2007）

【第3編　乳糖関連オリゴ糖の製法と機能特性】

第15章　ガラクトオリゴ糖

1　β-結合オリゴ糖

金井晴彦[*1]，長南　治[*2]

1.1　概要

1.1.1　β-結合オリゴ糖の構造

　ガラクトオリゴ糖（以下，GOS）は構成される結合様式により，β-結合オリゴ糖とα-結合オリゴ糖とに区分される。本項においては，当社で開発したβ-結合オリゴ糖を中心に解説を行う。β-結合オリゴ糖は，乳糖にβ-ガラクトシダーゼを作用させたときに産生され，ガラクトースやグルコースの結合様式がβ-結合していることを特徴とする。当社のGOSの代表的な成分は，乳糖に1個のガラクトースがβ-結合した4'-ガラクトシルラクトース（以下，4'-GLと略す，図1）で，母乳中にその存在が知られている。その他，乳糖に数個のガラクトースが結合した4～6糖や，ガラクトースとグルコースがβ-1,3やβ-1,6結合した2糖（転移2糖）も含まれる。当社のGOS「商品名：オリゴメイト55N（以下，OM55Nと略す）」は固形分あたり55%のGOSを含有するシロップ状で，「オリゴメイト55NP」はこれを乾燥した粉末品である[1~3]。

1.1.2　生体中のβ-結合オリゴ糖

　我々が最初にβ-結合オリゴ糖を摂取するのは乳児の時，母乳からであろう。ヒト母乳には約7%の炭水化物が含まれ，そのうち90%は乳糖であり，その他は乳糖骨格からなる様々なミルクオリゴ糖である。ミルクオリゴ糖は乳糖，脂質についで多く含まれる成分で[4]，特に初乳での含

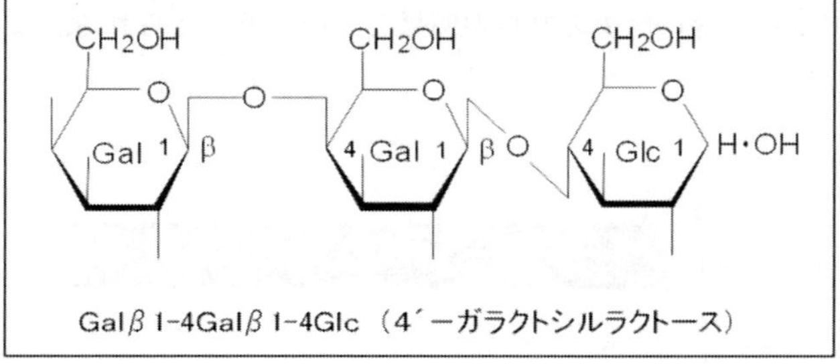

図1　ガラクトオリゴ糖の主要成分の構造

＊1　Haruhiko Kanai　ヤクルト薬品工業㈱　技術部　技術課　課長
＊2　Osamu Chonan　㈱ヤクルト本社　研究管理部　研究企画課　課長

有量が高く，炭水化物の24％にも達する。そして出産後，最初の2ヵ月で19～15％まで減少する[5]。その濃度は8～12g/Lで，牛乳よりも100倍高い[6,7]。ヒト母乳中のミルクオリゴ糖の主な成分は，シアル酸，N-アセチルグルコサミン，l-フコース，d-グルコースおよびd-ガラクトースである。この結果，多種多様な糖の組み合せが可能になるため，130種類を超えるミルクオリゴ糖が存在する[8]。その種類は均一ではなく，母体のルイス式血液型の違いにより存在パターンに違いが認められている。これらのミルクオリゴ糖の化学構造はヒトの細胞表層に存在する糖タンパク質や糖脂質の糖鎖の部分構造と一致していることが特徴的であることから，複合糖鎖の生合成を司る糖転移酵素と同一の酵素群によって生合成されたものであると考えられている[9]。ヒト母乳中のβ-結合オリゴ糖としては，結合様式の違いから3'，4'および6'-GLの3種類の構造が知られる[10~12]。20世紀初め，ヒト母乳中にはある種の腸内細菌の増殖を促す要素が含まれていると示唆された[13]。多くの研究により母乳栄養児の腸内フローラはビフィズス菌が優勢となっていることが示され（図2）[14]，また，牛乳を飲用する幼児の腸内フローラにはそれが明らかに少なく，クロストリジウムおよび腸球菌などが多いことが確認された[15,16]。更にこれらの菌に由来する高濃度のアンモニア，アミン，フェノール等の有害な物質が，育児調製粉乳製品を与えられた幼児から高濃度で検出された[17]。その後，母乳栄養で育った乳幼児でビフィズス菌が優勢になるのは，乳幼児が上部消化管で消化しきれないGOSをはじめとしたヒト母乳中のミルクオリゴ糖をビフィズス菌が利用することができるためと考えられた[15,18,19]。ヒト母乳と牛乳中のミルクオリゴ糖について木村らがその種類と構造について詳細に分析し，両者には大きな違いがあることを報告した。ヒト母乳の場合，乳糖骨格の糖は主にフコシルラクトース，及びGOSであり，一方牛乳にはフコシルラクトースは存在せず，出産直後には乳糖にシアル酸が結合したシアリルラクトースの量が著しく多く，GOSも見出されている[20]。GOSを含めたいずれのミルクオリゴ糖も初乳から数日で減少することが確認されている[21~23]。フコシルラクトース，シアリルラクトース，GOSのいずれの基質をビフィズス菌が利用するかはN-アセチルグルコサミダーゼ，フコシダーゼ，シアリダーゼ等の酵素の有無が関係していると考えられる。ヒト母乳から分画した

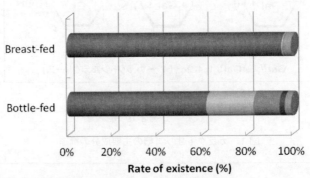

図2 母乳栄養児と人工栄養児の糞便中の菌叢比較

第15章　ガラクトオリゴ糖

ミルクオリゴ糖はビフィズス菌の菌種や菌株によって資化性に差異が認められることから，これらの分解酵素を一様に保持していないことが示唆される。一方，母乳栄養児由来の *B. breve* をはじめ，どの菌種のビフィズス菌にも乳糖を特異的に分解するタイプの酵素とは別に，GOS をよく分解するタイプの酵素が存在していた[24]。ビフィズス菌が腸内において激しい基質の争奪戦を勝ち抜いているのは，ビフィズス菌特有の酵素や代謝系の存在によるものと考えられる。これらの知見を総合すると，ミルクオリゴ糖の中でも GOS は，最もビフィズス菌に良好な生育源といえる。

1.2　製造方法

1.2.1　β-結合オリゴ糖の開発経緯

山下と木幡は，母乳中にガラクトースとグルコースのみからなる単純な構造のオリゴ糖が存在することを報告した[11]。当時，松本らのグループは，乳糖不耐症用の酵素剤（β-ガラクトシダーゼ）の開発に取り組んでいた。乳糖不耐症は，乳糖を摂取すると下痢や鼓腸，腹痛などの症状が認められることを言うが，あらかじめ食品中の乳糖を部分的に加水分解することや，哺乳時に酵素製剤を一緒に服用することは，大幅に症状を軽減できる有効な方法である[25,26]。各種微生物起源のβ-ガラクトシダーゼの乳糖分解能を評価する過程で，麹菌由来の酵素を用いた場合に，TLC 上に多量のβ-結合オリゴ糖が副生することを認めた。このβ-結合オリゴ糖の主成分の構造を解析した結果，山下らの報告したオリゴ糖と同一であることを見出し，β-結合オリゴ糖の製造技術を開発した[24,27]。またβ-結合オリゴ糖の定量法や，NMR を用いた構造解析法も合わせて検討した[28]。その後，製造法が改良され，現在は高収率で，安全性の高いβ-結合オリゴ糖の製造法が確立されている[29]。

1.2.2　オリゴメイトの製造方法

工業的なβ-結合オリゴ糖の製造は，乳糖にβ-ガラクトシダーゼを作用させて行うが，この反応は生成するβ-結合オリゴ糖の生成量や構造が酵素の起源によって異なっており，β-結合オリゴ糖の製造には糖転移能の高い酵素が選択される。β-結合オリゴ糖は酵母菌体のβ-ガラクトシダーゼを利用して生産されている[30]。製造プロセスを図3に示した。原料となる乳糖は，牛乳からチーズを製造したときに副生されるホエーから分離精製した食品用を使用する。当社では酵素反応工程で得られたβ-結合オリゴ糖と乳糖，単糖の混合液を精製・濃縮し，固形分あたり55％のβ-結合オリゴ糖を含有する Brix75 のシロップ状の OM55N と，これを乾燥した粉末品の OM55NP を製造している。また高純度品は後述するビフィズス菌選択培地の主要な増殖因子として使用されている。

1.3　生理機能と作用機序の最新知見

1.3.1　消化・吸収とエネルギー

でんぷん等の炭水化物は，唾液，膵液および小腸粘膜上に存在する加水分解酵素，または胃液

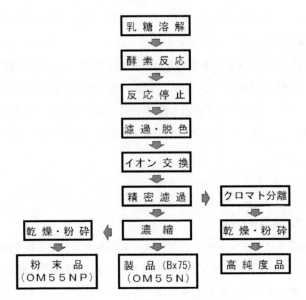

図3 オリゴメイトの製造方法

により単糖まで分解され,小腸より吸収された後,体の中でエネルギー源として利用される。我々はβ-結合オリゴ糖の各種消化酵素による分解性を調べ,β-結合オリゴ糖はヒトのα-アミラーゼ,人工胃液やブタ膵臓α-アミラーゼに耐性を示し,ラットの小腸粘膜酵素を用いた実験では,乳糖の20〜25％程度であることを明らかにしている[31]。上部消化管での消化吸収を免れた難消化性易発酵性の糖質は下部消化管に到達するが,そこに生息する腸内細菌により資化され,各種有機酸,水素,メタン等に代謝される。有機酸は下部消化管より吸収され,上皮粘膜の重要なエネルギー源となる。一方,呼気中の水素ガスはこの腸内細菌の代謝に由来することから,呼気中の水素ガス濃度の増加を指標とし,各種糖質の難消化性の評価が行われている。同手法に従い,我々はOM55Nを健康成人に投与し,呼気中に放出される水素ガス濃度の測定を行った[31]。投与1時間後より,呼気中の水素の濃度の増加が見られ,β-結合オリゴ糖はヒトにおいて難消化性であり,下部消化管に生息する腸内細菌により資化されていることが確認された。これらデータをもとに,β-結合オリゴ糖は難消化性易発酵性の糖質に分類され,その熱量は通常の糖質が4kcal/gに対し,2kcal/gと計算されている。

1.3.2 腸内細菌による資化性

松本らは,β-結合オリゴ糖がどのような腸内細菌により資化されているか,in vitroで検討を行った。腸内細菌叢を構成する菌種の中より22菌属62菌種を選択し,β-結合オリゴ糖の資化性を調べたところ,乳酸菌,バクテロイデス,クロストリジウムに資化能が認められたが一部の菌種に限られた[32]。一方ビフィズス菌に関しては,B. bifidumを含め試験に用いた6菌株すべてがβ-結合オリゴ糖の資化性を有することがわかった。松本らはさらに,ビフィズス菌の比較的少ない健康成人にβ-結合オリゴ糖を投与し,腸内細菌の構成に及ぼす影響を調べ,ビフィズス

第15章　ガラクトオリゴ糖

菌数が有意に増加することを報告している[32]。

1.3.3　便性の改善

　食物繊維などの難消化性糖質は便通及び便性を改善させることが報告されている。出口らは，便秘気味のヒトにOM55Nをβ-結合オリゴ糖量として一日当たり5g投与し，排便回数の増加と便の硬さが改善することを報告している[33]。β-結合オリゴ糖が腸内細菌により資化され，産生した乳酸や酢酸には大腸の蠕動運動を促進させることが報告されている。β-結合オリゴ糖摂取による便性改善作用はこれら有機酸が関与しているものと考えられている。

1.3.4　ミネラル吸収の促進

　カルシウムやマグネシウムが腸管から吸収されるには，消化管内で可溶化されている必要がある。しかしながら，消化管内のpHが中性環境下では重炭酸，リン酸と容易に結合し難吸収性の不溶性の塩を形成する。β-結合オリゴ糖は消化管下部において腸内細菌により資化され，産生された有機酸が消化管内のpHを低下させる。よってβ-結合オリゴ糖摂取による消化管のpHの低下が，可溶性のカルシウムやマグネシウムを増やすことで，両ミネラルの吸収を増加させることが考えられる。我々は，OM55N中のβ-結合オリゴ糖がミネラル吸収に及ぼす影響をラットを用い検討を行った。β-結合オリゴ糖を5％含む飼料をラットに投与し，糞便中のカルシウムならびにマグネシウム排泄量を調べ，見かけのカルシウムならびにマグネシウム吸収率の算出を行った。β-結合オリゴ糖を摂取したラットのカルシウムならびにマグネシウム吸収率は対象群に比べ有意に増加した（表1）。一方，盲腸を切除したラットにおいては，その吸収促進効果が低下し，カルシウムにおいては対象群との間に差は認められないことを明らかにした。さらに，腸内細菌の働きがβ-結合オリゴ糖のカルシウムならびにマグネシウム吸収促進作用に影響を及ぼしているか明らかにするために，抗生物質のひとつであるネオマイシンを投与し，検討を行った。ネオマイシン非投与条件下で認められたβ-結合オリゴ糖のカルシウムならびにマグネシウム吸収促進作用は，ネオマイシン投与により消失することから，同吸収促進作用には腸内細菌の働きが必須であることを明らかにした（表2）。このように，β-結合オリゴ糖摂取はカルシウムやマグネシウムを増やすこと，同吸収促進作用には盲腸を含む下部消化管が関与していること，さらに腸内細菌の働きが必須であることから，β-結合オリゴ糖摂取による下部消化管のpHの低下が，両ミネラルの吸収増加に寄与していることが考えられた。

1.3.5　最近の話題：皮膚性状に及ぼす影響

　腸内で産生されたパラクレゾール等の腐敗産物は，我々の健康に様々な影響を及ぼすことが報告されている。Iizukaらは[34]健康な成人女性50名の血液中のパラクレゾール濃度と角質細胞面積との間には負の相関関係があること，さらに皮膚培養細胞を用いた試験で，パラクレゾールが角質細胞の正常な分化を抑制することを報告している。そこで，Iizukaらは健康な成人女性19名を用い，β-結合オリゴ糖を含む清涼飲料の摂取が皮膚性状に及ぼす影響を調べた。β-結合オリゴ糖含有飲料の摂取により，血中パラクレゾール濃度が有意に低下し，皮膚性状のマーカーである角層カテプシンL様活性ならびに角質細胞面積の有意な増加が認められることを報告した。

オリゴ糖の製法開発と食品への応用

表1　β-結合オリゴ糖ならびに盲腸切除がラットのマグネシウム，カルシウム吸収に及ぼす影響

	偽手術ラット		盲腸切除ラット	
	対象	GOS	対象	GOS
Mg 吸収率	49.5 ± 7.8[c]	80.2 ± 7.5[a]	38.5 ± 4.6[d]	64.3 ± 4.1[b]
Ca 吸収率	51.7 ± 7.6[b]	64.2 ± 5.0[a]	42.1 ± 5.1[c]	47.5 ± 4.2[b, c]

平均値 ± 標準偏差（一群 8 匹）。異なるアルファベット間に有意差あり（Tukey's test, $p < 0.05$）。

表2　GOS ならびに抗生物質投与がラットのマグネシウム，カルシウム吸収に及ぼす影響

	抗生物質非投与ラット		抗生物質投与ラット	
	対象	GOS	対象	GOS
Mg 吸収率	59.2 ± 5.2[c]	84.0 ± 6.6[a]	69.7 ± 5.2[b]	70.3 ± 8.7[b]
Ca 吸収率	59.6 ± 3.7[b]	75.9 ± 6.3[a]	64.4 ± 5.8[b]	65.1 ± 8.2[b]

平均値 ± 標準偏差（一群 8 匹）。異なるアルファベット間に有意差あり（Tukey's test, $p < 0.05$）。

このことは，β-結合オリゴ糖摂取により，腸内腐敗産物であるパラクレゾールの産生が抑制され，皮膚性状が改善されることを示唆するデータであり，詳細なメカニズムを含めて，今後の成果が期待される。

1.4　安全性評価

　前述したとおり，β-結合オリゴ糖は乳中に含まれている糖質の一種であることから，その安全性は高いことが容易に想像できる。Kobayashi らは OM55N の安全性を復帰突然変異試験，変異原性試験，反復投与毒性試験にて評価し，OM55N の安全性に問題ないことを報告している[35]。また木村らは，健康成人を対象に OM55N を投与し，下痢を指標とした最大無作用量の検討を行った。異なる量の OM55N を 20-50 歳代の健康な男女に投与し，下痢発症の程度を比較した。その結果，OM55N の最大無作用量は男性で 0.68g/ 体重 kg（オリゴ糖換算 0.30/ 体重 kg），女性で 1.39g/ 体重 kg（オリゴ糖換算 0.60/ 体重 kg）と推定された[36]。この値を体重 60kg の成人男性に当てはめてみると，最大無作用量は 41g（オリゴ糖換算 18g）となり，各種有効性が報告されている一日当たりの摂取量に比べ大きな値であり，通常の摂取条件下で OM55N の安全性に問題はないと考えられる。木村らは，OM55N を継続的に摂取した際の腹部症状に及ぼす影響も調べている。OM55N 36g（オリゴ糖換算 15g）を健康成人に 2 週間継続的に摂取させ，腹部症状，便性状に及ぼす影響を調べたところ，プラセボ群と比較し，泥状便，および水様便の発生頻度に有意差は見られなかったことを報告している[36]。また米国 FDA により，OM55N 製造に用いる原材料，食品としての製造方法，ならびに最終製品としての安全性，市場での使用実績等が精査され，通常の使用において安全な食品（GRAS：Generally Recognized As Safe）として承認されている。

第 15 章　ガラクトオリゴ糖

1.5　用途開発や実用化

1.5.1　OM55N の物理化学的性質

　OM55N の甘味度は砂糖を 100 としたとき 32 で，くせのない上品な味質を有している。粘度は異性化糖よりやや高い値を示す程度で，食品加工時の取り扱いは容易である。水分活性は砂糖に近く砂糖と同等の防腐効果が期待できる。また水分の吸湿放湿は少なく適度な湿潤性の保持作用がある。加工食品の多くは高温で加熱する工程があり，そこでの安定性は極めて重要である。OM55N に含まれる β-結合オリゴ糖は pH3〜7，80〜120 ℃の加熱に対して安定で，煮詰試験において 160 ℃でも分解を受けないという結果を得ている。また，室温で 1 年以上の保存でも安定である。

1.5.2　乳製品への利用

　OM55N は乳糖を原料として製造され，味質も類似していることから乳を主原料としたはっ酵乳（ヨーグルト）や乳酸菌飲料に自然な形で使用できる。プレバイオティクス素材である OM55N は，選ばれた菌のもつ生理作用（整腸作用，感染防御，免疫機能の増強など）を腸管内で効果的に発揮させるため増殖促進物質として注目され，製品の付加価値アップに貢献している。

1.5.3　飲料への利用

　飲料は，オリゴ糖のような生理機能を有する成分を摂取する手軽な方法の一つであるが，清涼飲料には pH4 以下の製品が多く，製造過程での加熱殺菌や常温保存での安定性が要求される。OM55N は酸性条件下での加熱や長期保存安定性に大変優れているため，このような商品への応用も有利である。健康志向の食品として人気が高い酢飲料においても，OM55N を含む製品が定番商品となっている。

1.5.4　パン・菓子類への利用

　OM55N をパン生地に添加した場合，OM55N 中の β-結合オリゴ糖はパン酵母による発酵を受けずに生地に残り，また焼き上げ工程でもほとんど分解を受けない。スポンジケーキへ添加した場合，生地容積が増加し，組織がソフトになる傾向が認められる。さらに保湿効果によって，製品を保存した際に組織の硬化を遅らせる効果があることから，マドレーヌ，フィナンシェなどの焼き菓子にも利用が拡大している。練りあんや水ようかんなどの和菓子への利用は，砂糖の一部を置換することで甘味をやや抑えた上品な製品となる。その他，塩せんべいの塩味強化を目的とした使用法も提案され呈味改善効果も期待できる。

1.5.5　特定保健用食品

　OM55N は β-結合オリゴ糖を関与成分とする「おなかの調子を整える」特定保健用食品として，平成 10 年に卓上甘味料（シラップタイプ）が認められた。その後，清涼飲料水や黒酢などでも表示許可を受け，特定保健用食品の品目と数が増加してきている。また平成 17 年には特定保健用食品（規格基準型）の素材として成分規格が定められ，OM55N を一定量添加された食品で特定保健用食品の許可が簡易な申請内容により得られるようになった。

オリゴ糖の製法開発と食品への応用

1.5.6 育児調製粉乳への利用

育児用調製粉乳分野では，調製乳の機能を母乳に近づける目的でGOSを強化した製品が販売されており，腸内菌叢をビフィズス菌優勢にする効果も確認されている。最近では，フォローアップミルクにも使用され，乳幼児の健やかな成長を支えている。ヒト母乳中の全成分を完全に再現して育児用調製粉乳を調製することは難しいが，GOS等のプレバイオティクス製品は母乳の機能的特質，特にビフィズス菌増殖促進効果を再現するために調製粉乳への有用な添加物になると期待される。日本ではすでに20年以上前からプレバイオティクスの乳児への利用と有効性について検討され，近年には，重症小児外科疾患患児の腸内菌叢異常に対しプロバイオティクスとGOSの併用療法による腸内細菌叢のコントロール及び腸管機能改善効果について有用な成果も報告されている。海外では2000年以降GOSを含む育児調製粉乳の研究が活発となり報告が相次いである。ヒト母乳成分の分析から長鎖FOS(イヌリン)を10％，GOSを90％含有する混合物がヒト母乳の組成に類似するとしてGOS/FOSが添加された育児用調製粉乳も開発された[37~39]。これまでの多くの試験から，プレバイオティクスによって乳児の糞便中のビフィズス菌数は母乳栄養で育った乳児と同等レベルまで増加することが明らかになっている。GOSは欧米・アジアにおいてもここ数年育児用調製粉乳に利用され始めており，育児調製粉乳にプレバイオティクス素材としてGOSの添加がスタンダードとなっている。

1.5.7 ビフィズス菌選択培地成分としてのGOS

はっ酵乳や乳酸菌飲料を製造する場合，品質管理上，商品中のビフィズス菌の生菌数を把握することは重要である。そのため簡便かつ正確な方法によるビフィズス菌数の測定方法が必要となる。このような要望を受けてビフィズス菌選択培地の検討が国際酪農連盟（IDF）によって1990年から始められた。その結果GOSのビフィズス菌選択的増殖作用の優位性が認められ，当社製造のGOSが添加されたビフィズス菌選択培地「商品名：TOSプロピオン酸寒天培地」をベースに，抗生物質の一種であるムピロシンを添加した「TOSムピロシン培地」が2010年1月にはビフィズス菌数測定法の国際的標準法として認められ，ISO29981/IDF220として出版された。本培地は世界各国のビフィズス菌研究，及びはっ酵乳乳酸菌製造において品質管理等に広く使用されている。

文　　　献

1) 松本圭介，食品と甘味料，153-156，光琳（2008）
2) 金井晴彦ほか，食品と開発，46（4），51-54（2011）
3) 金井晴彦，良くわかる食品新素材，98-107，㈱食品化学新聞社（2010）
4) D. S. Newburg, *J. Nutr.*, **127**, S980-S984（1997）

第 15 章　ガラクトオリゴ糖

5)　J. B. Miller *et al., J. Pediatr. Gastroenterol. Nutr.,* **19**, 371-376（1994）

6)　C. Kunz *et al., Zeitschrift fur Ernahrungswiss,* **35**, 22-31（1996）

7)　C. Kunz *et al., Ann. Rev. Nutr.,* **20**, 699-722（2000）

8)　Brand-Miller *et al., Br. J. Nutr.,* **82**, 333-335（1999）

9)　浦島匡ほか，*Milk Science,* **46**（3）（1997）

10)　G. Boehm *et al., Acta. Pediatrica.,* **94**, 18-21（2005）

11)　K. Yamashita *et al., Arch. Biochem. Biophys.,* **81**, 121-132（1974）

12)　F. Angus *et al., In probiotic dairy products ed. Tamine,* A. 120-137（2005）

13)　E. Moro, *Jahb. Kinderheilkd.,* **61**, 686-734（1900）

14)　Y. Benno *et al., Microbiol. Immunol.,* **28**, 975-986（1984）

15)　H. J. M. Harmsen *et al., J. Pediatr. Gastroenterol Nutr.,* **30**, 61-67（2000）

16)　S. Macfarlane *et al., Clin. Infect. Dis,* **38**, 1690-1699（2004）

17)　P. M. Heavey, *Br. J. Nutr.,* **89**, 509-515（2003）

18)　M. B. Engfer *et al., Am. J. Clin. Nutr.,* **71**, 1589-1596（2000）

19)　D. S. Newburg, *J. Pediatr. Gastroenterol. Nutr.,* **30**, S8-S17（2000）

20)　木村一雅ほか，ヤクルト研究所報告集，**17**，1-7（1997）

21)　W. Sumiyoshi *et al., Br. J. Nutr.,* **89**, 61-69（2003）

22)　W. Sumiyoshi *et al., J. Appl. Glycosci.,* **51**, 341-344（2004）

23)　T. Nakamura *et al., J. Dairy Sci.,* **86**, 1315-1320（2003）

24)　松本圭介，酪農化学・食品の研究，**39**，pA-239（1990）

25)　金井晴彦ほか，フードケミカル，**7**，42-49（2001）

26)　金井晴彦ほか，フードケミカル，**9**，76-84（2003）

27)　R. Tanaka, *Bifidobacteria Microflora,* **2**, p17（1983）

28)　K. Kimura *et al., Carbohydrate Research,* **270**, 33-42（1995）

29)　E. Ishikawa *et al., J. Biosci. Bioeng.,* **99**, 331-339（2005）

30)　T. Sakai *et al., J. Gen. Appl. Microbiol,* **54**, 285-293（2008）

31)　長南治ほか，日本食品科学工学会誌，**51**，28-33（2004）

32)　出口ヨリ子ほか，日本食品新素材研究会誌，**6**，55-67（2003）

33)　松本一政ほか，腸内細菌学雑誌，**18**，25-35（2004）

34)　R. Iizuka *et al., Microb. Ecol. Health. Dis.,* **21**, 221-227（2009）

35)　T. Kobayashi *et al., Human & Experimental Toxicology,* **28**, 619-630（2009）

36)　木村雅行ほか，日本食品化学学会誌，**11**，67-74（2004）

37)　G. Boehm *et al., Arch. Dis. Child. Fetal. Neonat Ed.,* **86**, 178-181（2002）

38)　L. T. Weaver, *J. Pediatr. Gadtroenterol. Nutr.,* **36**, 307-310（2003）

39)　A. M. J. Petra-Scholtens *et al., J. Nutr.,* **138**, 1141-1147（2008）

2　α-結合ガラクトオリゴ糖

伊藤哲也[*1]，藤田孝輝[*2]

2.1　はじめに

　α-ガラクトシル基を含むオリゴ糖は，天然にはメリビオース（Gal α1-6 Glc）やラフィノース（Gal α1-6 Glc α1-2β Fru）が知られ，アトピー性皮膚炎の改善効果[1,2]，免疫賦活活性[3]，抗腫瘍活性[4]などの免疫調節機能を有する。また，生体内においてはα-ガラクトシル基は主としてガラクトース同士が結合したガラクトビオースの形で存在し，結合様式により様々な役割を示すことが報告されている。例えば，α-1,3結合のガラクトビオースは，ヒトへの動物臓器移植時の急性拒絶反応の低減効果[5]や腸炎の原因菌 *Clostridium difficile* の毒素の中和効果[6]を示すこと，α-1,4結合のガラクトビオースは，病原性大腸菌 O157 や院内感染で問題となる尿路感染性大腸菌の感染予防・治療効果[7,8]を示すこと，さらに，α-1,2結合とα-1,6結合のガラクトビオースは *Trypanosoma brucei* のグルコシルホスファチジルイノシトール（GPI）アンカーの糖鎖において重要な配列[9,10]であることが報告されている。このようにα-ガラクトシル基を有するオリゴ糖は，免疫調節機能や感染予防効果など生体内で重要な機能を発揮することが期待できる。

　筆者らは世界で初めてα-結合ガラクトビオースを主体とするα-結合ガラクトオリゴ糖（α-Linked galactooligosaccharide，α-GOS）の大量生産技術を確立し，その機能性を明らかにしてきた。本稿ではα-GOS の調製法，物性，生理機能などについて紹介する。

2.2　α-GOS の大量調製法

　α-GOS は，α-ガラクトシダーゼの転移反応あるいは縮合反応により合成することができる。しかし，転移反応の場合は，安価でかつ大量に入手できる供与体が無いため工業的生産には不向きである。一方，縮合反応は，安価な乳糖から基質となるガラクトースを調製することができるため原料的には有利であるが，一般的にオリゴ糖の生成率が低いといった問題点がある。そこで，筆者らは縮合反応に適したα-ガラクトシダーゼの検索を行い，食品用酵素生産菌として実績がある *Aspergillus niger* APC-9319 株の耐熱性α-ガラクトシダーゼ（APC-9319 酵素）を見出した。APC-9319 酵素は，既知のα-ガラクトシダーゼと分子量や諸性質が異なる新規な酵素であり，過飽和条件である 90 ％（w/v）以上のガラクトース濃度でも基質阻害を受けない。さらに，65℃の反応温度下では 50 ％以上という驚異的な収率でα-GOS を生成することができる。

　APC-9319 酵素の縮合反応を用いたα-GOS の大量生産プロセスを図1に示した。まず，乳糖を市販のβ-ガラクトシダーゼ剤でガラクトースとグルコースに分解した後，パン酵母を添加してグルコースのみを資化させる。次に，生成したガラクトースを晶析法により回収し，縮合反応の基質とする。縮合反応は予備反応と本反応の2段階で実施する。予備反応は，70 ％（w/v）

　＊1　Tetsuya Ito　塩水港精糖㈱　生産・開発グループ　糖質研究所　研究室長

　＊2　Koki Fujita　塩水港精糖㈱　生産・開発グループ　技術部　取締役

第15章　ガラクトオリゴ糖

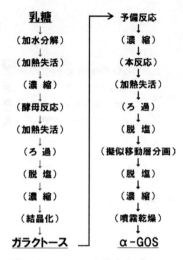

図1　α-GOSの大量生産プロセス

ガラクトース溶液にAPC-9313酵素を加え，65℃で3時間反応する。続いて65℃を保持しながら減圧し，過飽和条件である90％（w/v）まで濃縮した後，さらにAPC-9313酵素を加え65℃で40時間本反応を行う。反応液は加熱により酵素反応を停止させ，擬似移動層分画装置を用いて未反応のガラクトースを除去し，噴霧乾燥によりα-GOSの粉末品を調製する。本プロセスで調製したα-GOSの典型的な組成は，α-結合ガラクトビオースが全糖の56％で，その他にα-結合ガラクトトリオースが31％，α-結合ガラクトテトラオース以上のオリゴ糖（重合度8まで検出）が13％である。また，α-結合ガラクトビオースの主成分はα-1,6結合（67％）であり，その他にα-1,4結合（3％），α-1,3結合（17％），α-1,2結合（5％），α-1,1結合（8％）が含まれている。なお，α-GOSの主成分であるα-1,6結合ガラクトビオースは，市販の大豆オリゴ糖シロップなどの大豆食品に含まれているオリゴ糖である[11]。

2.3　α-GOSの安全性

α-GOSの変異原性試験（Ames Test）では，1プレート当たり5,000μgまでS9 mixの有無にかかわらず陰性であった。また，α-GOSの単回経口投与試験（急性毒性試験），90日反復投与試験（亜急性毒性試験）を実施したところ，いずれの試験においても死亡例はなく，剖検また病理組織学的検査においても異常は認められなかった。ヒトを対象とした安全性評価試験では，健常成人男女29名（男性7名，女性22名）にα-GOSを毎日3g，12週間にわたって摂取させた結果，放屁や膨満感などの軽微な腹部症状が僅かに増加したが，血液学的検査値，血液生化学検査値および尿検査値への影響は全く認められなかった[12]。さらに，健常女子学生30名を対象にした過剰量摂取試験にてα-GOSを段階的に12g/日まで増量して摂取させた場合でも重大な副次症状を伴うことはなかった[13]。

オリゴ糖の製法開発と食品への応用

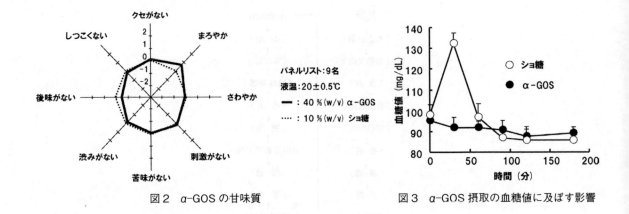

図2　α-GOSの甘味質　　　　図3　α-GOS摂取の血糖値に及ぼす影響

2.4　α-GOSの諸物性[14]

α-GOSはショ糖の約25％と低甘味であるが，図2に示した様にまろやかな甘味質を示し，水分活性や粘度はショ糖と同等である。高い吸湿性と保湿性を有し，25℃で82％（w/w）以上の溶解性を有する。高温条件（180℃，pH 4.5，10分間）や酸性条件（pH 3.0，80℃，2時間）下で非常に安定であるが，アミノ酸存在下での着色性はメリビオースと同等でショ糖などの非還元糖より着色しやすい。また，α-GOSは食品の酸味，苦味，渋味，えぐ味などの好ましくない味質の低減，あるいはコク味や素材の風味の増強効果を示す。このようにα-GOSは，優れた味質をもち，食品加工上優れた性質と食品の風味改善効果も持ち合わせている。

2.5　α-GOSの消化性[14]

α-GOSは，ヒト唾液アミラーゼ，人工胃液，ブタ膵臓アミラーゼ，ラット小腸粘膜酵素のいずれでもほとんど消化されなかった。また，健常人8名にα-GOSおよびショ糖を20g摂取させた場合も血糖値の上昇は全く認められなかった（図3）。これらの結果から，α-GOSはヒトの消化酵素により消化されない難消化性のオリゴ糖であり，摂取した場合には小腸では吸収されずに，大腸に到達すると考えられる。

2.6　腸内細菌による資化性[14]

α-GOSのヒト腸内細菌による資化性を調べた結果，α-GOSは*Bifidobacterium*属や酪酸生産菌として有用な*Clostridium butyricum*に良く資化されたが，有害とされる*Clostridium*属や大腸菌，黄色ブドウ球菌にはほとんど資化されなかった。また，α-ガラクトシル基を有するメリビオースやラフィノースと比較して有用菌である*Bifidobacterium bifidum*や*C. butyricum*に対する資化性が高かった。実際にラットを用いた試験では，α-GOS投与によって盲腸内容物中のpHは対照群に対して有意に低下し，*n*-酪酸は有意に高値を示し，総有機酸量は約1.4倍に増加した。

第 15 章　ガラクトオリゴ糖

表 1　α-GOS 錠菓摂取による糞便中の菌数の変化

菌数（Log cfu/g）	前観察期	α-GOS 錠菓摂取期	プラセボ錠菓摂取期
総嫌気性菌	10.75 ± 0.22[a]	10.63 ± 0.39	10.63 ± 0.18[a]
Bifidobacterium	9.54 ± 0.52[a]	9.94 ± 0.45[a, b]	9.56 ± 0.46[b]
Clostoridium sp.	3.78 ± 2.63[a]	2.52 ± 1.02[a]	2.52 ± 0.85
Escherichia coli	6.80 ± 1.08	6.83 ± 1.06	6.96 ± 1.02

同一アルファベット間で有意差あり。a：$p<0.05$，b：$p<0.01$

2.7　ヒト腸内フローラおよび糞便性状に及ぼす影響[13]

　健常女子学生 50 名に α-GOS 錠菓（α-GOS を 1.0g 含む）を 1 日 3 個摂取させ，排便日数，排便回数，排便量および便性状の変化についてシングルブラインドクロスオーバー法により検討した。その結果，1 週間あたりの排便日数が 3〜5 日の便秘傾向者において α-GOS 錠菓の摂取によりプラセボ錠菓摂取期と比べ，排便日数，排便回数，目測排便量が有意に増加し，糞便 pH は，有意な低下が認められた。さらに，α-GOS 錠菓の摂取により他の試験期に比べ，糞便中の *Bifidobacterium* の菌数および総嫌気性菌に対する占有率の有意な増加が見られた（表 1）。以上の結果より，α-GOS は，1 日 3g 摂取することで腸内のビフィズス菌を選択的に増殖させる優れたプレバイオティクスであることが明らかとなった。

2.8　α-GOS の最大無作用量[15]

　難消化性の糖アルコールやオリゴ糖は，ヒト腸管ではほとんど吸収されないため，一度に多量を摂取すると下痢を誘発することが知られている。そこで，健常成人男女 41 名（男性 11 名，女性 30 名）に順次 α-GOS を増量して摂取させ，下痢（水状便）を誘発しない最大無作用量を調べた。その結果，α-GOS の最大無作用量は，男性では 0.30g/kg 体重，女性では 0.33g/kg 体重であった。これらの値は，体重 60kg の男性で整腸作用を促す摂取目安量（1 日 3g）の 5 倍量，体重 50kg の女性で 5.5 倍量に相当する。したがって，α-GOS は 1 日 3g という摂取目安量の少なくとも 5 倍量までは安全に摂取することができると考えられる。

2.9　カンジダ菌の定着予防・除去効果[14]

　アレルギー疾患，慢性疲労，頭痛などの健康障害を引き起こす要因の一つとして消化管に常在しているカンジダ菌（*Candida albicans*）の関与が示唆されている[16]。すなわち，カンジダ菌がヒト腸内で過度に増殖すると何らかの毒素を出し免疫能の変調さらには抵抗力の低下を引き起こし，様々なアレルギーや病気を引き起こすと考えられている。ラフィノースのアトピー性皮膚炎低減効果のメカニズムの一つは，腸内のカンジダ菌低減効果であると報告されている[17]。α-GOS は，マウスを用いた *in vivo* の系でラフィノースよりも強いカンジダ菌の定着予防・除去効果を示したことから，ラフィノースと同様のアトピー性皮膚炎低減効果が期待できる。

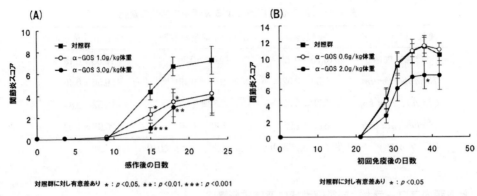

図4　α-GOS の関節炎抑制効果

2.10 関節炎に対する発症予防効果

関節リウマチは，全身性の関節炎とそれに引続き起こる骨破壊を主症状とする自己免疫疾患のひとつである。関節リウマチの原因は未だ明らかにされていないが，何らかの原因で本来自分の身体を守るための免疫が異常をきたし自分の身体を攻撃してしまうことから発症すると考えられている。ヒト慢性関節リウマチの病体モデルであるアジュバント関節炎モデル動物（Wister ラット）および II 型コラーゲン誘発関節炎モデル動物（DBA/1J マウス）を用いて α-GOS の摂取が関節リウマチの予防や改善に効果があるか検討した。その結果，アジュバント関節炎ラットでは，α-GOS1.0g/kg ならびに 3.0g/kg 投与群（図4A）で，II 型コラーゲン誘発関節炎マウスでは，α-GOS2.0g/kg 投与群（図4B）で，動物の各足の関節炎重症度を 0〜4 点で評価し 4 足の合計点を求めた関節炎スコアの上昇が有意に抑制または抑制傾向を示した。前者は T 細胞，後者は B 細胞が主に関連する自己免疫疾患であり，アジュバント関節炎抑制機序の解析では，NO 合成系が関与することが示唆された。

2.11 アレルギー性喘息の抑制効果[19]

投与した抗原に対する抗体の応答がヒトに近い Brown Norway ラットを用いて卵白アルブミン（OVA）をモデル抗原としたアレルギー性喘息モデルを作成し，α-GOS および種々の難消化性オリゴ糖（ラフィノース，フラクトオリゴ糖，キシロオリゴ糖）の添加飼料投与がアレルギー喘息症状に及ぼす効果を調べた。その結果，α-ガラクトシル基を含む α-GOS とラフィノース群は対照群と比較して気管支肺胞洗浄液（BALF）中の総細胞数および遅発型アレルギー症状の指標である好酸球数が有意に低値を示した。さらに，腹腔に直接オリゴ糖を投与した場合でも，α-GOS およびラフィノース群は添加飼料と同等の効果が認められた（図5A）。また，α-GOS は，盲腸切除術ならびに抗生剤投与により腸内細菌を減少させたラットにおいても気道炎症を抑制した（図5B）。つまり，α-GOS の免疫調節機能は腸内細菌叢の改善効果のみによるものではなく，α-GOS が生体内において直接影響を及ぼしているものと考えられる。

第15章　ガラクトオリゴ糖

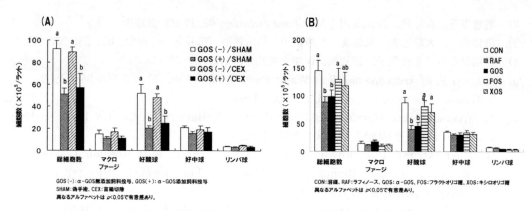

図5　アレルギー性喘息モデルにおける各種オリゴ糖の気道炎症抑制作用の比較

2.12　おわりに

　現代社会では，ストレスや環境汚染などによる免疫系の変調や超高齢化社会を迎えて加齢による免疫力の低下により様々なアトピー症状，感染症，がん発症などの増加が社会問題となっているが，α-GOSはアレルギー疾患や感染症に起因する疾患の予防効果が期待できるオリゴ糖であると考えられる。最後にα-GOSの具体的な利用例をひとつ紹介する。動物園で飼育されている哺乳動物は，社会的未発達状態での出産やストレスが原因でしばしば子育てを放棄するケースがある。このような場合には，出産した乳仔を人工乳で育てることになるが，動物種本来の乳成分との違いにより下痢を引き起こしたり発育不全に陥ることが考えられるため人工乳はその種の乳成分に近づけることが望ましい。特に絶滅危惧種に指定されているホッキョクグマは，出生後6ヶ月以上生存する率が極めて低く，人工哺育が難しい動物とされている。クマ類の乳には人乳には含まれていないα-ガラクトシル基を有するイソグロボトリオース（Gal α1-3 Gal β1-4 Glc）が含まれている。このオリゴ糖は，下痢を引き起こす *C. difficile* の毒素（トキシンA）を中和する効果を有しており[20]，超未熟な状態で出産されるクマの新生仔を病原性細菌やウイルスの感染から防御していることが予想される。α-GOSはイソグロボトリオースと同様の効果を有すると考えられるので，人工哺育時の調製乳にα-GOSを添加することは効果的である可能性がある。実際，和歌山県南紀白浜のアドベンチャーワールドでは2009年10月13日に生まれたホッキョクグマにα-GOSを添加したミルク（イヌ用粉ミルクに対してα-GOSを1％添加）を生後7日齢から200日齢までの期間与え，国内で2例目となる人工哺育を成功させている。

文　　献

1) I. Kaneko, K. Hayamizu, K. Tomita, H. Kikuchi, T. Nagura, N. Shigematsu and T. Chiba, *J. Appl. Glycosci.*, **51**, 123-128 (2004)

2) 名倉泰三，有塚勉，佐山晃司，*New Food Industry*, **42**, 17-23 (2000)

3) 清信浩一，大崎忠夫，東綾美，大澤銀子，神田善姫，鴨井久一，歯学，**85**, 551-558 (1998)

4) 額田ひかる，額田久子，渡辺篤，医学と生物学，**112**, 69-73 (1986)

5) X. Chen, P. R. Ardreana and P. G. Wang, *Curr. Opin. Chem. Biol.,* **3**, 650-658 (1999)

6) V. Glaser, *Genet. Eng. News.,* **18**, 1, 12, 32 (1998)

7) N. Stromberg, B.-I. Marklund, B. Lund, D. Ilver, A. Hamers, W. Gaastra, K.-A. Karlsson and S. Normark, *EMBO J.,* **9**, 2001-2010 (1990)

8) G. D. Armstrong, P. C. Rowe, P. Goodyer, E. Orrbine, T. P. Klassen, G. Wells, A. MacKenzie, H. Lior, C. Blanchard, F. Auclair, B. Thompson, D. J. Rafter and P. N. McLaine, *J. Infect. Dis.,* **171**, 1042-1045 (1995)

9) J. Li, D. E. Robertson, J. M. Short and P. G. Wang, *Bioorg. Med. Chem. Lett.,* **9**, 35-38 (1999)

10) M. A. J. Ferguson, S. W. Homans, R. A. Dwek and T. W. Rademacher, *Science,* **239**, 753-759 (1988)

11) 橋本博之，加藤友二，山下亜希子，藤田孝輝，森茂冶，北畑寿美雄，日本応用糖質科学会 2005 年度大会講演要旨集，p43

12) 笠木健，池田匡，平松喜美子，兼本亜紀子，中村政則，橋本博之，岸野恵理子，伊藤哲也，藤田孝輝，米子医学雑誌，**58**, 114-120 (2007)

13) 井上孝，伊藤哲也，別府秀彦，川井薫，尾崎清香，岸野恵理子，藤田孝輝，山下亜希子，橋本博之，新保寛，中野浩，園田茂，日本食品新素材研究会誌，**8**, 145-154 (2005)

14) A. Yamashita, H. Hashimoto, S. Kitahata, E. Kikuchi, K. Fujita, M. Okada, A. Mizutani, S. Mori, Y. Amano and T. Kanda, *J. Appl. Glycosci.,* **51**, 115-121 (2004)

15) 笠木健，浦上克哉，谷口美也子，中村政則，山下亜希子，橋本博之，岸野恵理子，伊藤哲也，藤田孝輝，米子医学雑誌，**56**, 195-201 (2005)

16) W. G. Crook, The Yeast Connection Handbook, 3nd Ed., Professional Books, USA, 1998

17) 松田三千雄，アレルギーの臨床，**21**, 34-38 (2001)

18) C. Abe, K. Fujita, E. Kikuchi, S. Hirano, H. Kuboki, A. Yamashita, H. Hashimoto, S. Mori and M. Okada, *Int. J. Tissue React.,* **26**, 65-73 (2004)

19) K. Sonoyama, H. Watanabe, J. Watanabe. N. Yamaguchi, A. Yamashita, H. Hashimoto, E. Kishino, K. Fujita, M. Okada, S. Mori, S. Kitahata and J. Kawabata, *J. Nutr.,* **135**, 538-543 (2005)

20) T. Urashima, T. Saito, T. Nakamura and M. Messer, *Glycoconj. J.,* **18**, 357-371 (2001)

第16章　ラクチュロース

関　信夫[*]

1　概要

素材の一般名：ラクチュロース（又は，ラクツロース）

化学名：4–O–β–d–ガラクトピラノシル–d–フラクトース

分子式：$C_{12}H_{22}O_{11}$（分子量 342.3g/mol）（無水物の場合）

構造：ラクチュロースはガラクトースの還元末端にフラクトースが結合した2糖類であり，異性化乳糖とも呼ばれるミルクオリゴ糖の一種である（図1）。ラクチュロースの結晶として，無水物結晶と三水和物結晶が知られている。

　1930年にハドソンらによる合成の報告があり，ペチュエリーにより，ビフィズス菌の増殖作用があることが1957年に初めて報告されている[1]。

　現在プレバイオティクス素材として，特定保健用食品，健康食品，医薬品などに幅広く利用されている。

2　製造方法

　ラクチュロースを主成分としたミルクオリゴ糖製品は図2に示す方法により製造される。乳糖をアルカリ条件下で異性化し，これを精製後，未反応の乳糖を結晶化させて，乳糖結晶を分離・除去して，ラクチュロース純度を高めたものが，ラクチュロースシロップ「ミルクオリゴ糖

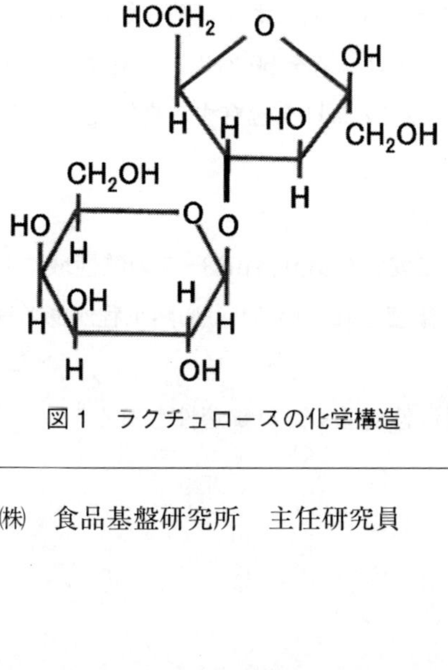

図1　ラクチュロースの化学構造

＊　Nobuo Seki　森永乳業㈱　食品基盤研究所　主任研究員

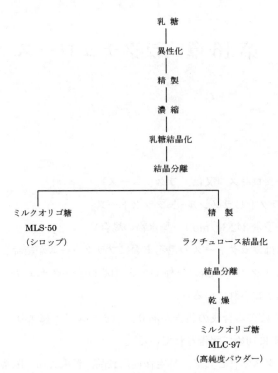

図2 ミルクオリゴ糖製品の製造フロー

MLS-50」である。当該シロップの製法により,「ラクチュロース製造法の開発」として,科学技術庁長官賞(科学技術功労者)を1993年に受賞している。ラクチュロースシロップをさらに高度に精製し,ラクチュロース純度を高めた後,ラクチュロースを結晶化し,結晶を分離・乾燥したものが粉末製品「ミルクオリゴ糖 MLC-97」である。尚,当該製品は,ラクチュロース無水物結晶を主成分としている。

2.1 製品規格

市販されているラクチュロース(ミルクオリゴ糖)製品の種類と規格を表1に示す。「ミルクオリゴ糖 MLS-50」は,ラクチュロースを50%以上含有するシロップであり,「ミルクオリゴ糖 MLC-97」は,ラクチュロースを97%以上含有する高純度粉末である。

2.2 耐熱性・耐酸性・加工特性

ラクチュロースは熱に対して安定であり,pH3〜5の酸性域における130℃,10分の加熱でもほとんど分解されないことが確認されている[1]。加熱工程がある酸性食品の原料としての適性が高い。

ラクチュロース粉末は,吸湿性が低く,打錠適性もある。

第16章　ラクチュロース

表1　ラクチュロース製品の標準組成

製品名	ミルクオリゴ糖 MLS-50 （ミルクオリゴ糖シロップ）	ミルクオリゴ糖 MLC-97 （高純度ミルクオリゴ糖パウダー）	試験方法
性状	淡黄色の透明な液体	白色又は淡黄色の結晶性粉末	目視
乾燥減量	35 %以下	2 %以下	減圧乾燥法
糖組成			HPLC
ラクチュロース	50 %以上	97 %以上	
ガラクトース	11 %以下	1 %以下	
ラクトース	6 %以下	1 %以下	
重金属	5ppm 以下	5ppm 以下	日本薬局方に準拠
ヒ素	2ppm 以下	2ppm 以下	〃
細菌数	300/g 以下	3,000/g 以下	衛生試験法に準拠
大腸菌群	陰性	陰性	〃
ブドウ球菌	陰性	陰性	〃

製造販売元　森永乳業㈱

3　生理機能と作用機序の最新知見

ラクチュロースは，摂取により腸内菌叢を改善し，人の健康に寄与するプレバイオティクスに分類され，様々な生理作用が報告されている。以下に代表的な生理機能について述べる。

3.1　整腸作用

健康な成人に1日当たり3gのラクチュロースを2週間摂取させた時の結果が報告されている[2]。

・腸内菌叢の改善

　ラクチュロースの摂取により，有用菌であるビフィズス菌の占有率が増加して最優勢菌となる一方，バクテロイデスの占有率は大きく減少した。ラクチュロース摂取による腸内菌叢の変化を図3に示す。

・腸内腐敗産物の減少

　糞便中の代表的な腐敗産物であるインドール，スカトール，フェノールは有意に減少し，他の腸内腐敗産物の含量が低下したことから，ラクチュロースの摂取により腸内環境が改善されることが示唆された。

・糞便 pH の低下と水分割合の増加

　ラクチュロースの飲用期間において，糞便の pH は有意に低下し，糞便の水分割合は有意に増加した。

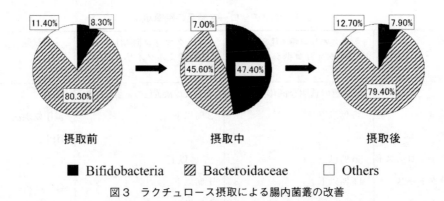

図3 ラクチュロース摂取による腸内菌叢の改善

上記の報告の他にも，1本当たりラクチュロース4gを配合した飲料を飲用させた時に整腸作用が認められたという同様の報告[3]や，ラクチュロース0.65gを含有するヨーグルトの摂取による，糞便中のビフィズス菌数の増加，軟便化などが報告されている[4]。

3.2 ミネラル吸収促進

健康な成人に1日当たりラクチュロース2g又は4gを摂取させた時のカルシウムとマグネシウムの見掛けの吸収率を測定した結果，カルシウムにおいては，ラクチュロース4gで，マグネシウムにおいては2gと4gの摂取で有意な吸収率の増加が認められた[5]。また，骨粗鬆症のハイリスクグループである閉経後の女性にラクチュロースを摂取させたところ，ラクチュロースの摂取量に相関してカルシウムの吸収率が有意に増加した[6]。

また，鉄，亜鉛および銅の吸収に及ぼす効果がラットを用いて調べられている。乳糖と比較して，ラクチュロース摂取によって亜鉛と銅は吸収率や体内保留率が有意に高値を示し，鉄は体内保留率で高値を観察した[7]。

3.3 骨強度向上

卵巣摘出骨粗鬆症モデルラットを用い，大腿骨の強度を指標として，ラクチュロース摂取の骨強度に及ぼす影響が調べられており，ラクチュロースの投与は濃度依存的に骨破断力を増強する結果を示した[8]。

3.4 脂肪蓄積防止作用

4週齢ラットにラクチュロース1％含有飼料を45日間投与した時，ラクチュロース摂取群は，対照群に比較し，内臓脂肪である後腹壁脂肪が有意に少ないという結果が得られており[9]，メタボリックシンドローム対応素材としての応用も期待出来る。

3.5 作用機序

ラクチュロースは，人に分解・吸収されることなく大腸に到達し，ビフィズス菌などに利用さ

第16章　ラクチュロース

れ，ビフィズス菌優勢の腸内菌叢を形成するのに寄与する。腸内菌叢の改善を通じて，宿主に対して様々な影響を与えると考えられている。

4　安全性評価

4.1　急性毒性試験

ラクチュロースは加熱処理された牛乳や乳製品中に含まれており，古くからの食経験を有している[1]。ラットにおける経口摂取による急性毒性（LD_{50}）は 25g/kg（♂），28g/kg（♀）と報告されており，スクロース（♂ 35g/kg，♀ 30g/kg）と同水準である[10]。

4.2　最大無作用量

奥らは，被験者（健常女子学生）20 名にラクチュロースを摂取させて，一過性の下痢に対する最大無作用量（許容量）を求めた。最大無作用量は 0.26g/kg 体重であることが示されている[11]。

5　用途展開や実用化

ラクチュロースはスクロースの約 1/2 の甘みを持ち，耐熱性も良好なことから，あらゆる食品に利用が可能であるが，摂りすぎると，おなかが緩くなるため，食品に用いる際には，一度に大量に摂取させないような配慮が必要となる。

5.1　育児用調製粉乳への利用

ラクチュロースは，腸内菌叢を母乳栄養児のそれに近づけるため，ビフィズス菌増殖因子として，育児用調製粉乳に添加されている。

5.2　特定保健用食品としての利用

ラクチュロースは，特定保健用食品の関与成分となっている。「毎朝爽快」（森永乳業社製）は 1 本あたり 4g のラクチュロースを含み，厚生労働省から「本飲料は，ラクチュロースを原料とし腸内のビフィズス菌を適正に増やし，おなかの調子を良好に保つ飲料です。」との表示許可を受けている。

5.3　健康食品としての利用

プレバイオティクスに分類されるラクチュロースは，主として整腸作用を期待されて，各種健康食品に利用されている。特に，粉末ラクチュロースは，水分活性が低いことから，ビフィズス菌末などのプロバイオティクスと組み合わせて，シンバイオティクス[注]として利用されることも

オリゴ糖の製法開発と食品への応用

多い

注) プロバイオティクス（有用菌）とプレバイオティクス（腸内の有用菌を増殖させる働きのある難消化
性物質）を合わせたもの。

5.4　医薬品としての利用

　ラクチュロースは，その生理効果が明確であることから，「高アンモニア血症に伴う症候の改
善」，「産婦人科術後の排ガス・排便の促進」，「小児における便秘の改善」に薬として用いられて
おり，日本薬局方に「ラクツロース」として収載されている。

文　　　献

1)　㈳菓子総合センター，食品新素材有効利用技術シリーズ　ラクチュロース（1996）
2)　A. Terada *et al., Microbial ecology in health and disease,* **5**, 43-50（1992）
3)　T. Mizota *et al., Milchwissenschaft,* **57**（6），312-315（2002）
4)　T. Tomoda *et al., Bifidobacteria Microflora,* **10**（2），123-130（1991）
5)　N. Seki *et al., J Nutr Sci Vitaminol,* **53**（1），5-12（2007）
6)　Van den Heuvel EG *et al., J Bone Miner Res,* **14**（7），1211-1216（1999）
7)　鈴木和春ほか，日本栄養・食糧学会誌，**39**（3），217-219（1986）
8)　五十嵐千恵ほか，応用薬理，**42**（3），245-253（1991）
9)　渡邊智子ほか，日本家政学会誌，**46**（10），951-957（1995）
10)　奥村昌也ほか，基礎と臨床，**7**（14），3517-3527（1973）
11)　T. Oku & M. Okazaki, *J Nutr Sci Vitaminol,* **44**（6），787-798（1998）

第17章　エピラクトース

佐分利　亘[*1]　松井博和[*2]

　エピラクトース（4-O-β-d-ガラクトピラノシル-d-マンノース）は，加熱牛乳中に微量存在する糖質である[1]（図1）。セロビオースの還元末端のグルコース残基をマンノース残基に異性化するセロビオース 2-エピメラーゼ（CE）の作用により，ラクトースを原料として効率的に合成することができる[2]。筆者らは，本酵素を利用したエピラクトースの酵素合成法を開発し，種々の生理試験を通じてエピラクトースが良好な生理機能を有することを明らかにしてきた。本稿では，これらについて概説したい。

1　CE

　CE は，1967 年に Tyler と Leatherwood によりウシなどの反芻動物の第一胃（ルーメン）に生育する偏性嫌気性細菌 *Ruminococcus albus* の培養液中に見出された酵素である[3]。しかし，酵素の単離は行われておらず，酵素の構造や機能に関する情報は一切なかった。そこで，筆者らは，*R. albus* の無細胞抽出液より CE を単離し，本酵素をコードする遺伝子をクローニングした[4]。配列解析の結果，CE は既知酵素では N-アセチル-d-グルコサミンを N-アセチル-d-マンノサミンに異性化する N-アシルグルコサミニダーゼ（AGE）と低いながらも類似性を示すことが明らかとなった。AGE は，既に結晶構造が解析されており，$(\alpha/\alpha)_6$ バレル構造からなる触媒ドメインを持つことが明らかにされている[5,6]。本ドメイン中の 2 残基の His が触媒残基として働くとされており，CE においてもこれらは保存されている。これらのアミノ酸残基については置換することで酵素活性が消失することから，CE と AGE は類似した活性中心構造と反応メカニズムを有すると推定された[7]。

　R. albus 由来 CE の一次構造を基に，ゲノム配列が明らかな細菌を中心に CE 様遺伝子が探索

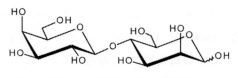

図1　エピラクトースの構造

---

*1　Wataru Saburi　北海道大学　大学院農学研究院　生物化学研究室　助教
*2　Hirokazu Matsui　北海道大学　大学院農学研究院　生物化学研究室　教授

された。当該遺伝子を有する *Eubacterium cellulosolvens* NE13[8]，*Bacteroides fragilis* NCTC 9343[9]，*Caldicellulosiruptor sacccharolyticus* DSM8903[10] および *Rhodothermus marinus* JCM 9785[11]から CE 遺伝子がこれまでに単離され，大腸菌による組換え酵素を用いて生化学的諸性質が明らかにされている。これらの CE 生産菌のうち，*R. marinus* JCM9785 は，好気性好熱性細菌であることから，大規模培養に適している。また，本菌株の生産する CE は優れた耐熱性を有しており，工業的反応条件（50℃以上）でも十分使用可能である[11]。このことから今後 CE の産業利用を図る上では有望な酵素生産菌であると言える。

CE は当初セロビオースに対する活性により発見されたが，その後の酵素機能の解析により，ラクトース，マンノビオース，セロトリオースなど β-1, 4-グリコシド結合からなる糖質に高活性を示すことが明らかになった[2, 8, 9, 11]。このうち，ラクトースからは本稿で扱うエピラクトースが生成される。ごく最近，韓国 Konkuk 大学の研究グループから *C. sacccharolyticus* DSM8903 由来 CE について興味深い報告がなされた。本酵素は，わずかながら d-グルコース，d-キシロース，l-アルトロース，l-イドースおよび l-アラビノースに作用し，d-マンノース，d-リキソース，l-アロース，l-グロースおよび l-リボースをそれぞれ生成する[10]。d-グルコースからは，d-マンノースだけでなく d-フラクトースも生成される[12]。また，同酵素はラクトースからエピラクトースだけでなくラクチュロースをも生成する。ラクチュロースの生成効率はエピラクトースよりも高い。これらの活性は，通常のエピラクトースの生成に用いる酵素量の数十から数百倍と，極端に高い酵素量の反応で見出されたものである。このことから，他酵素でも高い酵素添加量での反応を検討することで同様な反応が見られる可能性は高い。

2 CE を用いたエピラクトースの合成

大腸菌により生産した組換え CE（*R. albus* 由来）を用いたエピラクトースの合成法と CE 反応液からの高純度化法が検討された。CE をラクトースに作用させると，エピラクトースが 30% 程生成される。エピラクトースを高純度化するには，反応液に 70% 程含まれる未反応のラクトースを除去する必要がある。筆者らは，エピラクトースがラクトースよりも水への溶解度が高いことを利用し，粗分画としてラクトースを結晶化・除去することを検討した。その結果，エピラクトース純度を 70% 程度まで高めることができ，本操作の回収率も 70% 程と良好であった。当然であるが結晶母液の固形分濃度を高めることがエピラクトースの純度を高めるために重要であり，エピラクトース純度を 70% 程度とするには結晶母液の固形分濃度を 65% 程度にする必要がある。結晶化したラクトースは，濾紙などによる濾過で簡単に取り除くことができ，得られる分蜜液の粘度も比較的低いことから取り扱いは容易である。また，除去されたラクトースは再度基質として利用可能であり，原料の無駄はない。

その後の精製について，数十 g 程度の実験室レベルでの調製では活性炭カラムクロマトグラフィーによりエピラクトースとラクトースを分離することが可能である。活性炭（精製白鷺，キ

第17章　エピラクトース

リン協和フーズ）とセライト545（関東化学）を等量ずつ混合し，ガラスカラムに充填してクロマトグラフィーを行う。筆者らは，4Lのガラスカラムに充填した担体に対して，試料を固形分で120g程供して分画を行った。純水でカラムを洗浄した後，2%エタノールにより溶出を行う。エピラクトースはラクトースよりも先に溶出される。本分画により純度95%程のエピラクトースを得ることができる。

　工業レベルでも実施可能な大規模な精製として，筆者らが開発した強カチオン交換樹脂を用いたカラムクロマトグラフィーによる方法[13]について紹介したい。本精製法では，クロマトグラフィーに供するまでの前処理が重要である。ラクトースを結晶化・除去して得られた分蜜液を固形分濃度10%程度まで希釈し，ラクターゼ処理を行い，試料中のラクトースを分解する。試料を希釈するのは，ラクターゼによる糖転移反応を抑制するためである。ラクターゼとしては，*Bacillus circulans* 由来β−ガラクトシダーゼを使用した。本酵素は，ラクトレスL3の商品名でアマノエンザイム社から販売されている。基質1gあたり16Uとなるように酵素を添加し，pH6，53℃にて3.5時間保持することでラクトースはほぼ完全に分解された。エピラクトースはほとんど分解されないが，極端な酵素量や反応時間では分解されるため，適切な条件を設定することが重要である。ラクトースの分解により生じたガラクトースとグルコースは，酵母処理により簡単に除去することができる。市販パン酵母を適当量添加し，30℃に一晩保持することでこれらの単糖はほぼ完全に分解された。酵母による発酵により少量のグリセロールが生成するが，その後のカラムクロマトグラフィーにより完全に除去できる。酵母処理により，エピラクトース純度は84%まで上昇した。

　酵母処理液を濾過した後，イオン交換樹脂により脱塩し，分画に供する。分画では，オリゴ糖の分画によく用いられる強カチオン交換樹脂UBK530（三菱化学）を内径28mm×550mmのカラムに充填し，これを4本連結して使用した。分画条件は以下の通りである。サンプル濃度50%，試料容量113ml，カラム温度80℃，流速11.3ml/min。この分画操作により純度91.1%のエピラクトースが得られた。CE反応液からの回収率は43%であった。以上の精製過程を表1にまとめた。

表1　CE反応液からのエピラクトースの精製

	全糖量 (g)	エピラクトース (g)	純度 (%)	収率 (%)
CE反応	3000	795	27	100
ラクトース結晶化・除去	790	555	70	70
ラクターゼ処理	790	557	71	70
酵母処理	647	543	84	68
UBK530カラムクロマトグラフィー	371	338	91	43

3 エピラクトースの消化性とビフィズス菌増殖活性

プレバイオティクスとして機能するには，ホストの消化酵素により分解されず，消化管内で良好な生理機能を発揮する微生物いわゆる善玉菌の増殖を促進することが必要である。エピラクトースの消化酵素耐性を確認するため，ラット小腸アセトン粉末から消化酵素を調製し，エピラクトースの分解性を検討した。スクロースが97％分解される条件下で，82％のエピラクトースが分解されずに残存したことから，エピラクトースが難消化性糖質であることが示された[2]。次に，ヒトから分離されたビフィズス菌 *Bifidobacterium bifidum* JCM1255, *Bifidobacterium breve* JCM1192, *Bifidobacterium longum* JCM1217, *Bifidobacterium adolescentis* JCM1275 および *Bifidobacteriumcatenulatum* JCM1194 を用い，1％エピラクトースを添加した培地にて増殖活性を検討した。これらの菌株はいずれもエピラクトースを炭素源として増殖し，特に *B. adolescentis*，*B. breve* および *B. catenalatum* の増殖が顕著であった[2]。*B. catenalatum* については比較対象としたグルコースと同程度の増殖を示した。これらの検討結果から摂取したエピラクトースが未分解のまま後腸に達し，ビフィズス菌の増殖を促すプレバイオティクス効果を示すことが期待された。

生体内でのエピラクトースによるプレバイオティクス効果を検証することを目的とし，ラットに本糖質を経口投与して効果を解析した。5％エピラクトースを含む飼料をラットに14日間摂食させた。盲腸内の乳酸菌とビフィズス菌量は，対照群と比較して明らかな増殖が見られた[14]（図2）。エピラクトース摂取群では，毒性が高い二次胆汁酸に対する一次胆汁酸の比率が高かったことから，一次胆汁酸の二次胆汁酸への変換が抑制されており，腸内環境が改善されたと考えられた。これらの効果は，代表的なプレバイオティクスであるフラクトオリゴ糖（FOS）と同程度の効果であり，エピラクトースの合成原料であるラクトースにはない効果であった。

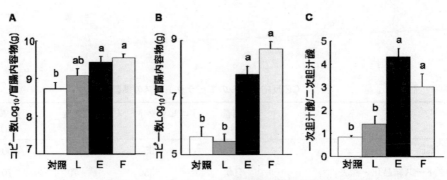

図2　エピラクトースの腸内細菌叢改善作用
　ラクトース（L），エピラクトース（E）およびフラクトオリゴ糖（F）をそれぞれ5％添加した飼料を摂食させたラットの盲腸内容物中の乳酸菌数（A），ビフィズス菌数（B），および一次／二次胆汁酸比（C）を示した。数値は平均値±標準偏差である。異なるアルファベットは5％水準で有意に異なることを示す（Tukey - Kramer の多重比較）。

4 エピラクトースによるミネラル吸収の促進

エピラクトースを摂食させたラットの出納試験の結果から，エピラクトースによりミネラル，特にカルシウムの吸収が促進されることが明らかになった。大腸に到達したエピラクトースは，上記のようにビフィズス菌や乳酸菌を増殖させる。これらの細菌によってエピラクトースが代謝されることで短鎖脂肪酸が生成し，大腸ではこの脂肪酸によってミネラルの吸収が促進されたと考えられる。すなわち，短鎖脂肪酸が大腸上皮細胞の増殖を促進してミネラル吸収面積を拡大し，同時にpHを低下させることでカルシウムや鉄の溶解度を増加させて吸収させやすくした機構が推定される。

一方，小腸におけるミネラル吸収を小腸反転サック法試験により検討したところ，エピラクトースの摂食の有無によらず，腸管内にエピラクトースが存在するとカルシウムの吸収が促進されることが明らかになった。このことは小腸では大腸と異なる機構でカルシウムの吸収が促進されることを意味する。すなわち，エピラクトースが小腸の腸管上皮細胞に直接的に作用する機構が示唆された。そこで，腸管上皮細胞による吸収について，エピラクトースの効果を解析した。腸管上皮細胞では，タイトジャンクション（TJ）というタンパク質複合体が細胞間を介する物質の吸収を調節する。この経路は，クローディン，オクルディンおよびJAM（junctional adhesion molecule）といった膜貫通タンパク質によって調節を受ける。また，これらのタンパク質が結合するアクチン細胞骨格の収縮によってもTJ経路は調節される。細胞骨格の収縮にはミオシン軽鎖（MLC）のリン酸化が深く関連する。ラット小腸ループ法を用いてカルシウムの吸収を検討した結果，エピラクトース濃度依存的にカルシウムの吸収率が増大することが明らかになった。細胞間通過マーカーでも同様な結果が得られたことから，エピラクトースが小腸上皮細胞に直接

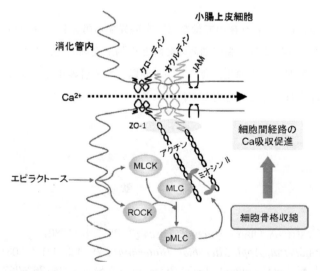

図3　小腸におけるエピラクトースによるカルシウム吸収促進メカニズム

的に作用して細胞間経路を介した吸収促進が引き起こされることが示唆された[15]。この時，TJタンパク質の局在性に変化はなかったが，MLCのリン酸化が認められた。MLCのリン酸化を担うMLCキナーゼ（MLCK）とRhoキナーゼ（ROCK）をそれぞれの阻害剤であるML-7とY27632により同時に阻害することにより，カルシウムと細胞間通過マーカーの吸収率が明確に減少した。このことから，小腸におけるカルシウム吸収の促進は，エピラクトースがMLCKおよびROCK依存的なMLCのリン酸化を誘導することで細胞骨格の収縮を導き，細胞間経路を介したカルシウムの吸収を促進するメカニズムが考えられた（図3）。

5　骨粗鬆症モデルラットへのエピラクトースによるミネラル吸収促進効果

近年，加齢による骨密度の減少や鉄分の不足による鉄欠乏性貧血が問題となってきている。腸管におけるカルシウムと鉄の吸収不全により骨の脆弱化や貧血を引き起こす胃切除モデルラットを用いてエピラクトースによる改善作用を調べた。胃切除は，カルシウムおよび鉄の吸収率，大腿骨のカルシウム量と骨強度，血液のヘマトクリットおよびヘモグロビン濃度を顕著に減少させたが，エピラクトースの摂取は，これらを部分的あるいは完全に回復した[16]。特に鉄の吸収の促進が顕著であり，エピラクトースの摂取により，胃を切除しなかった偽手術群と同程度の吸収率を示した。血中ヘマクリットおよびヘモグロビン濃度についてもエピラクトース摂取群では偽手術群と同程度のレベルであった。エピラクトース摂取群においては盲腸組織の拡大や盲腸内容物中の可溶性カルシウム濃度の増加が見られたことから，これらの効果はエピラクトースの腸内細菌の代謝を介した効果，すなわちプレバイオティクス効果により得られたものと考えられた。

6　まとめ

エピラクトースは，CEという極めて稀な反応を触媒する酵素により初めて効率合成が可能となった希少糖である。本糖質は，腸内細菌の発酵と小腸上皮細胞間経路の二つを介したミネラル吸収促進機能を有しており，高齢化社会において問題となる骨疾患や女性に多い鉄欠乏性貧血を改善する機能性食品素材としての応用が期待される。

文　　　献

1)　I. Martínez-Castro, A. Olano, *Milchwissenschaft,* **35**, 5-8 (1980)
2)　S. Ito, H. Matsui, *et al, Appl. Microbiol. Biotechnol.,* **79**, 433-441 (2008)
3)　T. R. Tyler, J. M. Leatherwood, *Arch. Biochem. Biophys.,* **119**, 363-367 (1967)

第17章　エピラクトース

4) S. Ito, H. Matsui, *et al, Biochem. Biophys. Res. Commun.* **360**, 640–645 (2007)

5) T. Itoh, K. Murata, *et al, J. Mol. Biol.,* **303**, 733–744 (2000)

6) Y. Lee, W. Hsu, *et al, J. Mol. Biol.,* **367**, 895–908 (2007)

7) S. Ito, H. Matsui, *et al, Biotechnol. Lett.,* **31**, 1065–1071 (2009)

8) H. Taguchi, H. Matsui, *et al, FEMS Microbiol. Lett.,* **287**, 34–40 (2008)

9) T. Senoura, H. Matsui, *et al, Biosci. Biotechnol. Biochem.,* **73**, 400–406 (2009)

10) C. S. Park, D. K. Oh, *et al, Appl. Bicrobiol. Biotechnol.,* **92**, 1187–1196 (2011)

11) W. Saburi, H. Matsui, *et al, Biosci. Biotechnol. Biochem.,* **75**, 2162–2168 (2011)

12) Y. S. Kim, D. K. Oh, *Bioresour. Technol.,* **104**, 668–672 (2012)

13) W. Saburi, H. Matsui, *et al, Biosci. Biotechnol. Biochem.,* **74**, 1736–1737 (2010)

14) J. Watanabe, H. Matsui, *et al, J. Dairy Sci.,* **91**, 4518–4526 (2008)

15) T. Suzuki, H. Matsui, *et al, J. Agric. Food Chem.,* **58**, 1927–1932 (2010)

16) T. Suzuki, H. Matsui, *et al, J. Agric. Food Chem.,* **58**, 10787–10792 (2010)

【第4編　その他のオリゴ糖の製法と機能特性】

第18章　キシロオリゴ糖

藤川茂昭*

1　はじめに

　澱粉やショ糖などは，生体の維持のためのエネルギー源である貯蔵多糖と呼ばれているのに対して，セルロースやヘミセルロースは，構造多糖と呼ばれるように植物の構造面の維持に寄与している。

　多くのオリゴ糖が貯蔵多糖である澱粉やショ糖などから酵素による分解や転移反応を用いて製造されている中で，キシロオリゴ糖は，比較的分解しにくい構造多糖であるヘミセルロースを加水分解して製造され，キシロースが2分子以上β-1,4結合していることが他のオリゴ糖と異なる大きな特徴である。この特徴ゆえに，製造面では，リグニンなどが絡まった構造物からの分解のための前処理や特異な酵素が必要となり，その商業化は遅れていた。

　キシロオリゴ糖をヒトが摂取した場合，胃酸や小腸での酵素分解を受けることなく大腸に到達することやビフィズス菌に特異的に資化されるという性質も，比較的分解しにくい構造多糖の特徴から来ると考えられ，他のオリゴ糖と比較し非常に高いビフィズス菌増殖活性をもつことになる[1]。

2　キシロオリゴ糖の製造

2.1　原料

　キシロオリゴ糖製造の原料となるヘミセルロースは，コーンコブ（トウモロコシの芯），綿実殻，籾殻，稲わら，バガス（サトウキビの搾り粕），ササ，穀類ふすま，広葉樹，針葉樹などに多く含まれていることが知られている。

　ヘミセルロースの主成分である自然界のキシランは，構成糖であるキシロースが直鎖状にβ-1,4結合した多糖で，2位もしくは3位で結合したアラビノース，グルクロン酸，メチルグルクロン酸，酢酸などが側鎖としてキシランとα結合をしている。ブナの場合キシロース10残基に対してウロン酸が1残基程度結合している[2,3]。図1に一般的なキシランの構造を示した[4]。

　これら植物中には，ペントサン（5単糖の重合物）が30～39％程度含まれ，その中の中性糖としては，キシロースが30～70％程度含まれている[5]。キシロオリゴ糖製造の原料の選択を行う場合には，キシロース含有量に加え，原料の入手・ハンドリング・酵素糖化・精製などの容易

---

　*　Shigeaki Fujikawa　サントリーウエルネス㈱　健康科学センター　課長代理

オリゴ糖の製法開発と食品への応用

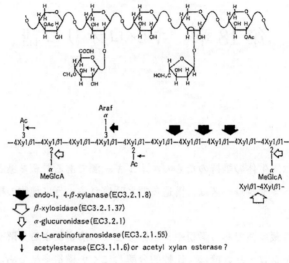

図1 A hypothetical plant xylan and the site of its attack by microbial xylanolytyc enzyme
　　Ac：Acetyl group
　　Araf：L-arabinofuranose
　　MeGlcA：4-o-methyl-D-glucronic acid
　　Xyl：D-xylose

さを考慮する必要がある。

2.2 前処理

キシランは，上記原料中に，リグニンと絡みあって存在するため，酵素糖化を行うには前処理が必要になる。前処理には，アルカリ抽出などが知られており，原料からキシランを抽出，可溶化し酵素分解を容易にするほか，キシロオリゴ糖までの分解を行うことができる。

(1) アルカリ抽出

広葉樹キシランを脱リグニンせず10％程度のアルカリ水溶液で抽出しヘミセルロースを溶出させる方法[6]，コーンハルに6％のNaOHを加えアラビノキシランを抽出し中和後，透析でNaOHを除去しアラビノキシランを得る方法[7]，もみ殻を14％NaOHで121℃，60分処理しキシランを抽出する方法[8]，などが知られている。

(2) アルカリ処理

コーンコブを5％のアンモニアや3％のNaOHで30℃，1～5日間処理を行うことで，その後の酵素分解が容易に行えるようになる[5]。

(3) 高温高圧処理

もみ殻を15kg/cm^{2}で15分の爆砕処理することで，重合度10以下のキシロオリゴ糖を得る方法[8]，脱水した麦芽糖化粕を8kg/cm^2（172℃）で20分保持する爆砕条件で乾燥麦芽糖化粕からキシロオリゴ糖を生成する方法[9]，など酵素を用いることなくキシロオリゴ糖を製造する方法が

第18章　キシロオリゴ糖

示されている。

　(4)　酸処理

　もみ殻を10M酢酸で121℃，60分処理することで，収率4％でキシランを抽出している[8]。

　(5)　水熱処理，オゾン処理

　キノコ栽培使用済み培地（4.5kg乾物）を水熱処理した後に酵素反応させることで，2.3kg乾物のキシロオリゴ糖を生産するプロセスが報告されるとともに[10]，バイオマスエタノール生産の技術開発の過程で，木質系などの非可食バイオマスを水熱処理，オゾン処理することで直接キシロオリゴ糖を得る方法が示されている[11,12]。

2.3　酵素分解

　キシランを分解する酵素は，キシラン主鎖のβ-1,4結合をランダムに分解するエンド型のキシラナーゼと単糖を生成するβ-キシロシダーゼが存在する。β-キシロシダーゼはキシロビオースに基質親和性があるものをキシロビアーゼ，キシロトリオース以上のオリゴ糖に基質親和性がありエキソ型に分解するエキソ-β-キシラナーゼに分類され，*Bacillus*属[13]，*Streptomyces*属[14~16]，*Aspergillus*属[17,18]，*Trichoderma*属[19,20]，*Chaetomium*属[21,22]，*Humicola*属[23]など，多くの菌種が産生することが知られている。

　*Humicola*属キシラナーゼは，生成物であるキシロビオースによって拮抗的に生成物阻害を受けキシロオリゴ糖を蓄積すると報告されている[23]。ある種のカビは，キシランを5キシロース単位で分解する。この酵素は還元末端側のβ-1,4結合は切断しないため，キシロテトラオース以上のオリゴ糖は分解できるがキシロビオースは分解できない[24]。*Streptomyces olivaceovirides*が生成するキシラナーゼは，アラビノース含有量の多いキシランほど分解率が低いことが示されている。またこの酵素は，キシロトリオースからはキシロビオースを生成し，キシロテトラオース，キシロペンタオースおよびキシロヘキサオースからはキシロトリオースを主に生成する。反応終期の生成物は，キシロビオースとキシロースになる[6]。*Trichoderma viride*変異株が生産するキシラナーゼは，約14500と約4800の分子量のサブユニットからなり，この酵素は，キシランをキシロオリゴ糖に分解する「エンド型」キシラナーゼでありキシロビオースの分解能は持たない。転移反応を伴いながら分解が進むことを示唆している[19]。

　広葉樹キシランのように側鎖にメチルグルクロン酸が存在する場合，酵素でキシロオリゴ糖を得るためには，メチルグルクロン酸側鎖の枝切り酵素（α-グルクロニダーゼ）が必要である。この酵素はポリマーのキシランには作用せず，エンド型キシラナーゼの作用で生成したメチルグルルウロン酸側鎖を持つ酸性キシロオリゴ糖に作用すると考えられている[5,25]。

　一般的に微生物は，キシラナーゼ，β-キシロシダーゼ共に生産するため，キシロオリゴ糖を効率的に生産するには，キシラナーゼ活性が強くβ-キシロシダーゼ活性を低くすることが必要であり，その目的で酵素剤を分画・精製する方法や，菌を育種する試みがなされている。

　これらの酵素を用いたキシロオリゴ糖の生産に関しては，以下のような報告がある。

175

Streptomyces olivaceovirides を用いて，アルカリ抽出キシランからキシロビオース・キシロースを生成している[14]。*Trichoderma* 属由来の酵素を用いて pH を中性から弱酸性で反応させることにより，キシロースの生成を抑え純度の高いキシロビオース生成を行っている[26]。*Bacillus pumilus* 由来の酵素を用いてキシロテトラオース，キシロトリオース純度の高いオリゴ糖を生成している[27]。爆砕処理した籾殻に *Streptomyces olivaceovirides* E-86 の変異株を用い，キシロビオースを主成分とするキシロオリゴ糖を生成している[28]。広葉樹チップから得た脱リグニンパルプに *Bacillus* 属キシラナーゼを作用させた後 pH3.5 で酸処理を行うことにより，平均重合度が 4 以上のキシロオリゴ糖を得ている[29]。

3　キシロオリゴ糖の物性

キシロオリゴ糖には平均重合度が 4 以上[29]のものもあるが，本稿では，現在広く商品化されている平均重合度の小さいオリゴ糖に関して，その物性，生理活性について紹介する。

（1）　熱安定性

加工食品の多くは高温で加熱する製造工程があり，そこでの安定性は重要である。キシロオリゴ糖は極めて熱安定性が高く，pH4.0 で 20 分間 140℃の熱処理を行なっても，ほぼ 100 ％残存することが確認されている。

（2）　pH 安定性

酢飲料や果汁飲料など低 pH の加工食品がたくさん存在するが，そこでの安定性は重要である。ショ糖が酸性域の pH で分解するのに対し，キシロオリゴ糖は pH2.3〜8.0 で 100℃，60 分処理してもほぼ 100 ％残存することが確認されている[26]。

（3）　甘味度と甘味質

キシロオリゴ糖の甘味度はショ糖を 100 とした場合，40 前後（キシロオリゴ 70）で，甘味質はショ糖とほぼ同等の上品な甘味を有している。

4　キシロオリゴ糖の生理活性

キシロオリゴ糖は，胃・小腸で分解されにくく，従って消化もされにくいため，大部分が大腸に到達し腸内細菌に利用される。その結果として様々な生理活性が報告されている[30,31]。

（1）　腸内環境改善作用

キシロオリゴ糖の主要成分である，キシロビース，キシロトリオースは腸内細菌の中でも善玉菌といわれるビフィズス菌に特異的に利用されるが，クロストリディウム，大腸菌にはほとんど資化されない[32]（表 1）。

（2）　腸内菌叢改善および排便回数の増加

健康女性（35 名）にキシロオリゴ糖 0.4g/日を 4 週間摂取させた結果，腸内のビフィズス菌の

第18章 キシロオリゴ糖

表1 Availability of Xylooligosaccharide by Intestinal Bacteria

Bacteria	n	X0	X1	X2	X3	G1
Bifidobacterium adolescentis	9	+++	++	+++	+++	+++
bifidum	5	±	±	−	−	+++
infantis	1	+++	nt	nt	nt	+++
longum	5	++	+++	++	±	+++
breve	2	±	±	−	−	+++
Lactobacillus acidophilus	2	±	±	−	−	+++
casei	2	±	±	−	−	+++
fermentum	2	−	−	−	−	++
gasseri	1	+	±	±	±	+++
salivarius	2	±	±	±	±	+
Streptococcus pyopenes	1	±	±	±	±	+
Eubacterium aerofaciens	2	−	−	−	−	+++
lentum	1	−	−	−	−	−
limosum	2	−	±	−	−	++
nitritogenes	1	−	−	−	−	++
Propionibacterium granulosem	1	−	−	−	−	−
acnes	1	−	−	−	−	++
Bacteroides fragilis	3	±	+	±	−	++
vulgatus	5	+	+	±	±	++
bivius	1	±	±	±	±	++
intermedius	1	±	±	±	−	++
ovatus	2	+	+	+	+	++
others	7	+	+	±	±	++
Clostridium perfringens	5	−	−	−	−	±
paraputrificum	3	−	−	−	−	++
difficile	2	−	−	−	−	±
butyricum	2	±	+	±	−	++
others	15	−	−	−	−	++
Fusobacterium	5	−	−	−	−	±
Escherichia coli	5	−	±	−	−	+
Staphyrococcus	3	−	−	−	−	++
Peptostreptococcus productus	1	++	++	++	++	++
others	4	−	−	−	−	−
Veillinella parvula	2	−	−	−	−	−
Klebsiella pneumoniae	2	±	±	±	±	++
Enterococcus faecalis	3	−	±	−	−	+++
Mitsuokella multiacidus	2	+	++	+	±	+++
Enterobacter	2	±	±	±	±	±
Megamonas hypermegas	1	+	++	±	−	++
Morganella morganii	1	−	−	−	−	+

Judgement of Bacterial Growth : pH6.0 ≦　　−　　　　X0 : Xylooligosaccharide
　　　　　　　　　　　　　　 5.5–5.9　±　　　　X1 : Xylose
　　　　　　　　　　　　　　 5.0–5.4　+　　　　X2 : Xylobiose
　　　　　　　　　　　　　　 4.5–4.9　++　　　 X3 : Xylotiose
　　　　　　　　　　　　　　 4.4 ≧　 +++　　　G1 : Glucose
　　　　　　　　　　　　　　 nt : not tested

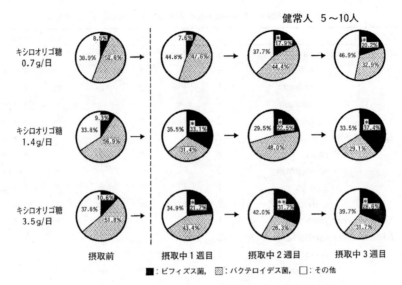

図2 キシロオリゴ糖摂取による腸内細菌の割合の変化

割合が摂取前には15±10.5％であったのが摂取2週目に28.6±12.5％，3週目に32.6±23.4％に増加し，排便回数が4回／週以下の女性（9名）においては摂取3週目に排便回数の増加が認められたという報告がある[33]。また，健康男性（9, 10名）にキシロオリゴ糖0.7-3.9g/日を3週間摂取させた結果，腸内のビフィズス菌の割合が増加したという報告がある[1]（図2）。便秘を有する妊婦（29名，妊娠23週以降）にキシロオリゴ糖4.2g/日を4週間摂取させた結果，摂取後の排便回数が増加したという報告がある[34]。

(3) 便性改善

健康男性（10名）にキシロオリゴ糖1.4g, 3.5g/日をそれぞれ5日間摂取させた結果，摂取前にはやや軟便であった便の硬さが改善されたという報告がある[35]。また65歳以上の健康な高齢者（13名）にキシロオリゴ糖4g/日を3週間摂取させた結果，ビフィズス菌数と糞便中の水分含量が増加し，糞便中のpH値が減少したという報告がある[36]。

(4) 腸内腐敗産物の減少

50～60歳の健康男性（9名）にキシロオリゴ糖3.75g/日を3週間摂取させた結果，腸内腐敗産物（p-クレゾール，インドール，スカトール）が減少したという報告がある[37]。

(5) アンモニアの減少

ラット盲腸中のアンモニアが菌体の成分としてとりこまれ，糞便中の窒素として排泄されることが報告されている。アンモニアが軽度高値の肝硬変患者にキシロオリゴ糖を3g/日を2週間摂取させた結果，血中アンモニア濃度は有意に低下した。同じ試験でラクチュロースを75ml/日摂取している肝硬変患者の血中アンモニア濃度がキシロオリゴ糖投与で92.12±12μmol/lから65.17±12μmol/lに減少した例も報告されている[38,39]。

第18章　キシロオリゴ糖

(6)　単鎖脂肪酸を生成と発酵速度

各種オリゴ糖を豚の糞便で培養した結果，キシロオリゴ糖は他のオリゴ糖と比較して短鎖脂肪酸の生成や発酵が最も遅く大腸末端の横行結腸や下降結腸への移行が期待されるとしている[40]。

(7)　大腸癌発生抑制作用（ラット）

1,2-Dimethylhydrazine（DMH）を用いたラットの大腸癌発生試験において，キシロオリゴ糖は大腸内の異常腺窩巣発生抑制作用を示したという報告がある[41]。

5　特定保健用食品とキシロオリゴ糖

キシロオリゴ糖を含有したヨーグリーナは，平成3年9月に制度化された特定保健用食品[42]に第一号商品として認可され，その後数多くの商品が認可された。

平成17年7月には，厚生労働省通知[43]により，他のオリゴ糖とともに規格基準型特定保健用食品とされ，それを含有した商品は，化学分析による有効量含有の担保・安定性，ヒトでの過剰摂取での安全性試験を行えば特定保健用食品として認可されることになった。

文　献

1)　岡崎昌子ほか，日本栄養・食糧学会誌，**43**（6），395（1990）
2)　T. Watanabe *et al.*, *Carbohydrate Research*, **123**, 83（1963）
3)　清水一允，Cellulose Commun., **13**（4），158（2006）
4)　P. Biely, *Trend in Biotechnology*, **3**（11），286（1985）
5)　日下部功ほか，農化，**50**（5），199（1976）
6)　石原光朗，BIO INDUSTRY，**18**（12），35（2001）
7)　日下部功ほか，農化，**51**（7），439（1977）
8)　戸枝一喜ほか，特開平 10-117800
9)　古賀邦正ほか，特開平 1-55150
10)　N. Sato *et al.*, *Bioresource Technology*, **101**（15），6006（2010）
11)　佐藤健治ほか，特開 2011-68578
12)　山田則行ほか，特開 2006-141244
13)　H. Honda *et al.*, *Agri. Biol. Chem.*, **49**（10），3011（1985）
14)　I. Kusakabe *et al.*, *Agri. Biol. Chem.*, **39**（7），1355（1975）
15)　H. Iizuka *et al.*, *Agri. Biol. Chem.*, **33**（9），1257（1969）
16)　T. Nakajima *et al.*, *J. Ferment. Technol.*, **62**（3），269（1984）
17)　S. Fukui *et al.*, *J. Gen. Appl. Microbiol.*, **4**（1），39（1958）
18)　S. Takenishi *et al.*, *J. Biochem.*, **73**（2），335（1973）
19)　入江利夫ほか，発酵工学会誌，**68**（6），457（1990）

20) S. Hashimoto *et al., Agric. Biol. Chem.,* **35** (4), 501 (1971)

21) 入江利夫ほか, 発酵工学会誌, **70** (2), 109 (1992)

22) T. Kawaminami *et al., J. Ferment. Technol.,* **48** (3), 161 (1970)

23) V. Kitpreechavanich *et al., J. Ferment. Technol.,* **62** (1), 415 (1984)

24) Y. Mitsuishi *et al., Agric. Biol. Chem.,* **52** (4), 921 (1988)

25) J. Puls, "Xylans and xylanases", 213 Elsevier Science Publisher B. V. (1992)

26) 藤川茂昭ほか, 澱粉科学, **37** (2), 69 (1990)

27) 阿部圭一ほか, 特開昭 61-242592

28) 戸枝一喜ほか, 食品と技術, **05**, 16 (2000)

29) 泉可也ほか, 特開 2001-226409

30) 岡崎昌子ほか, 日本栄養・食糧学会誌, **44** (1), 41 (1991)

31) 岡崎昌子ほか, 日本消化吸収学会雑誌, **15** (2), 19 (1992)

32) Masako Okazaki *et al., Bifidobacteria Microflora,* **9** (2), 77 (1990)

33) 飯野妙子ほか, 日本食物繊維研究会誌, **1** (1), 19 (1997)

34) Ichiro Tateyama *et al., J. Nutr. Sci. Vitaminol.,* **51** (6), 445 (2005)

35) 小林巧ほか, 日本農芸化学会誌, **65** (11), 1651 (1991)

36) Yun-Chin Chung *et al., Nutrition Research,* **27**, 756 (2007)

37) 藤川茂昭ほか, 日本栄養・食糧学会誌, **44** (1), 37 (1991)

38) H. Younes *et al., J. Nutr.,* **125** (4), 1010 (1995)

39) 加藤眞三ほか, 消化器科, **31** (5), 571 (2000)

40) M. R. Smiricky-Tjardes *et al., J. Anim. Sci.,* **81**, 2505 (2003)

41) Cheng-Kuang Hsu *et al., J. Nutr.,* **134**, 1523 (2004)

42) 衛新第 64 号厚生省生活衛生局長通知, 平成 3 年 7 月 11 日

43) 食安発第 0701007 号厚生労働省医薬食品局食品安全部長通知, 平成 17 年 7 月 1 日

第19章　アガロオリゴ糖

大野木　宏*

1　概要

　アガロオリゴ糖は寒天の主成分のアガロースを分解して得られるオリゴ糖である。図1に示すように，アガロースはd-ガラクトース（Gal）と3,6-l-アンヒドロガラクトース（AhGal）が交互に直線的に結合した多糖構造を有しており，酸加水分解などによりこのアガロースの3,6-アンヒドロガラクトースとガラクトースとの間のα1-3結合が選択的に切断されてアガロオリゴ糖が生成する。アガロオリゴ糖にはガラクトースと3,6-アンヒドロガラクトースがβ1-4結合した2糖（アガロビオース）を最小単位とする4糖（アガロテトラオース），6糖（アガロヘキサオース），8糖（アガロオクタオース）が存在し，いずれも還元末端に3,6-アンヒドロガラクトースを持つことが特徴である（図1）。

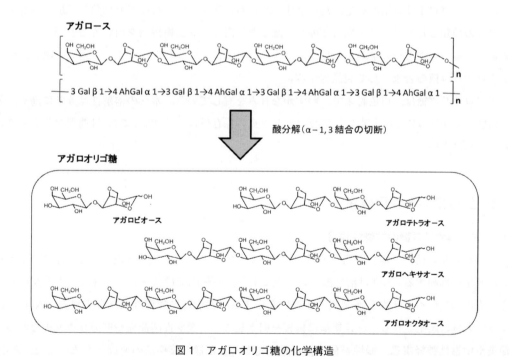

図1　アガロオリゴ糖の化学構造

---

*　Hiromu Ohnogi　タカラバイオ㈱　機能性食品部　課長

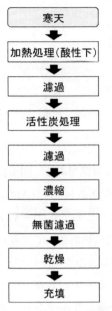

図2 アガロオリゴ糖の製造工程

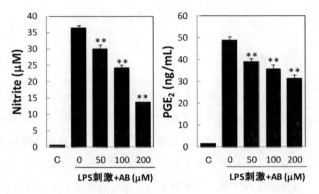

図3 LPS刺激 RAW264.7 細胞におけるアガロオリゴ糖の NO, PGE₂ 産生抑制作用
C：コントロール, AB：アガロビオース, N = 4, 平均値 ± 標準誤差, ＊＊：$p < 0.01$ vs. LPS のみ添加した群

2 製造方法

図2にアガロオリゴ糖の製造工程を示す。原材料の寒天を酸性条件下で加熱し、加水分解を行う。酸の種類としてはクエン酸などの有機酸または陽イオン交換樹脂を用いることができる。その後、活性炭処理を行い濃縮して無菌濾過する。さらにスプレードライヤーを用いて噴霧乾燥し、アガロオリゴ糖の粉末として製品化する。

アガロオリゴ糖は、白色粉末で、わずかな甘みを有している。水への溶解性は非常に高く、その溶解液の粘度はほとんどない。アガロオリゴ糖の保存性は良く 40℃で 60 日間保存してもほとんど分解はない。

3 生理機能と作用機序

3.1 アガロオリゴ糖の抗炎症作用

アガロオリゴ糖は一酸化窒素（NO）やプロスタグランディン E_2（PGE_2）、炎症性サイトカインの産生を抑制する。NO は活性酸素の一種であり、生体内ではスーパーオキサイドと反応しさらに毒性の高いペルオキシ亜硝酸イオンに変化する。炎症時に誘導性 NO 合成酵素（iNOS）によって大量に産生される NO は組織に傷害を引き起こし、変形性関節症や関節リウマチなどの関節炎や中枢性神経疾患、慢性炎症性腸疾患、発がんなど様々な疾病の原因となる。また、PGE_2 は疼痛、発熱、腫脹を引き起こす体内成分であり、炎症部位においては血管透過性亢進作用と血流増加作用により浮腫や白血球浸潤を増加させる。図3に示すように、マウス由来培養マクロ

第 19 章 アガロオリゴ糖

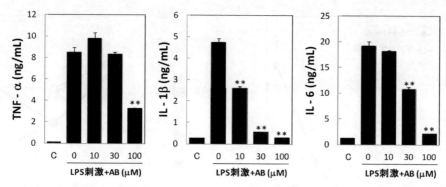

図 4　LPS 刺激ヒト単球におけるアガロオリゴ糖の炎症性サイトカイン産生抑制作用
C：コントロール，AB：アガロビオース，N = 3，平均値±標準誤差，＊＊：p＜0.01 vs. LPS のみ添加した群

ファージ細胞においてリポポリサッカライド（LPS）の刺激によって誘導される NO や PGE_2 の産生をアガロオリゴ糖は濃度依存的に抑制した。

　アガロオリゴ糖は炎症性サイトカインの産生を抑制することが報告されている。LPS 刺激によりヒト末梢血由来の単球から産生される TNF-α や IL-1β，IL-6 などの炎症性サイトカインをアガロオリゴ糖は濃度依存的に抑制した（図 4）。この他，TPA 誘発耳浮腫モデル動物においてアガロオリゴ糖の経口投与が浮腫の発生や PGE_2 の産生を強く抑制することが報告されている。

3.2　アガロオリゴ糖の関節への作用

　アガロオリゴ糖は関節炎モデル動物において関節炎の発症を強く抑制した。DBA/1J マウスにウシ由来 II 型コラーゲンを 2 回皮下注射することにより関節炎を誘発し，経時的に四肢の関節炎スコアを観察した。その結果，アガロオリゴ糖（3 ％ w/v 水溶液）の経口投与により関節炎の発症が強く抑制された（図 5）。また，膝関節痛を自覚する 30～70 歳の男女 42 名を対象としたプラセボ対照二重盲検試験において，アガロオリゴ糖（200～500mg/日）の 8 週間の摂取が膝関節の痛みを改善した（図 6）。さらに，アガロオリゴ糖の摂取によって，階段の昇降，立ち上がりやしゃがみこみなどの被験者の QOL の改善も認められた。

　変形性関節症では，関節組織の変性産物の刺激により産生される TNF-α や IL-1β などの炎症性サイトカインが MMP（マトリクスメタロプロテアーゼ）を誘導し，その MMP が軟骨の構成成分である II 型コラーゲンやプロテオグリカンを分解することで軟骨組織の破壊が進行すると考えられている。アガロオリゴ糖は IL-1β 刺激により誘導されるヒト膝関節由来軟骨細胞の MMP の遺伝子発現とタンパク質産生を強く抑制した（図 7）。すなわち，アガロオリゴ糖には炎症性サイトカインの産生抑制に加え，MMP の産生抑制という複合的作用によって関節炎を抑制する働きがあると考えられる。

オリゴ糖の製法開発と食品への応用

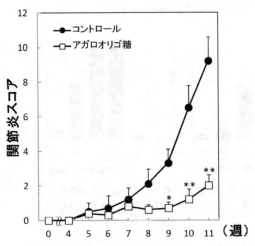

図5 Ⅱ型コラーゲン誘発関節炎モデルにおける
アガロオリゴ糖の関節炎抑制作用
N = 10，平均値±標準誤差．
＊：p < 0.05，＊＊：p < 0.01 vs. コントロール群

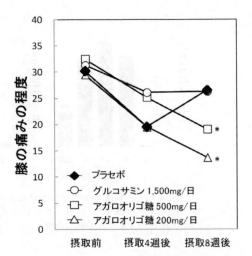

図6 アガロオリゴ糖の膝関節痛改善作用
N = 10〜11，＊：p < 0.05 vs. 摂取前

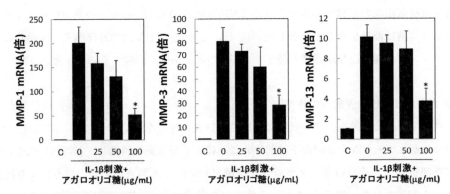

図7 IL-1β刺激ヒト膝関節由来軟骨細胞におけるアガロオリゴ糖のMMP発現抑制作用
C：コントロール，N = 3，平均値±標準誤差．＊：p < 0.05 vs. IL-1βのみ添加した群

3.3 アガロオリゴ糖の皮膚への作用

　アガロオリゴ糖はアトピー性皮膚炎モデル動物において皮膚炎の進行を抑制した。NC/Ngaマウスに33日間，毎週1回背中と耳部にピクリルクロライドを塗布し皮膚炎を誘発した。アガロオリゴ糖は水道水に溶解し，最初のピクリルクロライド塗布の7日前から塗布期間中，自由飲水で摂取させた。その間，皮膚炎の症状を観察し皮膚炎スコアを記録した。その結果，アガロオリゴ糖（3％ w/v水溶液）の投与は皮膚炎症や皮膚からの水分蒸散を抑制した（図8）。また皮膚組織切片像において，アガロオリゴ糖による皮膚炎（角質層の破壊，表皮の肥大，リンパ球の真皮への浸潤）の緩和が認められた。

　紫外線（UV）による皮膚の老化（Photo aging）においては，UVの刺激によって表皮角化細胞や線維芽細胞から産生されるMMPがコラーゲン線維を破壊し，シワやたるみの原因となると

第19章　アガロオリゴ糖

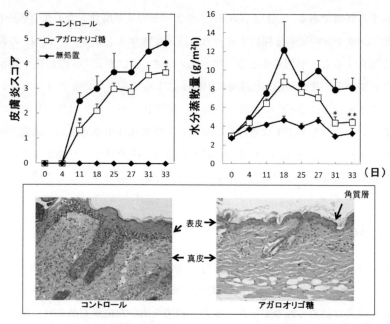

図8　アトピー性皮膚炎モデルにおけるアガロオリゴ糖の皮膚炎抑制作用
N = 6～9，平均値±標準誤差，＊：$p < 0.05$，＊＊：$p < 0.01$ vs. コントロール群

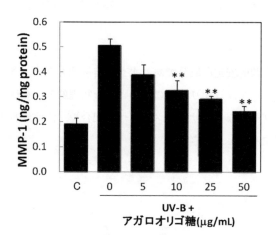

図9　UV-B照射ヒト表皮角化細胞におけるアガロ
　　　オリゴ糖のMMP産生抑制作用
C：コントロール，N = 3，平均値±標準誤差，
＊＊：$p < 0.01$ vs. UV-B照射群

考えられている。ヒト表皮角化細胞を用いた試験において，アガロオリゴ糖はUV-B照射により誘導されるMMP-1の産生を強く抑制した（図9）。

3.4　アガロオリゴ糖の抗炎症作用の機序

アガロオリゴ糖の抗炎症作用の機序の一つとしてヘムオキシゲナーゼ-1（HO-1）の誘導が報告されている。HO-1はヘムを分解し，ヘムと等モルの一酸化炭素（CO）とビリベルジンと鉄

イオンを生成する酵素である。CO は p38MAP キナーゼのリン酸化を介して TNF-αや IL-1βなどの炎症性サイトカインの産生を抑制する一方，抗炎症性サイトカインの IL-10 の産生を促進し抗炎症作用を発揮することが明らかとなっている。また，CO が iNOS の活性や発現を抑制することも報告されている。また，CO と同時に HO-1 によって産生されるビリベルジンには抗酸化作用があり，鉄イオンには iNOS の発現を抑制し，抗酸化作用を有するフェリチンの合成を促進する働きがある。すなわち HO-1 は複合的に抗炎症・抗酸化作用を発揮し，細胞や組織を保護する役割を持つと考えられている。これまでの研究により，アガロオリゴ糖がマクロファージや膝関節由来軟骨細胞，表皮角化細胞などにおいて HO-1 を強く誘導することが確認されている。

4 安全性評価

アガロオリゴ糖は食品素材の寒天を酸加水分解することにより得られるオリゴ糖であり，安全性は極めて高い。ラットへの単回経口投与試験においては 2,000mg/kg の投与で死亡の発生はなく一般状態にも異常は認められなかった。また，細菌を用いた復帰突然変異試験において変異原性は認められなかった。

5 用途

アガロオリゴ糖は，比較的安定な成分であり水への溶解性も高く，さらに他の食品素材の風味への影響がほとんどない。アガロオリゴ糖のこのような物理的利点を活かし，錠剤や顆粒，ソフトカプセル，ハードカプセルなどのサプリメントへの配合や，清涼飲料水やゼリーなどを始めとする様々な食品に利用することができる。

文　献

1) 加藤郁之進，寒天とアガロオリゴ糖の機能性，食品と開発，**33**，44-46（1998）
2) 佐川裕章ほか，アガロオリゴ糖の抗炎症作用とメカニズム，機能性糖質素材の開発と食品への応用，161-170，シーエムシー出版（2005）
3) 大野木宏ほか，「アガロオリゴ糖」の抗炎症作用～メカニズムとその応用～，NEW FOOD INDUSTRY，**51**，9-18（2009）
4) T. Enoki *et al.*, Oligosaccharides from agar inhibit pro-inflammatory mediator release by inducing heme oxygenase, *Biosci. Biotechnol. Biochem.*, **74**, 766-770（2010）
5) 榎竜嗣ほか，アガロオリゴ糖によるヘムオキシゲナーゼ-1 誘導機構と抗炎症作用，日本食品科学工学会誌，**57**，157-162（2010）

第20章　キチンオリゴ糖

柴田歌菜子*

1　概要

キチンオリゴ糖は，単糖である N-アセチルグルコサミン（GlcNAc）がβ-1,4結合で少数連なった構造を有するオリゴ糖である（図1）。本オリゴ糖は，地球上でセルロースに次いで多く生産されるバイオポリマーであるキチンを，部分加水分解することで調製される。キチンオリゴ糖は，後に紹介する様々な生理機能が見出されている。また，キチンが水に不溶であるのに対し，キチンオリゴ糖は水に溶けやすい性質とさわやかな甘味を有することから，幅広い食品に利用できる素材である。

2　製造方法

キチンオリゴ糖は，一般にカニ，エビの甲殻由来のキチンを原料とし，濃塩酸中で温度と時間を適度に調節する（通常40〜45℃，5〜6時間）ことによりGlcNAc間のβ-1,4結合を部分的に加水分解して調製される[1]。このようにして調製されたキチンオリゴ糖は，単糖であるGlcNAcから6糖である $(GlcNAc)_6$ までを含む混合物である。加水分解終了後は，例えばアルカリによる中和，フィルターろ過，電気透析脱塩，減圧濃縮を経て最終的にスプレードライヤーによって乾燥粉末化できる[2]。脱アセチル体は，イオン交換樹脂により除去することができる。キチンオリゴ糖の分析は，高速液体クロマトグラフィー（HPLC）により行う[3]。表1に分析条件と焼津水産化学工業株式会社のキチンオリゴ糖製品である「NA-COS-Y」の糖組成比の分析例を示した。

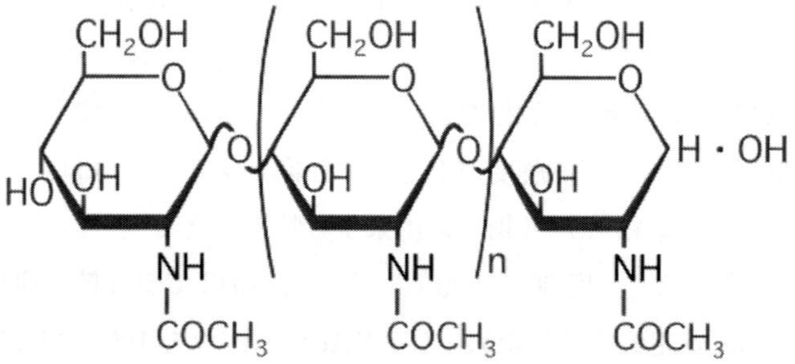

図1　キチンオリゴ糖の構造

＊　Kanako Shibata　焼津水産化学工業㈱　商品開発センター　機能食品開発部　主任

オリゴ糖の製法開発と食品への応用

表1 NA-COS-Y の組成分析例

	組成比
N-アセチルグルコサミン（GlcNAc）	41.7 %
N-アセチルキトビオース（GlcNAc)$_2$	20.5 %
N-アセチルキトトリオース（GlcNAc)$_3$	17.5 %
N-アセチルキトテトラオース（GlcNAc)$_4$	11.7 %
N-アセチルキトペンタオース（GlcNAc)$_5$	7.9 %
N-アセチルキトヘキサオース（GlcNAc)$_6$	0.7 %

HPLC 分析条件
　カラム：Shodex Asahipak NH2P-50 4E（内径 4.6mm ×長さ 250mm）
　溶離液：CH$_3$CN/H$_2$O = 70/30
　流　速：0.8mL/min
　温　度：25 ℃
　検出器：示差屈折計

　この他に，キチン分解酵素（キチナーゼ）でキチンを分解する製法が知られているがキチンが水不溶性で酵素分解収率が低いことから，実用化に至っていない。しかし最近，基質となるキチンのメカノケミカル処理による非晶質化が，酵素分解収率の改善に有効であることが報告され[4]，キチナーゼによる（GlcNAc)$_2$ の効率的量産化の実現に明るい話題を提供している。また，（GlcNAc)$_3$ を基質としてリゾチームを用いた糖転移反応により，最大で重合度15の高重合度キチンオリゴ糖の製造が可能との報告もあり[5]，酸分解で製造が難しかった高重合度キチンオリゴ糖の調製と機能性の解明が期待されている。

3 特性

3.1 利用上の特性[3]

　キチンオリゴ糖はショ糖に類似した甘みを有し，例えば NA-COS-Y の甘味度はショ糖の3分の1程度である。一般的に単糖，オリゴ糖と重合度が増加するに従い，味の強度は低下する傾向にある。

　NA-COS-Y の水に対する溶解度は 20 ℃において約 30 %（w/w）である。高温域においては溶解度が低下し，低温域において溶解度が上昇する傾向がある。これは，NA-COS-Y 中に含まれる高重合度のキチンオリゴ糖（5〜6糖）に由来する特性である[5]。

　NA-COS-Y の水分活性は，濃度30%，20 ℃において 0.943 でショ糖と同程度である。

　キチンオリゴ糖の pH 安定性を見るため，（GlcNAc)$_3$ 水溶液を 100 ℃で1時間加熱した場合，pH3〜8 でほとんど分解を受けず安定であり，一般的な食品加工に際しては問題にはならないと考えられる。

　キチンオリゴ糖の着色性に及ぼす pH の影響を見るため，NA-COS-Y10 %溶液を 100 ℃，120

℃でそれぞれ10分加熱し，440nmにおける吸光度を測定したところ，NA–COS–Y単独，1％グリシンを共存下のいずれにおいても着色しにくい性質を有していた。

3.2 難消化性[3]

（GlcNAc)$_3$を人工消化液（唾液，胃酸，膵液，小腸粘膜酵素）による消化性試験に供した結果，（GlcNAc)$_3$はほとんど人工消化液による加水分解を受けず，難消化性のオリゴ糖であることが示された。

3.3 腸内細菌利用性[3]

NA–COS–Yを用いて各種腸内細菌による資化性について検討した結果，キチンオリゴ糖は*Bifidobacterium*や*Lactobacillus*属には資化性を示すが，*Clostridium*属には資化されにくい傾向を示した。

3.4 腸管吸収性[6]

キチンオリゴ糖の腸管吸収性を反転腸管法により検討した。すなわちそれぞれ10mg/mLとした（GlcNAc)$_2$，（GlcNAc)$_3$，（GlcNAc)$_4$，（GlcNAc)$_6$を含むタイロード液15mL中に，タイロード液0.8mLを満たしたラット反転腸管を吊るし，経時的に反転腸管内液のキチンオリゴ糖濃度を測定した。内液中のキチンオリゴ糖濃度の経時的な上昇から，各キチンオリゴ糖が腸管膜を透過することが示された。また，重合度が大きくなると透過速度が下がることが示唆された（図2）。さらに，外液が（GlcNAc)$_4$，（GlcNAc)$_6$の時の内液中には，それぞれ（GlcNAc)$_2$，（GlcNAc)$_{2,4,6}$が検出され，重合度4より大きいキチンオリゴ糖は一部が分解後透過することが示唆された。

4 生理機能

4.1 免疫賦活作用・抗腫瘍作用

キチンオリゴ糖の生理機能で最も多く報告されているのが免疫機能への影響で，主にマウスを用いた研究が実施されている。Tokoroらは，Meth-A腫瘍細胞をBALB/c系マウス鼠頸部皮下に移植，2週間後にキチンオリゴ糖を尾静脈内に投与し，その後腫瘍重量を測定することにより抗腫瘍活性を算出している[7]。その結果，（GlcNAc)$_5$においては対照群と有意差が認められなかったものの，（GlcNAc)$_6$では対照群と比較して有意な抗腫瘍活性を示した。本活性は同系腫瘍である MM-46 腫瘍細胞，異系腫瘍である Sarcoma180 に対しても示された。さらに，彼らは日和見感染原因菌の一つである *Listeria monocytogenes* を用いた試験によって，（GlcNAc)$_6$が細菌感染防御作用を有することを示している[8]。

上記結果を裏付けるものとして，Suzukiらはキチンオリゴ糖をマウス腹腔内に投与し，腹腔

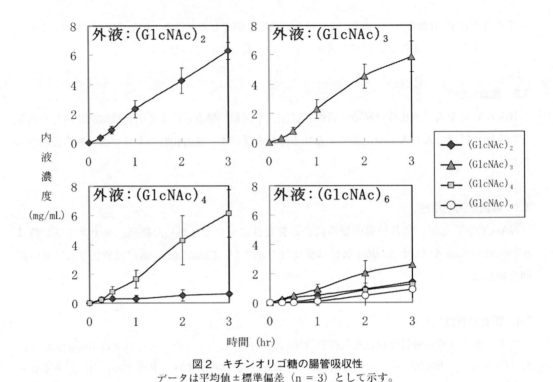

図2 キチンオリゴ糖の腸管吸収性
データは平均値±標準偏差（n = 3）として示す。

滲出細胞（PEC）数を計測した際，$(GlcNAc)_2$および$(GlcNAc)_3$ではPEC数に影響を与えず，$(GlcNAc)_4$，$(GlcNAc)_5$と分子量の増加に比例して細胞数の顕著な増加を示し，$(GlcNAc)_6$および$(GlcNAc)_7$で最も強い効果を確認している[9]。さらに誘導されたPECの活性酸素消去能は$(GlcNAc)_6$で最も高いことを確認している。また，Tokoroらは，種々の検討から，キチンオリゴ糖は，マイトジェン効果を示さず，マクロファージに作用してIL-1及びIL-2産生能を亢進し，腫瘍細胞障害性Tリンパ球を誘導して抗腫瘍作用を示すと考察している[7]。

ところで，これまで報告されているキチンオリゴ糖の免疫賦活作用や抗腫瘍作用は，腹腔内投与や静脈投与の例がほとんどで，キチンオリゴ糖混合物を経口摂取した場合の生体への効果については検討されてこなかった。そこで筆者らは，マウスにキチンオリゴ糖混合物を経口投与した際の抗腫瘍作用について確認試験を実施した。

BDF_1マウスの腹側部皮下にマウス乳腺ガン細胞であるAdenocarcinoma 755（Ca755）を移植し，その翌日より，100および200mg/kg/dayのNA-COS-Yを1日1回14日間反復経口投与した。投与終了翌日にマウスの腫瘍を摘出し，湿重量を測定した。その結果，NA-COS-Y投与群は対照群と比較し腫瘍湿重量が有意に減少しており，その抑制率は100mg NA-COS-Y対照群で81％，200mg NA-COS-Y対照群で92％と投与量依存的であった[10]。さらに，悪性黒色腫細胞であるメラノーマB16について同様の試験を実施したところ，やはり用量依存的な腫瘍縮小効果が認められた。

さらにいずれの重合度のキチンオリゴ糖が抗腫瘍効果に寄与しているか確認するために，Ca

第20章 キチンオリゴ糖

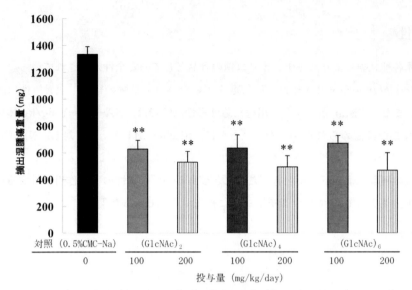

図3 キチンオリゴ糖の経口投与による抗腫瘍作用
データは平均値±標準誤差（n = 8）として示す。
**P < 0.01，対照群と比較してTukeyの多重比較検定で有意差あり。

755移植マウスに対し，GlcNAc，(GlcNAc)$_2$，(GlcNAc)$_4$，(GlcNAc)$_6$をそれぞれ投与し同様に試験を行った。GlcNAcおよびキチンオリゴ糖投与群で，摘出された腫瘍湿重量は対照群に対しいずれも有意な抑制が認められた（図3）。以上の結果から，NA-COS-Yの抗腫瘍作用は，含有しているGlcNAc$_{1-6}$糖のいずれかによるものではなく，すべて寄与しているものと考えられた[11]。

前述の通り，過去の報告は高分子側のみに活性があるとしていた。しかし，今回の経口摂取による結果はそれに反して単糖から6糖まですべての糖で抗腫瘍作用が認められ，従来の考え方だけでは説明がつかない。すなわち，免疫への影響の発揮機構が重合度ごとに異なることも推測され，単糖から5糖は腸管免疫系のみを活性化し間接的に全身免疫系の亢進に寄与するのに対し，6糖はそれだけでなく一部はそのまま腸管で吸収され血液中のマクロファージやT細胞を活性化するという仮説が立てられる。現状ではあくまで仮説に過ぎず，さらなる作用機序の解明が急務だが，キチンオリゴ糖を混合物として摂取する重要性が示唆された意義は大きい。

最近では，キチンオリゴ糖混合物の10～50g/日摂取が，膀胱ガン，肺ガン，混合性結合組織病，尋常性乾癬症の症状改善に有効であったとの報告があり[12]，キチンオリゴ糖が免疫異常を改善する効果を有する可能性が臨床的に示されている。

4.2 その他の生理作用

キチンオリゴ糖は，単子葉植物および双子葉植物を含む幅広い範囲の植物でエリシターとして作用することが知られている[13,14]。さらに最近では，血管新生抑制効果[15]，細胞の酸化ストレス抑制効果[16]が報告されている。

5 安全性

以下に示す各種試験により，キチンオリゴ糖の食品としての安全性が示されている。

Salmonella typhimurium TA-100，TA-98 を用いた Ames 試験の結果，変異原性は認められていない[17]。また，Wistar 系ラットを用いた急性毒性試験では，NA-COS-Y 5g/kg 体重の単回経口投与で死亡例は認められなかった[18]。さらに，Fischer 344 ラットに対し，NA-COS-Y を90 日間摂取させた亜慢性毒性試験においても毒性，死亡例は認められていない[19]。

一方，多量の摂取により下痢を引き起こすことがあるが，一過性の下痢作用に対する最大無作用量は体重 1kg あたり 0.3g で，マルチトールに相当する量であった[3]。

6 応用

キチンオリゴ糖は，植物由来オリゴ糖類と比べて価格が高いことから，現在のところ前述の生理機能性を生かした比較的単価の高い健康食品分野で錠剤やカプセルに加工される例が多い。

今後は，味質のよさや溶解性の高さを生かした応用利用が期待されている。健康食品は，その形態を錠剤，カプセルから，顆粒状，飲料，スティックゼリーなど一般加工食品に近いものに裾野を広げており，こういった形態に難なく加工できるキチンオリゴ糖の特性は，拡大する健康食品市場で成長するにふさわしいものである。また，他成分との反応性も低いことから生理機能を有した他素材との併用も可能で，相乗効果を狙った商品の開発が期待できる。配合例を表 2 に示す。

表 2　食品への配合例

【食物繊維含有飲料】		【スティックゼリー】	
キチンオリゴ糖混合物	0.2g	キチンオリゴ糖混合物	0.50g
果糖ブドウ糖液糖	10.0g	ウメ濃縮果汁	0.80g
グレープフルーツ濃縮果汁	10.0g	モズク抽出物（フコイダン含有）	0.30g
難消化性デキストリン	8.0g	ゲル化剤	0.30g
ピーチ濃縮果汁	5.0g	酸味料	0.05g
ビタミンC	1.0g	カルシウム塩	0.04g
酸味料	0.4g	甘味料	0.03g
ビタミンE	0.2g	香料	適宜
水溶性β-カロテン	0.2g	水	残り全量
甘味料	0.2g	計	20g/ 本
香料	適宜		
保存料	0.04g		
水	残り全量		
計	200mL/ 本		

第 20 章　キチンオリゴ糖

7　今後の展望

キチンオリゴ糖の魅力ある機能性は，構成単糖である GlcNAc や多糖であるキチンとも異なる場合が多い。近年，キチンオリゴ糖の Toll 様受容体への関与が示唆されており[20]，自然免疫系のメカニズム研究の発展とともに，キチンオリゴ糖の作用機序の解明が待たれる。また，健康食品と一般加工食品の境界が曖昧になりつつある中，キチンオリゴ糖の優れた加工適性は健康食品市場における拡大を期待させるものである。

文　　　献

1)　J. A. Rupley, *Biochim. Biophys. Acta.*, **83**, 245 (1964)
2)　特許第 2134244 号
3)　食品新素材有効利用技術シリーズ No. 1　キチンオリゴ糖キトサンオリゴ糖，p. 1, ㈳菓子総合技術センター (1999)
4)　Y. S. Nakagawa *et al.*, *Carbohydr. Polym.*, **83**, 1843 (2011)
5)　T. Hattori *et al.*, *Carbohydr. Res.*, **347**, 16, (2012)
6)　焼津水産化学工業㈱　社内データ
7)　A. Tokoro *et al.*, *Chem. Pharm. Bull.*, **36**, 784 (1988)
8)　A. Tokoro *et al.*, *Microbiol. Immunol.*, **33**, 357 (1989)
9)　K. Suzuki *et al.*, *Microbiol. Immunol.*, **30**, 777 (1986)
10)　沼野歌菜子ほか，食品と開発，**40**, 60 (2005)
11)　久保村大樹ほか，第 53 回日本食品科学工学会大会講演集，115 (2006)
12)　韓啓司，キチン・キトサン研究，**15**, 130 (2009)
13)　A. Yamada *et al.*, *Biosci. Biotech. Biochem.*, **57**, 405 (1993)
14)　H. Kaku *et al.*, *Proc. Natl. Acad. Sci. U.S.A.*, **103**, 11086 (2006)
15)　Z. Wang *et al.*, *Biochem. Biophys. Res. Commun.*, **357**, 26 (2007)
16)　D. N. Ngo *et al.*, *Carbohydr. Polym.*, **74**, 228 (2008)
17)　㈶食品農医薬品安全性評価センター報告書 (2002)
18)　㈶食品農医薬品安全性評価センター報告書 (1991)
19)　K. Tago *et al.*, *Food Chem. Toxicol.*, **45**, 1186 (2007)
20)　鈴木茂生，キチン・キトサン研究，**15**, 203 (2009)

第21章　キトサンオリゴ糖

柴田歌菜子*

1　概要

キトサンオリゴ糖は，単糖である d-グルコサミン（GlcN）が β-1,4 結合で少数連なった構造を有するオリゴ糖である（図1）。本オリゴ糖は，キチンの脱アセチル化体であるキトサンを，部分加水分解することで調製される。キトサンオリゴ糖は，後に紹介する様々な生理機能性が見出されている。また，キトサンが水に不溶であるのに対し，キトサンオリゴ糖は水に溶けやすい性質を有し，酸に溶解したキトサンに比べ渋みが少ないことから，幅広い食品に利用できる素材である。

2　製造方法

キトサンオリゴ糖は，カニ，エビの甲殻由来のキチンの脱アセチル化体であるキトサンを原料として，酸やキトサン分解酵素（キトサナーゼ，EC 3.2.1.132）で部分的に加水分解して調製される。酸加水分解法は，様々な条件が検討されているが[1,2]，加水分解反応の制御が難しく多量の単糖（GlcN）を生成してしまうため，オリゴ糖の収率の低下および分離精製工程の複雑化が問題となる。そのため，GlcN の生成が極めて少なく，酸加水分解法よりもキトサンオリゴ糖の収率を高めることが可能なキトサナーゼを用いた酵素分解法が広く実用化されている。酵素分解を行う際，キトサナーゼの反応速度は，基質となるキトサンの分子量や脱アセチル化度の影響を受けるため，目的に応じて実際の反応系に近い条件で酵素の特性を調べることが望ましい[3]。このように調製されたキトサンオリゴ糖は，2糖である $(GlcN)_2$ から7糖である $(GlcN)_7$ 程度までを含む混合物である。加水分解終了後は例えば，酵素失活，ろ過を経て最終的にスプレードラ

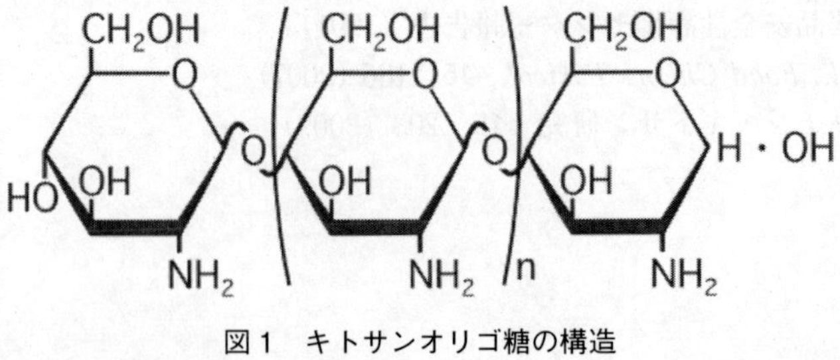

図1　キトサンオリゴ糖の構造

---

*　Kanako Shibata　焼津水産化学工業㈱　商品開発センター　機能食品開発部　主任

第21章 キトサンオリゴ糖

表1 COS-YS の組成分析例

	組成比
キトビオース（GlcN)$_2$	9.8 %
キトトリオース（GlcN)$_3$	23.8 %
キトテトラオース（GlcN)$_4$	27.9 %
キトペンタオース（GlcN)$_5$	23.9 %
キトヘキサオース（GlcN)$_6$	9.9 %
キトヘプタオース（GlcN)$_7$	4.7 %

HPLC 分析条件
    カラム：Shodex Asahipak NH2P-50 4E（内径
                 4.6mm×長さ 250mm）
    溶離液：$CH_3CN/H_2O/5$ M CH_3COOK ＝ 70/30/
                 0.25
    流　速：0.8mL/min
    温　度：25 ℃
    検出器：示差屈折計

イヤーによって乾燥粉末化できる。キトサンオリゴ糖の分析は，高速液体クロマトグラフィー（HPLC）により行う[4]。表1に分析条件と焼津水産化学工業株式会社のキトサンオリゴ糖製品「COS-YS」の糖組成比の分析例を示した。

3　特性

3.1　利用上の特性[4]

　キトサンオリゴ糖は特有な甘苦味を有する。例えば，COS-YS 水溶液は 0.05 ％程度の低濃度でも苦味を感じるが，刺激性のないまろやかな苦味であり，他の甘味料でマスキングすることにより 15 ％程度まで食品に配合できる。

　COS-YS の水に対する溶解度は 20 ℃において約 55 ％（w/w）である。

　COS-YS の水分活性は，濃度 30 ％，20 ℃において 0.924 でショ糖とほぼ同程度である。

　キトサンオリゴ糖の pH 安定性を見るため，(GlcN)$_3$ の水溶液を 100 ℃で 1 時間加熱した場合，pH1 ～ 6 でほとんど分解を受けないが，pH6 を超えると分解を受けはじめた。pH8 における残存率は約 60 ％であった。

　キトサンオリゴ糖の着色性に及ぼす pH の影響を見るため，COS-YS 10 ％溶液を 100 ℃，120 ℃でそれぞれ 10 分加熱し，440nm における吸光度を測定したところ，着色性はショ糖より強く pH が高いほど顕著であった。このように，中性からアルカリ領域で加熱安定性が低くかつメイラード反応による着色がみられるため，加熱が必要な際は酸性領域でできるだけ低温で処理する必要がある。

3.2　難消化性[4]

　(GlcN)$_3$ を人工消化液（唾液，胃酸，膵液，小腸粘膜酵素）による消化性試験に供した結果，

195

$(GlcN)_3$ はほとんど人工消化液による加水分解を受けず，難消化性のオリゴ糖であることが示された。

3.3　腸内細菌利用性[4]

COS-YS を用いて各種腸内細菌による資化性について検討した結果，キトサンオリゴ糖は全体に資化されにくく，*Lactobacillus* 属と *Clostridium* 属の一部に資化性を認めた。

4　生理機能

4.1　抗菌作用

キトサンオリゴ糖は，高分子のキトサンと同様，抗菌活性を有することが報告されている。Uchida らは，主に 4～6 糖を含むキトサンオリゴ糖が大腸菌などの細菌の増殖をほぼ抑制したが，主に 3～4 糖を含むものではその効果が認められなかったことから，重合度 5 以上のキトサンオリゴ糖に抗菌性があると報告[5]し，のちに，キトサンオリゴ糖においてもキトサン同様に遊離アミノ基が抗菌作用に重要な役割を果たしていると推測している[6]。このような抗菌作用はキトサンに比べると低いものの，水溶性と低粘性という点はキトサンよりも扱いやすく，実際に白菜の浅漬けの日持向上剤としての利用が報告されている[7]。

最近は，キトサンオリゴ糖の齲蝕原性細菌や成人性歯周炎原因菌に対する抗菌作用も報告され[8]，口腔内衛生分野への進出も期待される。

4.2　抗腫瘍作用

Suzuki らは，$(GlcN)_6$ が数種のマウス腫瘍細胞に対して増殖抑制効果を示すことを報告している[9]。また，Tokoro らは，腫瘍細胞移植マウスに対する静脈投与試験をおこない，$(GlcN)_6$ に腫瘍細胞の増殖抑制効果と転移抑制効果が認められたと報告している[10]。さらに，種々の検討から，キトサンオリゴ糖は，マイトジェン効果を示さず，マクロファージに作用して IL-1 及び IL-2 産生能を亢進し，腫瘍細胞障害性 T リンパ球を誘導して抗腫瘍作用を示すと考察している。

4.3　免疫賦活作用

平野らは，ウサギにキトサンオリゴ糖（2～8 糖）を 5 日間連続静脈注射すると，血清リゾチームが約 2 倍高くなり，生体防御機能が発現したと推定している[11]。また，キトサンオリゴ糖の免疫賦活作用は，免疫機能を調べる血液検査のひとつである NK 細胞活性評価によるヒトを対象に試験されている。梶本らは，被験者に対して飲食，睡眠などの行動，環境条件などを全て統制した上で，キトサンオリゴ糖混合物 1.0g またはプラセボを経口摂取させ，経時的に NK 細胞活性を測定している[12]。その結果，プラセボ摂取群およびキトサンオリゴ糖摂取群いずれにおいても NK 細胞活性の経時的な上昇を認めたが，キトサンオリゴ糖摂取群の投与 6 時間および 9 時間

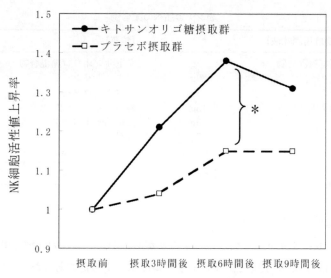

図2 キトサンオリゴ糖摂取後のNK細胞活性値上昇率
Mann-Whitney test：* p＜0.05

後における上昇率は，プラセボ摂取群の日内変動によると考えられる上昇率と比較して有意に高かった（図2）。以上の結果から，キトサンオリゴ糖の経口摂取が免疫賦活に有効であることが示唆された。

4.4 植物への作用

キトサンオリゴ糖は植物の種子の発芽時においてキチナーゼ活性を誘導し病害耐性を高める効果があることが報告されている[13,14]。また，最近では植物の花に散布することで，摘花剤としての効果が期待できることが発表されている[15]。人体や環境への負荷が少なく持続的に使用可能な農業用製剤としての応用利用が期待される。

4.5 その他の生理作用

キトサンオリゴ糖の機能として，血糖値低下作用[16]，肝機能改善作用[16]および抗酸化作用[17]など，興味深い生理活性が報告されている。

上記の生理作用の多くは，キトサンオリゴ糖の分子サイズと大きく関わっており，生理活性の発現には5～8程度およびそれ以上のオリゴ糖が強く関与しているようである。

5 安全性

以下に示す各種試験により，キトサンオリゴ糖の食品としての安全性が示されている。
Salmonella typhimurium TA-100，TA-98を用いたAmes試験の結果，変異原性は認められていない[4]。また，Wistar系ラットを用いた急性毒性試験では，COS-YS 5g/kg体重の単回経口

オリゴ糖の製法開発と食品への応用

表2　食品への配合例

【キュウリ浅漬け用調味液】		【錠菓】	
キトサンオリゴ糖混合物	5g	キトサンオリゴ糖混合物	200mg
食塩	30g	デキストリン	400mg
カツオ節エキス	8g	ココアパウダー	200mg
グルタミン酸ナトリウム	15g	砂糖	100mg
50％乳酸	6g	微結晶セルロース	490mg
アラニン	5g	香料	75mg
水	931g	ソーマチン2％製剤	35mg
計	1000g	計	1500mg/錠

投与で死亡例は認められなかった[4]。

　一方，多量の摂取により下痢を引き起こすことがあるが，一過性の下痢作用に対する，最大無作用量は，体重1kgあたり0.3gで，マルチトールに相当する量であった[4]。

6　応用

　キトサンオリゴ糖は，抗菌作用を利用した日持向上剤や，生理機能性を生かした健康食品分野で利用されている例が多い。

　キトサンオリゴ糖の抗菌性はキトサンに比べると低いものの，溶解性の高さと低粘度というメリットは，水分を多く含む食品への応用に有利である。例えば，浅漬けは流通過程での酵母や乳酸菌の増殖による調味液の濁りが問題になることがしばしばあるが，キトサンオリゴ糖を調味液に0.5％添加することによって保存性を上げることができる。

　健康食品分野では，キトサンとの組合せで錠剤やカプセルなどの形態に加工されている例が多いが，キトサンと違い微粉であることや水溶性であることを生かして一般加工食品など日常に取り入れやすい形態に加工することも可能である。このとき，キトサンオリゴ糖の独特の苦味は，ココア風味に調味することである程度マスキングが可能である。さらに甘味料にソーマチンを用いると後味の苦味のマスキングまで可能である。配合例を表2に示す。

7　今後の展望

　すでにキトサンについては様々な生理機能性が解明され，免疫賦活やダイエットを目的とした健康食品に配合され広く実用化されている。しかし，水に不溶なうえ繊維質なため微粉砕しにくく応用範囲が限られてきた。キトサンオリゴ糖は水溶性で，キトサンと異なる機能性が報告されていることから，キトサンを超える市場拡大が期待される。

第 21 章　キトサンオリゴ糖

文　　献

1) 坂井和男ほか，澱粉科学，**37**，79（1990）
2) M. Y. Lee *et al., Process Biochem.*, **34**, 493（1999）
3) 黒澤崇ほか，日本科学工学会誌，**52**，285（2005）
4) 食品新素材有効利用技術シリーズ No. 1　キチンオリゴ糖キトサンオリゴ糖，p. 7，社団法人菓子総合技術センター（1999）
5) Y. Uchida *et al.,* "*Proc. 4th Int. Conf. Chitin Chitosan.*" p. 373, Elservier Applied Science（1989）
6) 内田泰，キチン・キトサンハンドブック，p. 301，技報堂出版（1995）
7) 又平芳春，オリゴ糖の新知識，p. 272，食品化学新聞社（1998）
8) 藤原守，第 128 回日本歯科保存学会学術大会プログラムおよび講演抄録集，107（2008）
9) K. Suzuki *et al., Carbohydr. Res.*, **151**, 403（1986）
10) A. Tokoro *et al., Chem. Pharm. Bull.*, **36**, 784（1988）
11) S. Hirano *et al., Agric. Biol. Chem.*, **55**, 2623（1991）
12) 梶本修身ほか，日本臨床栄養学会雑誌，**21**，41（1999）
13) S. Hirano *et al.,* "*Proc. 4th Int. Conf. Chitin Chitosan.*" p. 743, Elservier Applied Science（1989）
14) T. Li *et al., Plant Physiol. Biochem.*, **33**, 599（1995）
15) 特許公開 2008-189593
16) 又平芳春，*Food Style 21*, **1**, 53（1997）
17) A. S. Chen *et al., Biol Pharm. Bull.*, **26**, 1326（2003）

第22章　シクロフラクタン

南条文雄*

1 はじめに

シクロフラクタン[1]は，重合度6～8のイヌロオリゴ糖が環状になった物質で，1989年にKawamuraらによって初めて見出された。その後，1991年にUchiyamaは，シクロフラクタン生成酵素を分離精製しCycloinulooligosaccharide Fructanotransferase (CFTase) と命名した。シクロフラクタンのうちシクロイヌロヘキサオース (CF_6) は，単結晶X線構造解析の結果，その分子内空洞は一方が塞がれたドーム状をしていることが分かっている。このため，同じ環状構造を有するシクロデキストリンとは異なる性質を示すのではないかと考えられ，食品分野での応用も期待されている。

2 構造

シクロフラクタンは，$\beta-(2\rightarrow1)$結合したフルクトース残基が6～8個連なった環状糖である。現在，6糖のシクロイヌロヘキサオース (CF_6)，7糖のシクロイヌロヘプタオース (CF_7)，および8糖のシクロイヌロオクタオース (CF_8) の存在が知られている。図1にCF_6の構造を示す。

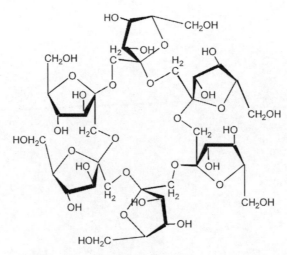

図1　シクロイヌロヘキサオース (CF_6) の構造

* Fumio Nanjo　三井農林㈱　食品総合研究所　所長

第 22 章　シクロフラクタン

3　製法[1~3]

　原料としては，チコリから得られるイヌリンやショ糖からイヌリン合成酵素によって作られるイヌリンなどを用いることができる。イヌリン溶液に微生物（*Bacillus circulans*, *Paenibacillus macerans*, *P. polymyxa*）の生産する Cycloinulo-oligosaccharide Fructanotransferase（CFTase）を作用させることによってシクロフラクタン（CF_6, CF_7, CF_8）を含有する混合物が得られる。さらに，この混合物をエキソおよびエンドイヌリナーゼ（例えば，フルクトザイム L，ノボザイム社製）で短時間処理することにより，シクロフラクタンを残存させたまま原料のイヌリンや直鎖のフラクトオリゴ糖，イヌロオリゴ糖を単糖（グルコース，フルクトース）まで分解することができる。シクロフラクタンは，上記のイヌリナーゼの作用を受けにくく短時間の処理では殆ど分解されないため，この方法によりシクロフラクタンと単糖の混合物が得られる。この混合物からシクロフラクタンを得るには，例えば混合物を活性炭カラムに供し，カラムを水で洗浄することによって単糖類を除去後，30~50 ％エタノール水溶液を用いて溶出すればシクロフラクタン画分が容易に得られる。さらに，この画分から個々のシクロフラクタン（CF_6, CF_7, CF_8）を得るには，ゲル濾過などのカラムクロマトグラフィーを用いて分離する。

　シクロフラクタンの分析は，高速液体クロマトグラフィー（HPLC）が用いられている。分析方法の例を下記に示す。

・分析方法 1

　カラム：MCI GEL CK04SS（三菱化学）

　移動相：蒸留水（60 ℃）

　カラム温度：60 ℃

　流速：0.3ml/min

　検出：示差屈折計（昭和電工）

・分析方法 2

　カラム：Shodex AsahiPak NH2P-504E（昭和電工）

　移動相：アセトニトリル：水 = 3：1

　カラム温度：室温

　流速：0.8ml/min

　検出：示差屈折計（昭和電工）

4　性質

　シクロフラクタンの物理化学的な性質[1,4]についての知見は少ない。シクロイヌロヘキサオース（CF_6）は，白色の結晶として得ることができ，その融点は 231~233 ℃，旋光度（20 ℃，水）は − 64.6 °である。CF_6 は，水には良く溶け，100ml の水には 120g 以上が溶解する。メタノール，

エタノールなどには不溶である。シクロフラクタンは，フラクトオリゴ糖やイヌロオリゴ糖と同様，酸により容易に加水分解される。アルカリ中では比較的安定である。また，シクロフラクタンは金属イオンを包接する性質を持っている。

5 安全性

シクロフラクタンは，食品添加物としての認可は得られていない。しかしながら，マウスを用いた単回投与試験では，5g/kgの投与においても死亡例は見出されていない（未発表データ）。今後，安全性が確保できれば，食品添加物としての使用は十分可能であると考えられる。

6 シクロフラクタンの生体調節機能

6.1 腸管IgA抗体産生促進作用[3]

我々は，BALB/cマウスに5％シクロフラクタンを含む食餌を6週間にわたり与え，シクロフラクタンを投与していない食餌を与えた対照群のマウスの糞中IgA抗体量を比較した。図2に両群の糞中IgA量の1週間毎の推移を示す。結果からわかるように，シクロフラクタン投与群では，投与1週間目から糞中IgA量が対照群と比較して有意に上昇し，試験最終週の6週目までその効果が持続することが分かった。さらに，混餌するシクロフラクタンの量を変えて糞中IgA量を測定した結果，糞中IgA量は5％のシクロフラクタン投与で1週間目から有意に増加するが，1％及び2.5％投与群では試験期間中（4週間）対照群と有意な差は見出されなかった。また，腸管内のIgA量を調べたところ，小腸においては対照群と有意な差は見出されなかったが，大腸ではシクロフラクタン投与群でIgA量が有意に増加することも見出されている。

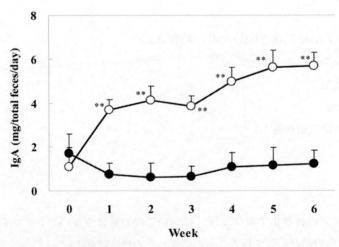

図2　腸管IgA産生に及ぼすシクロフラクタンの効果
○シクロフラクタン，●対照群　**$p < 0.01$

第22章　シクロフラクタン

表1　シクロフラクタンの体脂肪蓄積抑制効果

	副睾丸周囲脂肪 (g)	後腹膜脂肪 (g)	腎周囲脂肪 (g)	総腹腔内脂肪 (g)
対照群	2.6 ± 0.9	0.9 ± 0.1	2.3 ± 0.5	5.8 ± 1.3
シクロフラクタン	1.6 ± 0.7*	0.7 ± 0.2*	1.3 ± 0.4**	4.0 ± 1.4*

有意差　* $p < 0.05$，** $p < 0.01$

6.2　血中脂質改善作用[5]

　4週齢のSD系雄性ラットに高コレステロール高脂肪食を与え4週間飼育した。この食餌に5％シクロフラクタンを与え同様に飼育した。飼育終了後，両群の血中コレステロールと中性脂肪を測定した結果，両群でコレステロール値に有意差は見出されなかったものの，中性脂肪値は，対照群で149.8mg/dLであったのに対し，シクロフラクタン投与群では87.1mg/dLと有意に中性脂肪の上昇が抑制されていることが分かった。

6.3　体脂肪蓄積抑制作用[6]

　4週齢のSD系雄性ラットに高コレステロール高脂肪食を与え14日間飼育した。この食餌に5％シクロフラクタンを与え同様に飼育した。飼育終了後，両群のラットの後腹膜脂肪，副睾丸周囲脂肪及び腎周囲脂肪を採取しそれぞれの重量を測定した。その結果（表1），シクロフラクタン投与群の各部位の脂肪量及び総腹腔内脂肪量は対照群に比べ有意に抑制されていることが見出された。このことから，シクロフラクタンには，抗肥満作用があることが期待される。

7　食品への応用

7.1　苦渋味抑制作用[7]

　シクロフラクタンを茶カテキン類，カフェイン，クロロゲン酸，ナリンジン，没食子酸，ヘスペリジンなどの苦渋味成分に対しモル比で1：1〜1：3になるように添加し苦渋味抑制効果を官能検査で調べた。添加しない苦渋味成分だけの溶液では「苦渋味が感じられる」から「苦渋味がかなり感じられる」という評価であったが，シクロフラクタンを添加した溶液では，「苦渋味が少し感じられる」から「苦渋味をあまり感じない」という評価になり，明らかに成分の苦渋味が低減されていることが分かった。

7.2　鉄臭抑制作用[8]

　二価鉄は栄養強化のために良く利用されている成分であるが，鉄臭あるいは金属臭があるため飲食品に配合したときに風味を損なうということが問題である。クエン酸第一鉄ナトリウム，グルコン酸第一鉄，ピロリン酸第一鉄，硫酸第一鉄フマル酸第一鉄の二価鉄イオン20ppmに対しシクロフラクタンを25重量部添加し官能評価で鉄臭の感じ方を評価した。無添加の第一鉄溶液

では「鉄臭がやや強い」から「鉄臭がかなり強い」と評価されたのに対し，シクロフラクタン添加溶液では，「鉄臭がほとんどしない」という評価になり，二価鉄の鉄臭改善にシクロイヌロオリゴ糖が高い有効性を示すことが見出されている。

7.3 褐変抑制作用[9]

ポリフェノール含有飲料は，経時的にポリフェノールの酸化により褐変することが多い。そこで，シクロフラクタンをポリフェノール含有飲料である緑茶飲料，紅茶飲料，ウーロン茶飲料，アップルジュースに添加し褐変抑制効果を調べた。その結果，これらの飲料にシクロフラクタンを 0.1 ％以上の濃度で添加することにより対照飲料に比べ褐変が抑制できることが分かった。

8　おわりに

シクロフラクタンはオリゴ糖として生体調節機能を持つことが明らかになってきているだけでなく，食品の品質の向上に寄与できる作用も持つことから，食品へ応用できる可能性は極めて高いと考えられる。しかしながら，一方でシクロフラクタンの工業的生産については手がつけられておらず食品への利用が促進されていない大きな要因になっている。今後，シクロフラクタンの生産及び安全性が確保され，その利用が大きく進展することを期待したい。

文　　献

1)　川村，内山，澱粉科学，**39**，109–116（1992）
2)　Nanjo, F., Goto, K. *et al.*, *J. Appl. Glycosci.*, **55** (4), 217–224 (2008)
3)　Ishikawa, T. and Nanjo, F., *Biosci. Biotechnol. Biochem.*, **73** (3), 677–682（2009）
4)　鎌田　明，BIO INDUSTRY，**9**（11），654–659（1992）
5)　石川，南条　公開特許公報　特開 2008-69095
6)　石川，南条　公開特許公報　特開 2008-69094
7)　西岡，森ら，特許第 3902153 号
8)　西岡，森ら，特許第 3944116 号
9)　森，西岡ら，公開特許公報　特開 2006-67894

第23章　シクロデキストラン

舟根和美*

1　シクロデキストランの構造

　シクロデキストランはサイクロデキストランまたは環状イソマルトオリゴ糖（cycloisomaltooligosaccharide）とも呼ばれ，CI と省略される[1]。CI はグルコースが環状に連結した構造であるが，同じくグルコースから成る環状オリゴ糖であるシクロデキストリン（環状マルトオリゴ糖，CD と省略）[2]の結合様式が α-1,4 結合なのに対して CI は α-1,6 結合である。CI が発見されたのは 1993 年で，小熊らにより，デキストランを炭素源として培養すると菌体外に新規の環状オリゴ糖を生産する *Bacillus circulans* T-3040 株が分離された[1]。当初は，CI は 7〜9 個のグルコースから成るオリゴ糖型 CI，順にサイクロイソマルトヘプタオース（CI-7），サイクロイソマルトオクタオース（CI-8），サイクロイソマルトノナオース（CI-9）（数字はそれぞれ重合しているグルコースの数を表す）のみであると考えられていたが，後にグルコース 10 個以上が重合したメガロ糖型 CI（オリゴ糖を単糖が 2〜9 分子重合した糖と定義し，オリゴ糖と多糖の中間サイズである単糖が 10 分子以上重合している糖類が，1959 年にメガロ糖と定義された[3]）も生産されることが明らかになった[4]。現在のところ構造決定されている CI は，CI-7〜CI-17 までの 11 種類である[5]（図 1 参照）。

2　シクロデキストランの製造法

　CI は環状イソマルトオリゴ糖グルカノトランスフェラーゼ（cycloisomaltooligosaccharide glucanotransferase［EC 2.4.1.248］，CITase と省略される）によって，デキストランを基質とした分子内転移反応により生産される[6]。CITase はデキストランを炭素源として生産菌を培養した場合に生産誘導される酵素である[6]。現在知られている CITase は，*B. circulans* T-3040 株，*B. circulans* U155 株，および *Paenibacillus* sp. 598K 株由来のアクセション番号が順に DDBJ D61382，D88360，AB685169 の 3 種類である。CI の原料となるデキストランは，*Leuconostoc* 属菌などの乳酸菌によって生産される[7]。デキストラン生産菌は，ショ糖を炭素源として培養した場合に菌体外にデキストランスクラーゼを生産し，この酵素の働きでショ糖を加水分解してフルクトースを遊離すると同時にグルコースを α-1,6 結合で伸張することによって α-1,6 グルカン

＊　Kazumi Funane　㈱農業・食品産業技術総合研究機構　食品総合研究所　応用微生物研究領域　上席研究員　発酵細菌ユニット長

オリゴ糖の製法開発と食品への応用

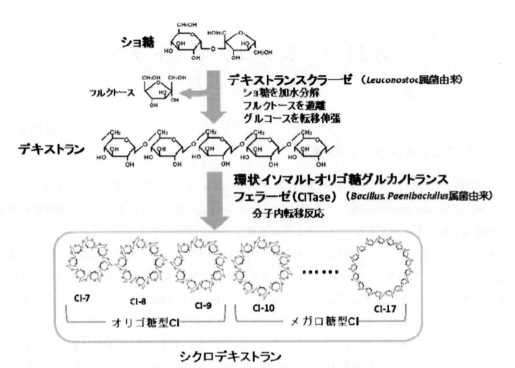

図1　ショ糖を原料としたシクロデキストランの生成経路

であるデキストランを合成する[7]（図1参照）。CI生産菌は，ショ糖からデキストランを生産することができないため，CIを生産するためには，ショ糖からデキストランを合成するデキストラン生産菌と，デキストランを原料としてCIを合成するCI生産菌の2種類の菌株，あるいはこれらの菌株が生産するデキストランスクラーゼとCITaseの2種類の酵素を必要とする。現在のCI生産法は，まずショ糖を含む培養液でデキストラン生産菌を培養し，ついで生産されたデキストランにCITase（あらかじめデキストランを加えた培地でCI生産菌を別途培養し，培養上清をCITaseとして用いる）を加えてCI生産を行い，ついでMF，UF，NF膜などで濾過してフルクトースや副産物の直鎖のイソマルトオリゴ糖などの余分な糖類やCITaseなどを取り除くと同時にCIを回収し，噴霧乾燥あるいは凍結乾燥する方法がとられている。このようにして生産されたCI製品はCI-7～CI-12までの含有量が15％程度である[8]。これをカラムクロマトグラフィーでさらに精製することによって純度の高いCI製品を得ることもできる。

現在のCI生産方法で最も時間・コスト的に問題になっているのはCI生産菌の増殖が遅く，CITase活性も低いことである。そのためにCI生産菌の育種が行われ，CITase生産量が野生型の約110倍に高められたG22-10変異株を得ることに成功したが[9]，増殖時間は短縮されず，十分な酵素量を得るためには3～4日菌体を培養する必要がある。

CITaseを大量に調製する方法としては，遺伝子組換え酵素を用いることも可能である。CITase遺伝子をpET系のプラスミドに挿入し，大腸菌中で発現させる方法は，CITaseに関する基礎研究に用いられてきた。最近，枯草菌宿主―ベクターシステムを用いてCITaseを生産す

ると同時に CI 生産を行う方法も報告された[10]。*B. circulans* T-3040 株由来の CITase 遺伝子 *cit* を *Bacillus amyloliquefaciens* 由来のα–amylase プロモーター（*PamyQ*）と *amyQ* シグナル配列の下流につなぎ，枯草菌発現ベクターpUB110 に導入し，アルカリプロテアーゼ（*aprE*）及び中性プロテアーゼ（*nprE*）欠損の *Bacillus subtilis* 168 株で発現した。この枯草菌は 2 日間の培養で上清に 1U/mL（1U は，デキストランを基質として 1 分間に CI-7，CI-8，CI-9 の合計量が 1μmol 生産する酵素量）の CITase を生産し，これは G22-10 変異株の 7.5 倍量であった。*cit* 発現ベクターを持つプロテアーゼ欠損 *B. subtilis* 168 株を 10 % dextran 40（GE ヘルスケア）を炭素源として培養した場合，48 時間で加えたデキストラン量の 17 ％が CI-7〜CI-12 に転換した。*B. circulans* G22-10 株は高濃度のデキストランで生育阻害が生じ，培地のデキストランの濃度は 2 ％程度までしか上げられないため，CI 生産量は枯草菌宿主—ベクター系を用いた場合の約 1/3 量が限度となる。この方法は枯草菌を培養するだけで CI を発酵生産できる簡便な方法でもあり，将来的に CI 工業生産に応用可能であると期待できる。

　以上はショ糖を原料とする CI 生産法であるが，ショ糖からデキストランを生産する段階でフルクトース部分が利用されずに廃棄されるため，原料からの転換効率が 50 ％を超えない。より効率の良い CI 生産法を開発することを目的として，グルコース原料から CI を生産する新たな生合成系を探索した結果，*B. circulans* T-3040 株を可溶性澱粉で培養した際に，菌体外にゆっくりと CI が蓄積されることが見いだされた[11]。CITase 活性は培養 2 日目から検出されたが，CI 生産が検出されはじめるのは培養 3 日目からで，デキストランで培養した場合よりも約 1 日遅かった。精製した CITase にはデンプンから CI を合成する活性がないことから，本菌株はまず，デンプンをデキストラン様の連続したα-1,6 グルコシド結合を持つグルカンに転換する酵素系が働き，このグルカンが CITase の基質となって CI を培地中に蓄積することが示唆された。澱粉をデキストラン様の糖質に転換する作用が知られる酵素としては *Acetobactor capsulatum* ATCC11894 および *Acetobactor viscosum* で発見されたデキストリンデキストラナーゼ（Dextrin dextranase, EC 2.4.1.2）がある[12]。T-3040 株がデキストリンデキストラナーゼを有するのか，あるいはその他のα-1,6 転移活性のある酵素が存在するかどうかについて明らかにするために，現在研究を進めている。

3　シクロデキストランの性質と機能

3.1　シクロデキストランの包接能

　CI は図 1 に示すように環状構造であるため末端基を持たない非還元性の糖質で，加熱，酸・アルカリにも強く安定である。また，水溶性が極めて高く，温度によらず等量以下の水に溶解する。これは，α–CD，β–CD，γ–CD の水溶性が常温で順に 14.5 ％，1.85 ％，23.2 ％である[13]のに比べて非常に高く，CD よりも高濃度での利用を可能にする。また，分子モデルから同じグルコース重合度の CD に比べて口径が大きく厚みが薄く，CD よりも分子のフレキシビリティーが

非常に高いことが予想されている。このような性質から発見当初からCIの包接能が注目され，CDでは包接できない大きな分子や不溶性の分子を可溶化する能力を有しているのではないかと期待されていた。しかし，オリゴ糖型CI（CI-7, CI-8, CI-9）を用いてフラーレンの可溶化あるいはビクトリアブルー，β-カロテン，パプリカオレジン，アナトー色素などの包接試験が行われたが，CDをしのぐ包接性は見いだされなかった[14]。CIのフレキシビリティーの高い構造が原因か，CDと比較すると分子を捕らえ保持する力が弱いと考えられた。ところが，メガロ糖型CIの発見後，CI-10, CI-11, CI-12についても包接能の検定が行われたところ，CI-10にCDをしのぐビクトリアブルー色素の安定化が見いだされた[4]。通常の条件ではビクトリアブルー色素はリン酸緩衝液中では不安定で，すみやかに褪色するが，CI（CI-7, CI-8, CI-9, CI-10, CI-11, CI-12），および，対照としてグルコース，またはサイクロデキストリン（α-CD，β-CD，γ-CD）を添加して褪色による吸光度の低下を測定したところ，無添加，グルコース添加，α-CD添加ではすみやかにほぼ完全に青色が褪色したのとは対照的に，CI-10を添加すると褪色が著しく遅れ，その安定化効果はβ-CD，γ-CDよりも顕著であった[4]。そのほか，イソフラボンの一種である水溶性の低いダイゼインやゲステインについて包接試験を行った結果，CI-10よりもCI-11およびCI-12に強い可溶化能が確認できた[15]。CI-10, CI-11, CI-12などのメガロ糖型CIは強い包接能を持つ高水溶性環状オリゴ糖としての応用が期待されている。しかし，残念ながら，現在知られているCITaseはオリゴ糖型CIを主として生産し，メガロ糖型のCIの生産量は少ない。そこで現在，CITaseを分子設計し，メガロ糖型CIの生産量を高めた変異型CITaseの作製を試み，これを用いた環状イソマルトメガロ糖の生産法の開発を目指しているところである。一方，オリゴ糖型CIについても側鎖を付加することで分子のフレキシビリティーを低下させると包接能が高まったとの報告もあり[14]，分岐型CIの開発も有効であると考えられる。

3.2 シクロデキストランの抗プラーク作用

図2に *Streptococcus mutans* や *Streptococcus sobrinus* などのヒトう蝕菌による虫歯の生成経路と，CIの歯垢形成阻害作用モデルを示す。う蝕菌が生産するグルカン合成酵素の作用で，ショ糖から非水溶性粘着性のグルカンが作られる。歯の表面に固着した不溶性グルカンに菌が付

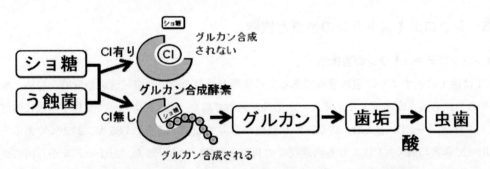

図2　虫歯の生成経路と，シクロデキストランによるグルカン合成阻害

第23章　シクロデキストラン

着増殖し，歯垢（プラーク）を形成する。付着したう蝕菌は乳酸を生成して歯の表面のエナメル質を脱灰し，虫歯が形成される。CI はグルカン合成酵素の働きを強く阻害することによって，歯垢の形成を抑制する作用（抗プラーク作用）がある[16]。

　小林ら[16]による *S. mutans* 菌のグルカン合成酵素を用いた *in vitro* の試験では，同じくグルカン合成酵素阻害があるとされるパラチノースが 50mM の濃度で不溶性グルカンの形成を約 7 ％しか阻害しなかったのに対し，CI-8 は 1/10 濃度の 5mM で約 75 ％阻害した。さらに，福島，今井ら[17]により，ショ糖の濃度 0.1〜10 ％で，0.1 ％（0.88mM）以上の濃度の CI-7 により顕著に人工プラーク形成が抑制されると報告された。また，ラットを用いた動物試験においても 0.1 ％濃度の CI を添加したう蝕誘発食（56 ％ショ糖含有）で飼育した *S. mutans* 感染ラットは CI 無添加飼料で飼育した同ラットのう蝕スコアより有意に低いという結果も報告されている[17]。分子量の違いによって CI のグルカン合成阻害作用に変化がみられるかどうか，CI-7〜CI-12 について *S. mutans* グルカン合成酵素の活性を pH5.5 および pH7.0 の条件で測定した。少なくとも CI-7 から CI-12 までは分子量にかかわらず，いずれの pH においても 0.2mM では 40〜60 ％程度，2mM では 70〜80 ％程度のグルカン合成阻害が検出された[4]。

　以上のように CI はショ糖の存在下でもグルカン合成を強く阻害する作用があり，ラットでの経口投与試験では実際にう蝕スコアが有意に下がった[17]。CI は代替甘味料として食品に利用されている非う蝕性の糖類とは異なり甘味はないが，砂糖が存在しても歯垢をできにくくするという優れた特徴がある。この特徴を利用した食品として，最近 CI を添加した甘味料などが実用化され，さらに新しい商品開発も行われている。今後，歯垢予防作用に加えて包接作用についても研究開発が進めば，様々な用途が広がるものと期待される。

　本研究開発は，沖縄産学官共同研究推進事業，生研センターイノベーション創出事業，戦略的基盤技術高度化事業他の支援のもとで行われました。

文　　献

1)　T. Oguma, T. Horiuchi, M. Kobayashi: Novel cycloisomaltooligosaccharides, from *Bacillus* sp. T-3040 culture. *Biosci. Biotechnol. Biochem.*, **57**, 1225-1227（1993）

2)　E. B. Tilden and C. S. Hudson: Conversion of starch to crystalline dextrins by the action of a new type of amylase separated from cultures of *Aerobacillus macerans*. *J. Am. Chem. Soc.*, **61**, 2900-2902（1939）

3)　J. A. Thoma, H. B. Wright, D. French: Partition chromatography of homologous saccharides on cellulose columns. *Arch. Biochem. Biophys.*, **85**, 452-460（1959）

4)　K. Funane, K. Terasawa, Y. Mizuno, H. Ono, T. Miyagi, S. Gibu, T. Tokashiki, Y.

Kawabata, Y. M. Kim, A. Kimura, M. Kobayashi: A novel cyclic isomaltooligosaccharide (cycloisomaltodecaose, CI-10) produced by *Bacillus circulans* T-3040 displays remarkable inclusion ability compared with cyclodextrins. *J. Biotechnol.*, **130**, 188–192 (2007)

5) K. Funane, K. Terasawa, Y. Mizuno, H. Ono, S. Gibu, T. Tokashiki, Y. Kawabata, Y. M. Kim, A. Kimura, M. Kobayashi: Novel bacteria for producing large cyclic isomaltooligosaccharides. *Biosci. Biotechnol. Biochem.*, **72**, 3277–3280 (2008)

6) T. Oguma, K. Tobe, M. Kobayashi: Purification and properties of a novel enzyme from *Bacillus* spp. T-3040, which catalyzes the conversion of dextran to cyclic isomaltooligosaccharides, *FEBS Lett.*, **345**, 135–138 (1994)

7) R. L. Sidebotham: Dextrans. *Adv. Carbohydr. Chem. Biochem.*, **30**, 371–444 (1974)

8) 宮城貞夫：抗う蝕性サイクロデキストラン混合甘味食品の開発，砂糖類情報，**180**，1-4 (2011)

9) 川端康之，北尾悟，舟根和美，渡嘉敷唯章，儀部茂八，宮城貞夫：ニトロソグアニジン変異およびストレプトマイシン耐性変異による環状イソマルトオリゴ糖合成酵素（CITase）生産菌 *Bacillus circulans* の育種，食品・臨床栄養，**1**，43-48 (2006)

10) Y. Kawabata, K. Kimura, K. Funane: Extracellular production of cycloisomaltooligosaccharide glucanotransferase and cyclodextran by a protease-deficient *Bacillus subtilis* host-vector system. *Appl. Microbiol. Biotechnol.*, doi: 10.1007/s00253-011 -3671-y (2011)

11) 舟根和美，川端康之，鈴木龍一郎，藤本瑞，北岡本光，木村淳夫，小林幹彦：環状イソマルトオリゴ糖グルカノトランスフェラーゼの分子解析と *Bacillus circulans* T-3040 株における環状イソマルトオリゴ糖の新規な生合成経路の発見，応用糖質科学，**1**，179-185 (2011)

12) E. J. Hehre: Enzymic synthesis of polysaccharides: a biological type of polymerization. *Adv. Enzymol. Relat. Subj. Biochem.*, **11**. 297–337 (1951)

13) 北畑寿美雄：糖質の科学，新家龍，南浦能至，北畑寿美雄，大西正健編，朝倉書店，2000，pp. 79-81

14) T. Oguma, H. Kawamoto, Production of cyclodextran and its application: *Trends Glycosci. Glycotechnol.*, **15**, 91–99 (2003)

15) 舟根和美：微生物酵素による高機能オリゴ糖の生産と応用（サイクロデキストラン合成酵素の構造とメカニズムの解析，および構造・利用技術開発），食糧，**48**，45-61 (2010)

16) M. Kobayashi, K. Funane, T. Oguma: Inhibition of dextran and mutan synthesis by cycloisomaltooligosaccharides. *Biosci. Biotechnol. Biochem.*, **59**, 1861-1865 (1995)

17) 福島和雄，今井奨，GTF 阻害剤，う蝕細菌の分子生物学，クインテッセンス出版社，pp. 210-225 (1997)

第24章　アルギン酸オリゴ糖

松原保仁*

1　アルギン酸

　アルギン酸は，褐藻の細胞壁及び細胞間に充填物質として存在する多糖であり，褐藻の乾燥重量の約30％を占める場合がある。アメリカ西海岸では *Macrocystis* 属，北ヨーロッパでは *Laminaria* 属と *Ascophyllum* 属の褐藻類からアルギン酸が抽出されており，全世界で年間に約35,000トンのアルギン酸が工業的に生産されている。

　図1（A）に示すように，褐藻由来のアルギン酸は2種類のウロン酸，すなわちβ-d-マンヌロン酸（以下Mと表記する）とMのC5位立体異性体であるα-l-グルロン酸（以下Gと表記する）が（1-4）-結合した直鎖状の酸性多糖である。アルギン酸分子中にはGが連なったポリα-l-グルロン酸部位（以下PG表記する）とMが連なったポリβ-d-マンヌロン酸部位（以下PMと表記する），そしてMとGがランダムに連なった部位（以下MGと表記する）が混在している（Haug *et al.*, 1967）[1]。あるグラム陰性細菌 *Pseudomonads aeruginosa*（Linker and Jones, 1966）[2]，*Azotobacter vinelandii*（Larsen and Haug, 1971）[3]は菌体外にアルギン酸を分泌し，細菌由来のアルギン酸はMの2位及びまたは3位が*O*-アセチル化されていることが知られている（Davidson *et al.*, 1977；Skjak-Braek *et al.*, 1985）[4,5]。

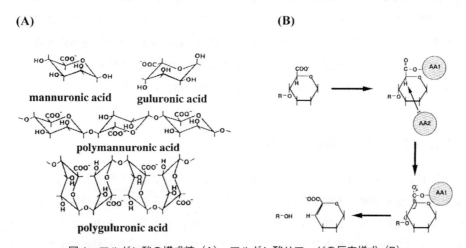

図1　アルギン酸の構成糖（A），アルギン酸リアーゼの反応様式（B）
（B）AA1，AA2はアルギン酸リアーゼの活性中心のアミノ酸残基を示している。

＊　Yasuhito Matsubara　香川県産業技術センター　食品研究所　主任研究員

2 アルギン酸リアーゼ

図1（B）に示すように，アルギン酸を分解する酵素，アルギン酸リアーゼは，酵素反応により基質の非還元末端に 4-deoxy-*erythro*-hex-4-enopyranuronosyl 基を生じる β 脱離酵素であり（Gacesa, 1987）[6]，その分解産物は非還元末端の C4-C5 間に二重結合を有する。

現在，アルギン酸リアーゼはその基質特異性から 4 種類に大別できる。すなわち，PM に特異的に作用する poly（β-d-mannuronate）lyase［EC 4.2.2.3］（以下 PM lyase と表記する），PG に特異的に作用する poly（α-l-guluronate）lyase［EC 4.2.2.11］（以下 PG lyase と表記する），PM と PG 両方に作用する酵素（Kamo *et al.*, 1994；Sawabe *et al.*, 1997；Iwamoto *et al.*, 2001）[7~9]，アセチル化アルギン酸に特異的に作用する酵素が存在し，その作用機作は主にアルギン酸をランダムに分解するエンド型である。

PM lyase の代表的なものとして，サザエ中腸線由来の PM lyase（Muramatsu, 1979）[10]，アワビ（*Haliotis tuberculata*）由来の酵素（Heyraud *et al.*, 1996）[11]があげられる。

一方，PG lyase は，海洋性細菌 *Vibrio* sp. 由来の菌体外 PG lyase（Takeshita *et al.*, 1993）[12]，*Enterobacter cloacae* M-1 株由来の菌体内 PG lyase（Shimokawa *et al.*, 1996）[13]，*Corynebacterium* sp. ALY-1 株由来の菌体外 PG lyase（Matsubara *et al.*, 1998）[14]があげられる。

PG と PM の両方に作用するアルギン酸リアーゼは，主に海洋性細菌によって産生され，*Pseudoalteromonas elyakovii*（Sawabe *et al.*, 1992）[15]，*Alteromonas macleodii*（Kamo *et al.*, 1994）[16]，*Alteromonas* sp. No.1786 株（高原ら，1996）[17]，*Pseudoalteromonas* sp. No.272 株（Iwamoto *et al.*, 2001）[18]の菌体外酵素があげられる。市販の酵素剤では，ナガセケムテックス㈱の *Sphingobacterium multivorum* 由来の菌体外アルギン酸リアーゼが入手可能である。

更に，細菌（*Pseudomonads aeruginosa*）が分泌するアセチル化アルギン酸に特異的に作用するアセチル化アルギン酸リアーゼについては，*Sphingomonas* sp. A1 株の菌体内酵素について詳細な研究が行われており，褐藻由来のアルギン酸に作用する A1-Ⅱ酵素，アセチル化アルギン酸に特異的な A1-Ⅲ酵素の X 線結晶構造解析による反応機構の解明が行われている[19, 20]。

3 アルギン酸オリゴ糖の製造方法

アルギン酸を分解する方法としては，塩酸，硫酸などの酸で加水分解する方法とアルギン酸リアーゼを用いた酵素分解の方法がある。場合によっては，両者を併用する場合もある。

本稿では，市販のアルギン酸リアーゼ S（ナガセケムテックス㈱）を用いてアルギン酸または昆布からアルギン酸オリゴ糖を調製する方法について紹介する。市販の超低粘度アルギン酸ナトリウム 50g（SKAT-ULV ㈱キミカ）を精製水 1000ml に溶解し，50mg の市販アルギン酸リアーゼ粉末（4,000U）を添加して 40℃，8~24 時間撹拌を行った。昆布を用いる場合は，昆布 50g を 10g の炭酸ナトリウムを含む溶液中（1000ml）で溶解し，中和した後，遠心分離により不溶

第24章　アルギン酸オリゴ糖

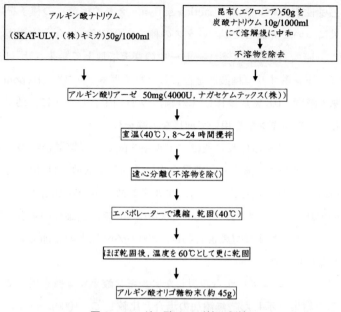

図2　アルギン酸オリゴ糖の製法

アルギン酸リアーゼ活性は，0.2％アルギン酸ナトリウムを含む50mMリン酸ナトリウム緩衝液（pH6.3）2.0mlに酵素液10μlを添加して，30℃で1分間反応を行った。活性の定義は，235nmにおける吸光度が1分間に0.1増加する酵素量を1単位（U）と定義した。

物を除去した後，上記と同様に酵素を添加して反応を行った。分解反応後，遠心分離により不溶物を除去し，エバポレーターで濃縮乾固（40℃）した。更に60℃で乾固して約45gのアルギン酸オリゴ糖粉末を回収した（図2）。

2糖から7糖のアルギン酸オリゴ糖の調製は，溶離液として生理食塩水（0.85％NaCl）を使用したBio-Gel P-4（Bio-Rad）カラムクロマトグラフィー（カラム：5.0×93cm）によって重合度別に分画した後，蒸留水を用いたBio-Gel P-2カラムクロマトグラフィー（カラム：2.6×95cm）でリン酸塩と食塩を除去して，凍結乾燥粉末として回収した。

4　アルギン酸オリゴ糖の植物成長促進作用

アルギン酸オリゴ糖の機能性評価と応用については，明治製菓（現在，明治）によってアルギン酸オリゴ糖の工業的な生産方法と植物に対する成長促進剤の開発が行われ，Natsumeら（1994）[17]やTomodaら（1994）[18]が大麦幼根の成長促進効果を報告している。Yonemotoら（1993）[19]は小松菜の成長促進にアルギン酸の酵素分解物が有効であることを報告している。ニンジン，イネにおいては，PG由来のGオリゴマーがPM由来のMオリゴマーよりも促進効果が高いことも報告されている（Xu Xu *et al.*, 2003）[20]。

オリゴ糖の製法開発と食品への応用

筆者らも薬剤感受性が高いレタス（Lactica sativa, タキイ種苗）の種子を用いて，レタス幼根の成長促進効果について評価した[21]。レタスの種子を 0.05 %（v/v）次亜塩素酸ナトリウムで 30 分間表面殺菌し，暗所（室温）でシャーレー中の寒天培地上で発芽させ（16 時間），これを 0 〜3000 µg/ml のアルギン酸オリゴ糖濃度を含有したハイポネックス®（Hyponex, Japan）溶液を含む寒天培地（寒天濃度：0.8 %）に移し（50 個），7 日間生育した後に，幼根の伸長度を測定した。対照試験として，アルギン酸を用いて同様な実験を行った。

図 3（A, B）にレタス幼根の伸長に及ぼすアルギン酸オリゴ糖混合物の効果を示した。無添加の場合に比較して，アルギン酸オリゴ糖混合物を添加した培地では幼根は顕著に伸長し，200 µg/ml 以上の添加で約 2 倍となった。一方，アルギン酸のみを添加した場合，200〜800 µg/ml の範囲では若干の増加は認められたが，800〜3000 µg/ml では無添加の場合と同様な伸長度であった。これより，アルギン酸オリゴ糖混合物は，200 µg/ml 以上の添加でレタス幼根を伸長する効果があることが認められた。

図 3（C）に昆布（エクロニア）から調製したアルギン酸オリゴ糖を用いてレタス発芽率に対する影響を検討した結果を示した。無添加の場合と比較して，1000 µg/ml のアルギン酸オリゴ糖の添加によってレタスの発芽率が高まることが確認できた。

このように，アルギン酸オリゴ糖は，ある種の高等植物に対して幼根の成長促進効果を有してい

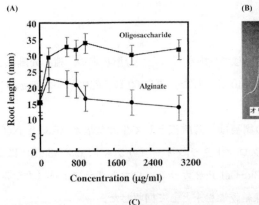
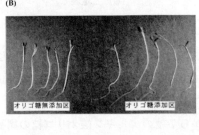
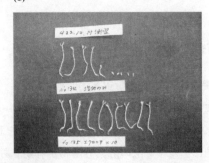

図 3　アルギン酸オリゴ糖を用いたレタスの幼根の成長試験（A），レタス幼根の伸長比較（B），レタス種子の発芽率の比較（C）*
＊　増田化学工業㈱宮脇氏より提供

第 24 章　アルギン酸オリゴ糖

ると報告されているが，これらのメカニズムの解明については今後の研究にかかるところである。

5　アルギン酸オリゴ糖の機能性と食品への利用について

　現在，アルギン酸オリゴ糖に関連する特許は，約 30 件ほど出願公開されており，農業，医薬品，医薬部外品，食品などの分野で様々な応用例が報告されている（表 1）。明治製菓の研究グルー

表 1　アルギン酸オリゴ糖に関する特許文献

発明の名称	公開特許公報	出願人
ヘアワックス	特開 2011-251929	中野製薬
脂肪排泄促進剤	特開 2010-47509	北海道大学
血中中性脂肪上昇抑制剤	特開 2009-126856	ファンケル
毛髪化粧料	特開 2009-51804	山栄化学
ヒアルロン酸産生促進剤	特開 2008-105985	日華化学
コラーゲン産生促進剤	特開 2008-105984	
繊維芽細胞増殖促進剤	特開 2008-105983	
メラニン合成促進剤	特開 2007-8888	
炎症後色素沈着の予防・改善剤	特開 2007-204449	ピアス
筋肉タンパク質の水溶化方法と水溶性糖付加筋肉タンパク質	特開 2003-169634	北海道ティー・エル・オー
抗高血圧関連摂取物	特開 2002-272420	マルハニチロ食品
血管内皮増殖促進剤	特開平 11-43439	
育毛剤	特開平 10-203930	
上皮細胞培養用培地	特開平 10-191968	
循環器系疾患予防治療剤	特開平 9-235234	
皮膚潰瘍治療剤	特開平 9-194378	
ヒト表皮角化細胞賦活剤	特開平 8-81378	
静菌作用有するアルギン酸オリゴ糖	特開平 5-252970	
果樹の栽培方法	特開平 10-66449	明治製菓
菌根菌の感染率向上方法	特開平 9-241112	
VA 菌根菌の培養方法	特開平 9-224647	
蘭の栽培方法および栽培増強剤	特開平 8-198721	
肥効促進材	特開平 8-12479	
農作物の耐凍性向上方法	特開平 7-274725	
水稲及び園芸用育苗培土	特開平 6-125643	
アルギン酸オリゴ糖の製造方法	特開昭 63-214192	

オリゴ糖の製法開発と食品への応用

プは，*Alteromonas macleodii* 由来の菌体外アルギン酸リアーゼを用いてアルギン酸オリゴ糖の工業的な製法を開発して，蘭の生育期間の短縮，開花株の歩留まり向上，根鉢の形成向，農作物の耐凍性向上など，農業分野における植物の成長促進効果について研究を行ってきた。

マルハ（現在，マルハニチロ食品）は，ヒト表皮角化細胞の増殖活性の向上，上皮細胞の安定な培養，皮膚潰瘍治療剤，育毛剤，血管内皮増殖促進剤，抗高血圧関連摂取物への応用など医薬品分野を中心に研究開発を行ってきた。北海道 TLO は，魚肉をソルビトール溶液に懸濁し，アルギン酸オリゴ糖を加えて凍結乾燥することで不溶性の魚肉タンパク質が水溶性にできることを明らかにし，食品への応用を報告している。

現在，低分子アルギン酸がコレステロールの蓄積と排泄を促進する効果があることから，特定保健用食品として認定されている飲料が発売されているが，アルギン酸オリゴ糖を添加した食品は，市場では認められない。今後の生化学的な研究によってアルギン酸オリゴ糖の食品への利用用途が開拓されることを望むものである。

文　　献

1) Haug, A. Larsen, B. and Smidsrφd, O., *Acta Chem. Scand.*, **21**, 691-704（1967）

2) Linker, A. and Jones, R. S., *J. Biol. Chem.*, **241**, 3845-3851（1966）

3) Larsen, B. and Haug, A., *Carbohydr. Res.*, **17**, 287-296（1971）

4) Davidson, J. W., Lawson, C. J., and Sutherland, I. W., *J. Gen. Microbiol.*, **98**, 603-606（1977）

5) Skjak-Braek, G., Larsen, B. and Grasdalen, H., *Carbohydr. Res.*, **145**, 169-174（1985）

6) Gacesa, P., *FEBS Lett.*, **212**, 199-202（1987）

7) Muramatsu, T., *Agric. Biol. Chem.*, **43**, 2611-2612（1979）

8) Heyraud, A., Colin-Morel, P., Girond, S., Richard, C. and Kloareg, B., *Carbohyd. Res.*, **289**, 11-23（1996）

9) Takeshita, S., Sato, N., Igarashi, M. and Muramatsu, T., *Biosci. Biotech. Biochem.*, **57**, 1125-1128（1993）

10) Shimokawa, T., Yoshida, S., Takeuchi, T., Murata, K., Ishii, T. and Kusakabe, I., *Biosci. Biotech. Biochem.*, **60**, 1532-1534（1996）

11) Matsubara, Y., Kawada, R., Iwasaki, K., Oda, T. and Muramatsu, T., *J. Protein. Chem.*, **17**, 29-36（1998）

12) Sawabe, T., Ohtsuka, M. and Ezura, Y., *Carbohyd. Res.*, **304**, 69-76（1997）

13) Kamo, Y. Hirayama, M. and Adachi, T., *Science Report of Meiji Seika Kaisha*, **33**, 32-36（1994）

14) Iwamoto, Y., Araki, R., Iriyama, K., Oda, T., Fukuda, H., Hayashida, S. and Muramatsu, T., *Biosci. Biotech. Biochem.*, **65**, 133-142（2001）

15) Yoon, H., Mikami, B., Hashimoto, W. and Murata, K., *J. Mol. Biol.*, **290**, 505-514（1999）

第24章　アルギン酸オリゴ糖

16) Yoon, H., Hashimoto, W., Katsuya, Y., Mezaki, Y., Murata, K. and Mikami, B., *Biochemica et Biophysica Acta,* **1476**, 382–385（2000）

17) Natsume, M., Kamo, Y., Hirayama, M. and Adachi, T., *Carbohyd. Res.,* **258**, 187–197（1994）

18) Tomoda, Y., Umemura, K. and Adachi, T., *Biosci. Biotech. Biochem.,* **58**, 202–203（1994）

19) Yonemoto, Y., Tanaka, H., Yamashita, T., Kitabatake, N., Ishida, Y., Kimura, A. and Murata, K., *J. Ferment. Bioeng.,* **75**, 68–70（1993）

20) Xu Xu, Iwamoto, Y., Kitamura, Y., ODA, T. and Muramatsu, T., *Biosci. Biotech. Biochem.,* **67**, 2022–2025（2003）

21) Iwasaki, K. and Matsubara, Y., *Biosci. Biotech. Biochem.,* **64**, 1067–1070（2000）

第25章 リン酸化オリゴ糖カルシウム

釜阪 寛*

1 リン酸化オリゴ糖カルシウムの調製方法

種々の澱粉のうち地下茎に蓄えられる澱粉の多くには，量の違いはあるものの，そのアミロペクチンの一部にリン酸がエステル結合していることが知られていた。特に馬鈴薯澱粉中のリン酸含量は，他の澱粉と比較して高く，60-70％のリン酸基はグルコース残基のC-6位に結合しており，残りはほとんどC-3位に結合している[1~3]。

馬鈴薯澱粉の酵素分解によりブドウ糖や異性化糖を製造する工程において，リン酸基が結合したグルコース残基周辺のグリコシド結合は酵素による加水分解作用を受けにくいため，リン酸基が結合したグルコース残基を中心とする平均重合度4のオリゴ糖画分（＝リン酸化オリゴ糖）が未消化部分として得られる[4]。このオリゴ糖画分をカルシウム塩として回収・精製したものがリン酸化オリゴ糖カルシウム（POs-Ca；Phosphoryl Oligosaccharides of Calcium）である。分子内にリン酸基を1個有するオリゴ糖画分が主成分であり，2個有する画分がマイナー画分として得られる。図1にPOs-Caの主成分の構造を示す[4,5]。

POs-Caは，カルシウム含有率の違いによりポスカ45，ポスカ35およびポスカ25の3グレー

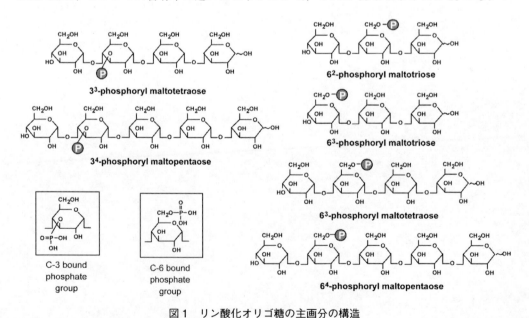

図1 リン酸化オリゴ糖の主画分の構造

---

* Hiroshi Kamasaka　江崎グリコ㈱　健康科学研究所　マネージャー

第25章　リン酸化オリゴ糖カルシウム

ドがあり，カルシウム含量はそれぞれ4.5％，3.5％および2.5％である。ポスカ45，ポスカ35およびポスカ25のPOs-Ca含有率はそれぞれ90％，70％および50％である。ポスカは僅かに馬鈴薯臭を有する白色粉末であり，若干の塩味と苦味を有している。現在，王子コーンスターチ㈱の協力を得て，異性化糖製造時の副産物から生産している食品扱いの新規な機能性素材である。

　はじめに，高温下でのポスカ45のpHに対する安定性を調べた（表1）。ポスカ45の2％水溶液をpH1.0～9.0に調整し，70℃または100℃で1時間保持した後，無機リン酸を定量し，POs-Caのリン酸エステル結合の分解度からポスカ45の残存率を算出した。結果，いずれの条件でも残存率が99％以上であることを確認した。次に各温度での安定性に関して調べた。ポスカ45の2％水溶液を用いて各温度で1時間処理したのち，ポスカ45の残存率を算出した。結果，120℃で加圧条件下では残存率が約85％で15％程度の脱リン酸化が観察されたが，100℃までは安定であることを確認した。

表1　POs-Ca（ポスカ45）のpH（a）および熱安定性（b）

(a)

pH	残存結合リン率（％）	
	70℃	100℃
1.0	99.6	99.8
2.0	99.6	99.7
3.0	99.6	99.8
4.0	100.0	99.8
5.0	100.0	99.9
6.0	100.0	99.9
7.0	100.0	100.0
8.0	100.0	100.0
9.0	100.0	100.0

(b)

処理温度（℃）	残存結合リン率（％）
未処理	100.0
60	100.0
80	100.0
100	100.0
120	86.9

2 POs-Ca の安全性

POs-Ca は馬鈴薯澱粉が原料であるため，食経験を有する安全な食品素材である。しかしながら，POs-Ca の各種の安全性試験を下記のように実施し，問題がないことを確認した。

(1) 単回経口投与毒性試験：2000mg/kg 投与（ラット）で毒性は認められなかった。

(2) 復帰突然変異試験：変異原性は認められなかった。

(3) 染色体以上試験：異常誘発性は認められなかった。

(4) 90 日間反復投与毒性試験：1000mg/kg 投与（ラット）で毒性は認められなかった。

また，ヒトにおける POs-Ca の過剰摂取試験を実施した結果でも問題ないことも確認した[6]。

3 カルシウム素材としての POs-Ca

カルシウムの生体での役割は，骨や歯の主要な構成成分であるばかりでなく，筋肉の収縮や弛緩，血液の線溶・凝固，消化管での消化・吸収，薬物作用の発現，種々のホルモンの分泌やホルモンの作用発現，多種の酵素活性の発現，受容体の作動，分子構造の安定化など，生物の恒常性維持上，重要な働きを担っている。一方，カルシウムの 99 % は骨や歯に局在しており，血液や体液中にあるのはわずか 1 % 程度である。その血液のカルシウム濃度は 8.5〜10.0mg/dL の狭い範囲で厳密に調節されている。その濃度が低下した時には，即時にカルシウムを血液に供給する必要がある。骨は，体躯を支えることと，カルシウム貯蔵庫という 2 つの役割を果たすことで，生物が陸上生物へと進化する過程で合理的な機能を果たすように進化した。

厚生労働省の「国民健康・栄養調査」の結果（平成 21 年実施）によれば，国民一人あたりが一日に摂取するカルシウムの平均摂取量は 512mg であり，世代別にカルシウムの摂取量をみても男女ともにほぼすべての世代において所要量（第六次改定「日本人の栄養所要量」による）を下回っている。よって，食品に摂取し易いカルシウムを添加できる素材が求められている。

食品に一般的に使用されるカルシウム素材を表 2 に示した。「食品扱い」と「食品添加物扱い」の素材に分けて表示した。食品添加物扱いの素材では，塩化カルシウム以外は水に対する溶解度が低く，さらに，使用量が 1 % 以下に制限されている。一方，これまでの食品素材扱いの素材はその使用量制限がないものの，カルシウム含量と溶解度の高さの両方を高レベルで満たすものは見当たらない。しかし，ポスカ 45 のカルシウム含量は 4.5 % と比較的高く，かつ水溶性が 70 % 以上である。すなわちポスカは「食品扱い」で「カルシウム高含有」であり，かつ「高水溶性」であるという 3 つの条件を満たす素材であった。そこで，POs-Ca の食品でのカルシウム強化用途について以下の検討を行った。

3.1 POs-Ca の生体利用性

リン酸化オリゴ糖のリン酸基は様々な陽イオンと安定した複合体を形成することができる。特

第 25 章　リン酸化オリゴ糖カルシウム

表2　食品に利用されるカルシウム素材の例

(mg/100mL)	カルシウム含量（％）	常温の溶解度
食品扱い（使用量制限なし）		
ポスカ 45	4.5	＞70
CPP Ⅰ	1.5	20
CPP Ⅱ	0.05*	＜1*
CPP Ⅲ	5.0*	20*
乳清カルシウム（例）	18	—
食品添加物扱い（カルシウムとして1％以下）		
塩化カルシウム（無水物）	36	42.5
乳酸カルシウム（5水和物）	13	5.0
グルコン酸カルシウム	9	3.0
炭酸カルシウム	40	0.0014
リン酸1水素カルシウム（2水和物）	23	1.89

*：自社測定値

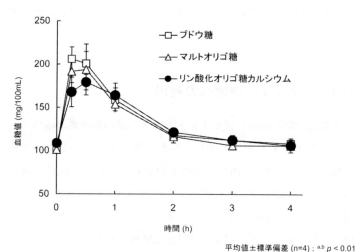

平均値±標準偏差 (n=4)：a,b $p < 0.01$

図2　ラットに各種糖質を投与した時の血糖値の変動

にカルシウムイオン，マグネシウムイオン，鉄イオンとの親和性は高い。このため，無機リン酸が共存する中性条件下でもカルシウムと無機リン酸の沈澱形成を抑制し，カルシウムの水溶性を高く保持することができることが解った[7]。次に，POs-Ca の消化性について検討した。経口投与したときの血糖値の変動を POs-Ca の消化性の指標として検討した。その結果，POs-Ca をラットに経口投与したときの血糖値の応答は対照に使用したマルトオリゴ糖（テトラップ®H）やブドウ糖より，最高値は低値であるものの，POs-Ca は易消化性であることが確認された（図2）。同時に血中カルシウム濃度を測定したところ，POs-Ca 群では，血糖値の応答と同じように正常

オリゴ糖の製法開発と食品への応用

範囲内で一過性の有意な上昇が確認され，POs-Ca 由来のカルシウムは速やかに取り込まれることが明らかになった[8]。

3.2 POs-Ca 由来カルシウムの腸管吸収性

POs-Ca は非常に水溶性に優れたカルシウム素材であるので，腸管からの高い吸収性が期待された。そこでラットに空腸上部に作成した長さ 10 cm の二重結紮ループを用い，POs-Ca と各種カルシウムとの in situ 腸管吸収性を比較検討した。まず，POs-Ca と食品添加物の水溶性カルシウム化合物（塩化カルシウムおよび乳酸カルシウム），および不溶性カルシウム化合物（炭酸カルシウムおよびリン酸一水素カルシウム）との腸管吸収性を検討した。結果，不溶性カルシウムと比較すると，POs-Ca 由来カルシウムの吸収率は有意に高値を示し，POs-Ca 由来カルシウムの腸管吸収性が優れていることが確認された。ただし，水溶性カルシウム化合物との比較では吸収性は同等であった[8]。

また，不溶性カルシウムと POs-Ca の併用効果について検討した。不溶性カルシウムとして乳清カルシウム（WMC）を用いた。結果，試料中のカルシウムの 50 ％を POs-Ca 由来のカルシウムに置換したときのカルシウム吸収率は乳清カルシウム単独に対して有意に高値であった[8]。つまり，食品に不溶性カルシウムと POs-Ca を併用すると，全体のカルシウム吸収率が向上することが考えられた。

4　POs-Ca のオーラルケア用途への利用

ヒトの歯はエナメル質，象牙質およびセメント質の 3 種類の硬組織と歯髄からできている。エナメル質はハイドロキシアパタイト（HAp）といわれるカルシウムとリン酸からなる結晶で，人体で最も硬い組織である。HAp 結晶は，歯の表面に対して垂直方向に規則正しく並んだ直径 3-5 μm のエナメル小柱（crystallite）を形成している[9, 10]。ちなみに骨も HAp を含んでいるが，その割合は 65 ％程度であり，残りはコラーゲンなどのタンパク質である。結晶の配向性もエナメル質に比べて低い。むし歯（う蝕）はこの HAp を構成するカルシウムとリン酸が酸によって溶け出した状態である。むし歯は感染症であり，口の中のミュータンス連鎖球菌など細菌が食べ物に含まれる糖を餌に酸を発生させ，その酸が歯を溶かす（脱灰）。つまり，歯表面への細菌の付着，プラーク形成および細菌の代謝産物である有機酸による歯の侵襲，という過程を経て発症する感染性疾患であり[11]，歯周病と並んでヒトが歯を喪失する主要な原因とされている。

むし歯には「初期う蝕（初期むし歯）」と「う窩形成う蝕」の 2 種類があり，後者は歯の表面に穴があいた状態で，いわゆる「むし歯」を指し，治療の対象となる。一方「初期う蝕」はう窩を形成する前の表面に穴は開いていないが内部の HAp が一部溶出した状態であり，健全歯に回復する可能性のあるう蝕を指す。最近の歯科では「要観察歯（CO）」と診断される。視覚的には歯表面に白濁箇所として観察される。むやみに削って詰め物をすることなく「再石灰化」という

第25章 リン酸化オリゴ糖カルシウム

生体の修復効果を促す適切な管理をすることによって，健全歯への回復を図る傾向にある[12]。脱灰・再石灰化のサイクルはヒトの口腔内で常に生じている。エナメル質には血液成分が届かないため，唯一，唾液が失われたカルシウムを補う働きを担っている。POs-Caは再石灰化に有効なカルシウムを効果的に唾液へ供給できる素材であることがわかった。また，リン酸化オリゴ糖はオリゴ糖でありながら，ミュータンス連鎖球菌に利用されないため，糖アルコール等の代替甘味料と同様にむし歯の原因とならないこと，グルカンの合成を抑制する効果があること，またpHが極端に酸性になることを防ぐ緩衝作用があることも明らかとなり，むし歯予防に理想的な素材であることがわかってきた[13,14]。

4.1 POs-Caの再石灰化効果

はじめに，POs-Caが歯の再石灰化を促進するかどうかを，国際的な標準法であるtransversal microradiography（TMR）法で検証した。X線透過法で歯の薄片断面を撮影することで，歯表面から深部に向けて，ミネラル量を計測し，ミネラルプロファイルを作成する手法である。

唾液はリン酸（P）に対するカルシウム（Ca）の割合（Ca/P）が0.4程度と，カルシウムが相対的に少ない。そこにPOs-Caを添加することで，Ca/P = 1.67というHApに相当する比率にまで高めることにより（図3），効率よく再石灰化が進むことが確認された[15,16]。

さらに，東京医科歯科大学との共同研究では，あらかじめ脱灰処理したエナメルブロックを埋め込んだ口腔内装置を被験者に装着してもらい，POs-Caを含むガムを噛んだ場合（試験食）と，POs-Caを含まないガム（対象食）を噛んだ場合とで，初期むし歯の再石灰化度を評価した。その結果，*in vitro*試験と同様にPOs-Caによって有意に再石灰化が促進された[17]。よって，臨床的にもPOs-Caの初期むし歯の再石灰化促進作用が実証された（図4）。

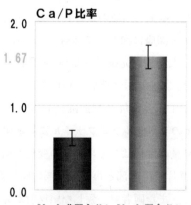

図3　ガム咀嚼唾液のCa/Pモル濃度比へのPOs-Caの影響

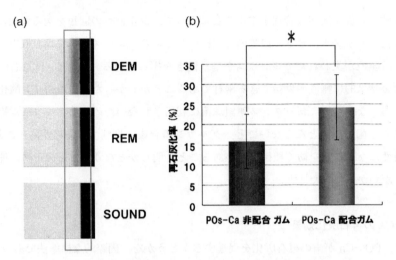

図4 ヒト口腔内試験における初期う蝕の再石灰化評価
(a) TMR 画像, DEM：脱灰部, REM：POs-Ca での再石灰化部, SOUND：健全部。(b) ミネラル喪失量から算出した POs-Ca 配合ガムおよび非配合ガム咀嚼時の再石灰化率（%）, mean ± SD, ＊：$p < 0.05$

4.2 SPring-8 におけるエナメル質の再結晶化の検証[17〜19]

　一般的な歯の再石灰化能の評価方法である TMR 法は，表層下のミネラル量変化を捉えることができたが，エナメル質の HAp 結晶の構造物の変化を捉えることはできなかった。一方，表層付近の結晶構造を分析する方法として，走査型電子顕微鏡（SEM）や透過型電子顕微鏡（TEM）を用いた方法が採用されてきた。微細な構造の定性的な変化に関する議論がなされてきた。しかし，定量的なデータを得ることはできなかった。HAp の配向性はエナメル質の耐久性にとって重要な特性である。そこで，歯の再石灰化を単なるミネラル量の回復として捉えるだけでは不十分であり，「結晶量」を測定することは，歯の健康維持に貢献できる商品のエビデンスとして重要であると考え，再結晶化の検証を試みた。エナメル質中の HAp 結晶の配向性観察と定量を行うためには，初期むし歯の形成する微小領域の量と質の変化を捉えることが必要となる。そのためには十分細いビームを表層から深層に向かって照射し，それぞれの深さの HAp 結晶からの回折を観察する手法が望ましい。大型放射光施設 SPring-8 が有する高い平行性を持った高フラックスビームがそれを可能にした。さらに，本実験で用いたビームは，非常に直線性の高いビームのため，広角 X 線回折（WAXRD）と小角 X 線散乱（SAXS）の両方を測定できた。

　WAXRD 解析の結果，TMR のミネラルプロファイルに対応するような結晶量プロファイルが得られた。再石灰化による結晶量の変化は，ミネラルの変化と同様に表層下で回復する様子が観察された（図5）。また，同一歯片の健全部と再石灰化部の回折像を比較すると，HAp の配向方向がほとんど一致していたこと，また両者で一致しない反射が見られなかったことから，再石灰化で生じた結晶は，元の健全な歯と同じ方向に規則正しく配向していることが確認できた。

　一方，SAXS の結果から，脱灰時に HAp 結晶がナノメートル単位のレベルで溶出すること，

第25章　リン酸化オリゴ糖カルシウム

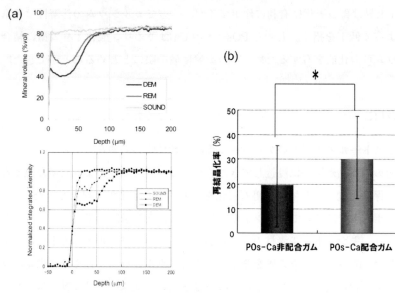

図5　エナメル質のX線解析
(a) WAXRDによる結晶プロファイル（下）とTMRによるミネラルプロファイル（上）の比較。(b) WAXRDによる結晶プロファイルから算出したハイドロキシアパタイト結晶としての再結晶化率（％），mean ± SD．＊：$p < 0.05$

表3　SPring-8の成果を活用した特定保健用食品の許可表示（H22.9.30）

関与成分	リン酸化オリゴ糖カルシウム（POs-Ca）
許可を受けた表示の内容	初期むし歯（初期う蝕）は脱灰からはじまります。本品は，リン酸化オリゴ糖カルシウムを配合しているので，カルシウムイオンが歯に浸透して脱灰部位が再石灰化と再結晶化しやすい口内環境に整え，丈夫で健康な歯を保ちます。
一日当たりの摂取目安量	一回に2粒を20分噛み，1日3回を目安にお召し上がりください。
摂取する上での注意事項	一度に多量に食べると，体質によりお腹がゆるくなる場合があります。

また再石灰化時には隙間がふさがっていくことが検証された。

本方法を用いることで，*in vitro* および口腔内での再石灰化においてPOs-Caやそれを含むガムによって再石灰化と同様に初期むし歯の「再結晶化」が促進されることを世界で初めて確認することができた。今回の研究成果をもとに，POs-Ca配合ガムの特定保健用食品（トクホ）の許可を2010年9月に得た（表3）。トクホの許可表示は，その有効性と作用機序が科学的に検証されたことを保証するものである。今回，本許可表示では「再石灰化」に加えて，歯科関連のトクホで初めて「再結晶化」を促進することが明記された。POs-Ca配合ガムの再石灰化および再結晶化メカニズムは以下の2点である。

(1) 飲食で低下したプラーク内pHを歯に安心なpH値に上昇させる[20]。
(2) 唾液中の低いCa/Pの比率に対して，カルシウムイオンを供給して，Ca/Pの比率を高め，歯の組成比（1.67）へ近づける。

オリゴ糖の製法開発と食品への応用

唾液の pH 上昇は再石灰化に有利に作用するが，一方でカルシウムの溶解性は豊富な無機リン酸の影響によって低下を招く。しかし POs–Ca の Ca は予めリン酸化オリゴ糖に結合しており，高いカルシウム可溶化能を有するため，この影響は最小限にとどめることができた。

5　おわりに

近年，キシリトールのような糖アルコール等の代替甘味料の普及により，ガムをはじめとした歯の健康のための商品が国民に浸透してきた。シュガーレスガムのような歯に悪くないという商品から，特定保健用食品として歯の再石灰化を促進する商品まで発展してきた。事実，WHO のテクニカルレポート[21]においても，シュガーレスガムのう蝕予防効果は「期待できる」との評価がなされており，キシリトール素材の「もしかして」というレベルよりも上位に位置している。今回，開発した POs–Ca は，ガム等を介して，唾液にカルシウムを速やかに供給できる素材であった。さらに，腸管に達したカルシウムの吸収性も高い。従来のオリゴ糖とは異なり，リン酸基を有する酸性オリゴ糖のユニークな機能が開発できたと考えている。さらに，様々な官能基の中で，リン酸エステル基は，ミネラルと強いイオン結合能を有しており，ミネラルの高い水溶性と味質の改善が期待できる。さらに，POs–Ca はリン酸イオンと同様に，フッ素イオンとの直接的な反応も抑制するため，唾液中で，フッ素のイオン化を抑制しないカルシウム素材である。本性質から，カルシウムとフッ素の有用なイオンを同時に歯に供給できる可能性がある。今後，更なる応用開発を図っていきたい。

文　　献

1) Tabata S and Hizukuri S, *Stärke*, **23**, 267–272 (1971)
2) Takeda Y and Hizukuri S, *Carbohydr. Res.*, **102**, 321–327 (1982)
3) Suzuki A, Shibanuma K, Takeda Y, Abe J and Hizukuri S, *J. Appl. Glycosci.*, **41**, 425–432 (1994)
4) Kamasaka H, Uchida M, Kusaka K *et al.*, *Biosci. Biotechnol. Biochem.*, **59**, 1412–1416 (1995)
5) Kamasaka H, To-o K, Kusaka K *et al.*, *Biosci. Biotechnol. Biochem.*, **61**, 238–244 (1997)
6) 滝井寛，釜阪寛，西村隆久ほか，健康・栄養食品研究，**5**，61–68 (2002)
7) To-o K, Kamasaka H and Nishimura T *et al.*, *J. Appl. Glycosci.*, **49**, 159–165 (2002)
8) To-o K, Kamasaka H and Nishimura T *et al.*, *Biosci. Biotechnol. Biochem.*, **67**, 1713–1718 (2003)
9) Filgueiras M R T, Mkhonto D and De Leeuw N H, *J. Cryst. Growth*, **294**, 60–68 (2006)
10) Saber-Samandari S and Gross K A, *Acta Biomater.*, **5**, 2206–2212 (2009)

第25章　リン酸化オリゴ糖カルシウム

11)　Newbrun E, "Cariology", The Williams & Wilkinsons Co., Baltimore, pp. 15-43 (1978)

12)　飯島洋一，熊谷崇，"カリエスコントロール"，医歯薬出版㈱ (1999)

13)　Kamasaka H, Imai S, Nishimura T *et al., J. Dent. Hlth.,* **52**, 66-71 (2002)

14)　Imai S, Kamasaka H, Negishi Y *et al., J. Dent. Hlth.,* **51**, 372-373 (2001)

15)　Kamasaka H, To-o K, Nishimura T *et al., J. Appl. Glycosci.,* **56**, 47-55 (2009)

16)　Takii H, Tanaka T, Kamasaka H *et al.,* 薬理と治療，**37**, 849-856 (2009)

17)　Kitasako Y, Tanaka M, Sadr A *et al., Journal of Dentistry,* **39**, 771-779 (2011)

18)　Yagi N, Ohta N, Tanaka T *et al., Synchorot Radiat.,* **16**, 398-404 (2009)

19)　Tanaka T, Yagi N, Ohta T *et al., Caries Research,* **44**, 253-259 (2010)

20)　阿部昌子，玉澤佳純，阿部一彦，高橋信博，"東北大学大学院歯学研究科研究報告書" (2001)

21)　www.who.int/hpr/NPH/docs/who_fao_expert_report.pdf

第26章　ダイフラクトースアンハイドライドⅢ（DFA Ⅲ）

魚津伸夫*

1　概要

DFA Ⅲとは，ダイフラクトースアンハイドライドⅢ（difructose anhydride Ⅲ，IUPAC名：di-D-fructofuranose-1,2′：2,3′-dianhydride）の略称であり，フラクトース2分子が2箇所で結合し，環状構造を有する糖質である（図1）。この糖質は1931年にJacksonとMcDonaldが，イヌリンの酸加水分解物から発見した[1]。自然界では彼岸花（*Lycoris radiata*）に含まれ，食品としては多糖イヌリンまたはショ糖から調製したカラメル，EUにおいてノンカフェインのコーヒーとして古くから飲用されているチコリコーヒーにDFA Ⅲが含まれている[2〜4]。多糖イヌリンは，日本では北海道などで栽培され野菜として食されているキク科のチコリ（*Cichorium intybus*）やニンニク，ネギ，ゴボウ，キクイモなどの一般的に良く食される根菜に含まれており，これらの野菜をロースト処理することでもDFA Ⅲが生成するので[5]，日本人が古くから食している食事にも少量含まれている糖質だと考えられる。

2　製造方法と特徴

DFA Ⅲの製造方法を図2に示した。原料としては，グルコース1分子にフラクトース2〜60分子が結合した多糖類であるイヌリンを使用する。イヌリンに*Arthrobacter* sp.由来のフラクトシルトランスフェラーゼを作用させて酵素反応によりDFA Ⅲを生成させる[6,7]。その後，脱色，脱塩の精製工程を経た後に，濃縮し結晶化させて，純度99％以上のDFA Ⅲを製造する。製品

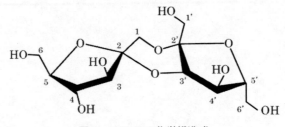

図1　DFA Ⅲの化学構造式

---

*　Nobuo Uotsu　㈱ファンケル　総合研究所　健康食品研究所　機能研究グループ　グループマネージャー

第26章　ダイフラクトースアンハイドライドⅢ（DFA Ⅲ）

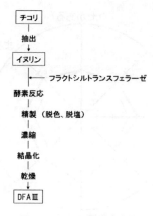

図2　DFA Ⅲの製造方法

表1　製品規格

項目	規格値	試験方法
外観	白色結晶または粉末	目視評価
純度	99％以上（固形分あたり）	液体クロマトグラフィー法
乾燥減量	1％以下	常圧乾燥法（105℃，4時間）
一般生菌	300個/g以下	メンブレン培養法（標準寒天培地）
大腸菌群	陰性	平板培養法（デスオキシコレート培地）
鉛	0.5ppm以下	原子吸光光度法
ヒ素（As_2O_3として）	0.1ppm以下	原子吸光光度法

規格を表1に示す。甘味度はショ糖の約半分の48.5（ショ糖を100とした場合）と評価され，その味質は図3に示した特徴を持っている。溶解度や水溶液の粘度，水分活性，氷点降下はショ糖とほぼ同じ挙動を示し（図4），物性としてはショ糖と同様に扱うことができる。多くのオリゴ糖や多糖では，糖と糖の間の結合が1か所だけなのに対し，DFA Ⅲは図1に示したように，フラクトース2分子が2ヶ所で結合した強固な構造を有しており，非常に安定性が高い（図5）。DFA Ⅲは構造的に還元末端を持たないのでアミノ酸と混在させてもメイラード反応が進まず着色の原因物質を生じることがないので，着色を嫌う食品との相性が良い。酸性条件下における加熱安定性を試験した結果では，ショ糖はpH2.0で100℃，30分間処理することで完全に分解されるのに対し，DFA ⅢはpH2.0で処理しても90％が残存する。更に，酸性条件下における長期の保存安定性を試験した結果，pH3.0，37℃の条件下で3ヶ月間保存しても殆ど分解が進まない。また，相対湿度75％の条件下においては全く吸湿せず，相対湿度94％の条件でショ糖の約30％の吸湿を示し，DFA Ⅲは極めて低い吸湿性を有する。

　口腔内においては，ミュータンス菌（*Streptococcus mutans*）が食事で摂取した糖質を分解して生成した有機酸により歯を溶解させ，う蝕リスクを高めている。しかし，DFA Ⅲはミュータ

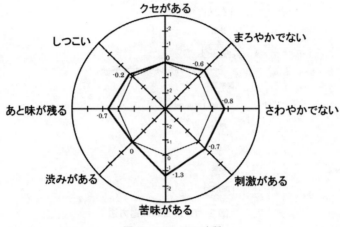

図3　DFA Ⅲの味質

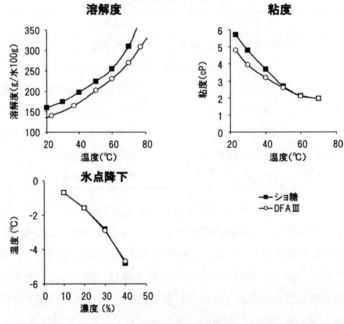

図4　DFA Ⅲの特徴

ンス菌による資化を受けないので、DFA Ⅲの摂取は虫歯のリスク要因とはならない（図6）[6]。DFA Ⅲはパンの製造に使用される酵母による資化も受けないので、パンの甘味料としては使用できるが、パンを発酵させる糖質としては利用することができない（図6）。ヒト腸管内には腸内細菌がおり、小腸で吸収されずに通過してきた糖質を資化し、代謝して生成する有機酸により腸管内のpHを低下させ、腸内環境を良くすることが知れている。フラクトオリゴ糖やキシロオリゴ糖など多くの糖質は腸内細菌により資化されるが、DFA Ⅲを資化することができる菌としては数種類のみが報告されている[9,10]。

熱や酸、口腔内細菌に対して安定な特徴を持つため、糖質としてのカロリーを動物試験により

第26章 ダイフラクトースアンハイドライドⅢ（DFAⅢ）

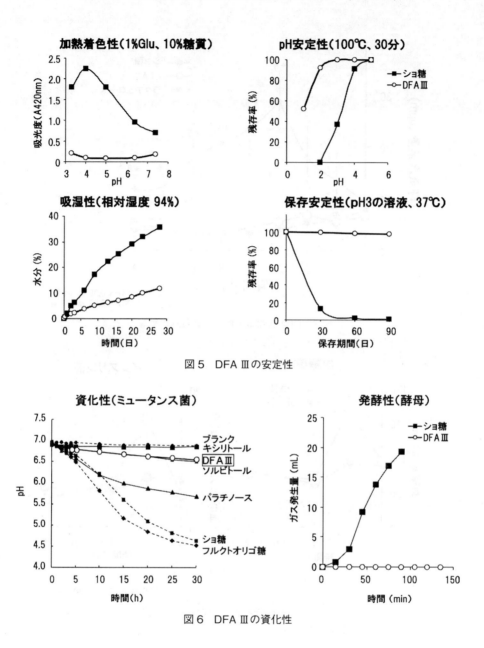

図5 DFAⅢの安定性

図6 DFAⅢの資化性

評価している。ショ糖のカロリー4kcal/molに対して，DFAⅢのカロリーはショ糖の1/15と推定され，低カロリー甘味料である可能性が示唆されている[11]。更に，糖質のカロリーを評価するのに，ヒト臨床試験において糖質を摂取させた後の呼気水素量を測定する方法がある。その試験方法に従ってDFAⅢ 10gを単回摂取し，摂取8時間後までの呼気水素量を測定したが，呼気水素は殆ど上昇しない（図7）[8]。また，DFAⅢを12日間連続摂取させた後に，DFAⅢ 10gを単回摂取させても，呼気水素量は殆ど上昇しない[12]。これらの動物試験およびヒト臨床試験の結果から，DFAⅢはショ糖に比べて低カロリーの糖質だと推定される。更に，DFAⅢは摂取しても血糖値を上昇させないので，インスリン分泌に影響を与えない（図8）[8]。このことから，年々増

231

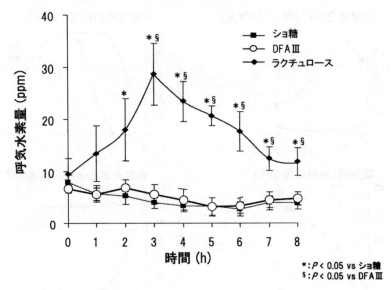

図7　DFA Ⅲ摂取の呼気水素量への影響

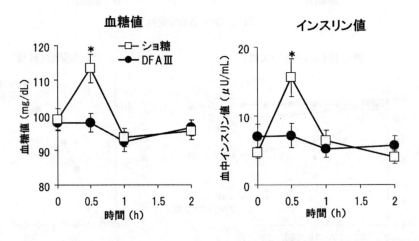

図8　血糖値とインスリン値への影響

加する糖尿病が強く疑われる人や糖尿病の可能性が否定できないヒトに向けた食品の甘味料としての応用が考えられる。

3　機能性

　DFA Ⅲ は腸管においてミネラルの吸収を促進する作用が動物試験およびヒト臨床試験により多数報告されている。DFA Ⅲ が他のオリゴ糖や糖アルコールのように，ミネラルの吸収を促進するという最初の知見は1998年 Suzuki らによって報告され[14]，その後，*in vitro* および *in vivo*

第26章　ダイフラクトースアンハイドライドⅢ（DFA Ⅲ）

試験でその効果が確認されている[15, 16]。DFA Ⅲの作用部位としては主に小腸と大腸が考えられる。食品中に含まれるミネラルは，経口摂取した後に胃酸により可溶化され，小腸まで達して吸収される。小腸でのミネラルの吸収経路は，腸管上皮細胞を介する能動輸送と，上皮細胞同士の隙間にある細胞間接着部位（タイトジャンクション）を通過する受動輸送がある。DFA Ⅲは，タイトジャンクションを通過する受動輸送を活性化して，小腸でのミネラル吸収を高めている[16~18]。その後，大腸まで到達したDFA Ⅲは大腸内の一部の細菌によって発酵され，代謝産物として生成した有機酸が大腸内のpHを下げて酸性側に傾けることで，大腸でのミネラル吸収を高めていると考えられる[15, 19, 24]。

3.1　カルシウム

歯や骨を作る重要な栄養素としてのカルシウムの知名度は高いが，厚生労働省の報告によると，日本人のカルシウムの摂取量は不足しており，1990年以降において平均ヒト摂取量が，日本人の食事摂取基準の推奨量に達したことはない。カルシウムの摂取不足は，閉経後の女性や高齢者の骨粗鬆症リスクを高めており，骨が脆くなることで歩行障害や寝たきりになり，その人のQOL（Quality Of Life）へ多大な影響を及ぼす可能性がある。その為，21世紀における国民健康づくり運動（健康日本21）のなかでカルシウム摂取量の増加が求められており，また，食育の中でミネラルを含む栄養素全般のバランスが取れた食事の啓蒙が進められている。

カルシウムとDFA Ⅲの同時摂取によるカルシウムの吸収促進効果が動物試験により検証されている。5週齢の雄性SDラットに3％DFA Ⅲを含む混合飼料を2週間投与すると，見かけのカルシウム吸収率が上昇する[14]。また，閉経後骨粗鬆症モデルラット（OVX）を用いた試験では，カルシウムの吸収促進と共に，大腿骨のカルシウム重量の増加が認められ，骨粗鬆症予防に効果があると考えられる[19, 20]。更に，カルシウムとDFA Ⅲの摂取とエクササイズを組み合わせることで，大腿骨や脛骨のカルシウム重量が増加することも報告されており，運動負荷による骨形成をDFA Ⅲが促進すると考えられる[21]。

ヒト試験では，DFA Ⅲ単回摂取によるカルシウムの見かけの吸収率を評価している。健常人男性12名に対して，カルシウム300mgとDFA Ⅲ 0.3，1.0もしくは3.0gを同時に単回摂取し，摂取後に尿中に排泄されたカルシウムを定量して見かけの吸収率を評価している。その結果，DFA Ⅲの摂取量依存的にカルシウムの見かけの吸収率が増加し，DFA Ⅲ 3.0gの単回摂取において，尿中に排泄されたカルシウムの総量に有意な増加が見られている（図9）[22]。また，DFA Ⅲの13日間連続摂取試験によりカルシウムの体内吸収率と体内保留率を評価している。健常人男性20名を被験者として，DFA Ⅲ（1g×3回/1日）とホタテ由来の炭酸カルシウム（カルシウムとして100mg×3回/1日）を13日間摂取させるシングルブラインドクロスオーバー試験を実施している。その結果，カルシウムのみ（100mg×3回/1日）を摂取した場合と比較して，DFA Ⅲ併用群ではカルシウムの体内吸収率が1.4倍に，体内保留率が6.2倍に高まる結果が得られ，DFA Ⅲによるカルシウムの吸収促進が示されている（図10）[23]。更に，骨形成マーカーで

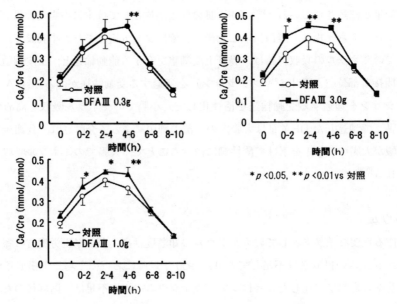

図9 DFA III単回摂取によるカルシウム尿中排泄量への影響

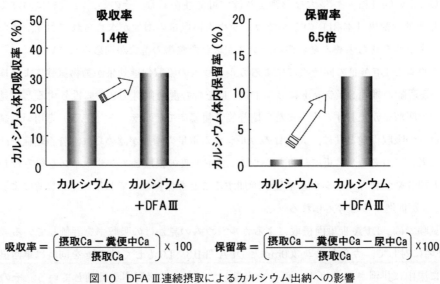

図10 DFA III連続摂取によるカルシウム出納への影響

ある血中オステオカルシン濃度が有意に上昇したことから[23]，体内に保留されたカルシウムが，骨形成に寄与している可能性も考えられる。

3.2 鉄

世界保健機関（WHO）によれば世界の20億人以上の人が貧血だと報告されているが，これは栄養素の摂取が不足している発展途上国だけの問題ではなく，実は，日本人女性においても潜在的な貧血者が多く4人に1人は鉄が不足している。閉経前女性の，鉄摂取量は，日本人の食事摂取

第26章　ダイフラクトースアンハイドライドⅢ（DFA Ⅲ）

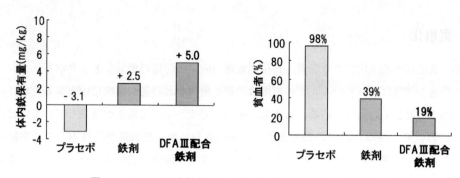

図11　DFA Ⅲ配合鉄剤による体内鉄保有量と貧血への効果

基準の推奨量に達しておらず，カルシウムと同様に，鉄も積極的に摂取することが推奨されている。DFA Ⅲのミネラル吸収促進作用は，鉄でも報告されている[24～26]。5週齢の雄性SDラットにタンニン酸を摂取させて鉄吸収を阻害させた条件下において，DFA Ⅲを含む混合飼料を3週間投与すると，見かけの鉄吸収率が上昇する[25]。ヒト試験として，鉄剤とDFA Ⅲを摂取させて，DFA Ⅲの併用による貧血に対する効果をダブルブラインド・プラセボコントロール試験により検証している。WHOが定義する鉄欠乏（血中ヘモグロビン濃度12g/dL以下）女性を被験者として，プラセボ群，鉄剤摂取群およびDFA Ⅲ配合鉄剤摂取群で，6カ月間の介入試験を実施している。鉄剤摂取により徐々に体内鉄保有量は上昇し，貧血が改善する。鉄剤にDFA Ⅲを配合すると，鉄剤の単独摂取量よりも，更に体内鉄保有量を増加させ，貧血改善効果を高める（図11）[27]。

3.3　その他

DFA Ⅲのミネラル吸収促進作用は，カルシウムと同様に歯や骨の形成に重要なマグネシウム[20,25]や成長障害，食欲不振，味覚障害に関与する亜鉛[16,28]でも報告されている。また，フラボノイドの1種であるαG-ルチンを用いた試験でも吸収促進効果が認められ，ミネラルだけではなく植物に含まれる種々のフラボノイドの吸収も促進する可能性が示されている[29]。

4　安全性

DFA Ⅲは細菌を用いた復帰突然変異試験において，突然変異誘発能を有さないことが確認されている。動物試験では，ラットにおける単回経口投与毒性試験，28日間反復投与毒性試験，90日間反復投与毒性試験において安全性が確認されている。ヒトにおける安全性試験として，健常人におけるDFA Ⅲの連続過剰量摂取試験を実施している。健常人男女の被験者25名に対して朝昼晩と1日3回，4週間連続摂取させた結果，他の難消化性糖質やオリゴ糖と同様に，一過性の緩下作用が認められているが，血液学的検査や血液生化学的検査，血液内分泌学的検査，尿検査で有害事象は一切認められていない[13]。

5 実用化

　近年，食生活の欧米化により肥満，食後高血糖や内臓脂肪量の増大などメタボリックシンドロームの弊害が問題になっている。この原因は脂質や糖質などの過剰摂取に由来するカロリー過多が原因の1つとしていわれている。しかし，その一方で，厚生労働省が発表している国民健康栄養調査において，1990年以降の日本人男女の平均カルシウム摂取量が，日本人の食事摂取基準に記載されている推奨量を達成したことがなく，日本人は慢性的にカルシウムが不足している。カルシウムを含有する小魚や牛乳を摂取した場合，生体内に取り込まれるカルシウムの吸収率は20～40％といわれている。カルシウムを含む食品をより多く摂取すれば良いのだが，特に女性や高齢者では食事量を増やすことが困難な場合もある。これらの社会的背景を受けて，DFA III を配合することで，体内へのカルシウムの吸収率と体内保有率を高めたカルシウムサプリメントが商品化されている。カルシウムの他にも，亜鉛や閉経前女性に限れば鉄の摂取量も食事摂取基準の推奨量に足りていないデータがあり，亜鉛や鉄のサプリメントにDFA III を配合した商品や，体に必須の微量ミネラルを含めた10種類のミネラルをバランス良く配合したマルチミネラルに配合した商品もある。DFA III は食事量を増やすことなく，カルシウムを含む食品に添加することで，食品に含まれるカルシウムの吸収率を向上させて，カルシウム不足を改善できる可能性がある。食品への配合例として，牛乳の約2倍量のカルシウムを含む野菜のケールを搾った青汁にDFA III を配合したDFA III 配合青汁が商品化されている。

文　　献

1) Jackson R. F. and McDonald E., *Bur. Stand. J.*, **6**, 709–715 (1931)
2) Li H. Y. *et al.*, *Carbohydro. Res.*, **299**, 301–305 (1997)
3) Harris M. M., *et al.*, *Carbohydro. Res.*, **287**, 183–202 (1996)
4) Defaye J., *et al.*, *Zuckerind.*, **120**, 700–704 (1995)
5) Kato T. *et al.*, *Jpn. J. Food Chem.*, **14**, 70–75 (2007)
6) Kikuchi H. *et al.*, *J. Appl. Glycosci.*, **51**, 291–296 (2004)
7) Kikuchi H. *et al.*, *J. Biosci. Bioeng.*, **107**, 262–265 (2009)
8) Tamura A. *et al.*, *J. Nutr. Sci. Vitaminol.*, **49**, 422–427 (2003)
9) Minamida K. *et al.*, *J. Biosci. Bioeng.*, **98** 244–250 (2004)
10) Minamida K. *et al.*, *J. Biosci. Bioeng.*, **101** 149–156 (2006)
11) Tamura A. *et al.*, *Biosci. Biotechnol. Biochem.*, **70**, 1416–1422 (2006)
12) Tamura A. *et al.*, *Biosci. Biotechnol. Biochem.*, **68**, 1882–1887 (2004)
13) Tamura A. *et al.*, *J. Jpn. Assoc. Dietary Fiber Res.*, **7**, 89–96 (2003)
14) Suzuki T. *et al.*, *Biosci. Biotechol. Biochem.*, **62**, 837–841 (1998)

第26章　ダイフラクトースアンハイドライドⅢ（DFA Ⅲ）

15) Mineo H. *et al.*, *J. Nutr.*, **132**, 3394–3399 (2002)

16) Mineo H. *et al.*, *Dig. Dis. Sci.*, **49** 122–132 (2004)

17) Suzuki T. *et al.*, *J. Nutr.*, **134**, 1935–1941 (2004)

18) Suzuki T. *et al.*, *Life Sci.*, **79**, 401–410 (2006)

19) Mitamura R. *et al.*, *J. Nutr.*, **132**, 3387–3393 (2002)

20) Mitamura R. *et al.*, *Br. J. Nutr.*, **94**, 168–274 (2005)

21) Shiga K. *et al.*, *J. Nutr.*, **133**, 4207–4211 (2003)

22) Shigematsu N. *et al.*, *Biosci. Biotechol. Biochem.*, **68**, 1011–1016 (2004)

23) Tomita K. *et al.*, *Biosci. Biotechol. Biochem.*, **71** 681–687 (2007)

24) Afsana K. *et al.*, *J. Nutr.*, **133**, 3553–3560 (2003)

25) Asvarujanon P. *et al.*, *Nutrition*, **21**, 1025–1035 (2005)

26) Shiga K. *et al.*, *Nutrition*, **22**, 786–793 (2006)

27) Nakamori M. *at al.*, *J. Nutr. Sci. Vitaminol.* **56**, 191–197 (2010)

28) Hachiya S. *et al.*, *J. Clin. Biochem. Nutr.*, **39** 64–68 (2006)

29) Matsumoto M. *et al.*, *J. Agric. Food Chem.*, **55**, 4202–4208 (2007)

オリゴ糖の製法開発と食品への応用　　《普及版》（B1260）

2012 年 3 月 1 日　初　版　第 1 刷発行
2018 年 10 月 11 日　普及版　第 1 刷発行

監　修　　早川幸男，中久喜輝夫　　　　Printed in Japan
発行者　　辻　賢司
発行所　　株式会社シーエムシー出版
　　　　　東京都千代田区神田錦町 1-17-1
　　　　　電話 03 (3293) 7066
　　　　　大阪市中央区内平野町 1-3-12
　　　　　電話 06 (4794) 8234
　　　　　http://www.cmcbooks.co.jp/

〔印刷　株式会社遊文舎〕　　　　　　　　Ⓒ S. Hayakawa, T. Nakakuki, 2018

落丁・乱丁本はお取替えいたします。

本書の内容の一部あるいは全部を無断で複写（コピー）することは，法律
で認められた場合を除き，著作者および出版社の権利の侵害になります。

ISBN978-4-7813-1297-2 C3047 ¥4700E